W0259192

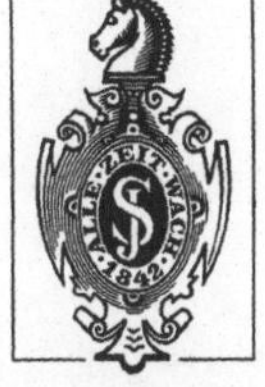
ALLE ZEIT WACH
1842

Manuelle Medizin heute

Methoden und Erfahrungen – eine Bilanz

Herausgegeben von Herbert Frisch

Mit 131 Abbildungen in 204 Einzeldarstellungen

Mit Beiträgen von H. Baumgartner H. P. Bischoff A. Brügger J. Dvorak V. Dvorak H. Erdmann O. Evjenth H. Frisch R. Funk P. E. Greenman R. Gustavsen G. Gutmann J. Hamberg P. Hirschfeld J. Jirout S. Klein-Vogelbach K. Lewit H. Mittelmeier W. Rössler J. Mourta-Rupp W. Schneider E. G. Stiles H. Tilscher T. Tritschler

Springer-Verlag
Berlin Heidelberg New York Tokyo

Herausgeber
Dr. med. Herbert Frisch
Facharzt für Orthopädie und Innere Medizin
Rheinstraße 25
4100 Duisburg 14

Vorträge und Referate der Tagung anläßlich des 30jährigen Bestehens der Ärzteseminare Hamm (FAC) und Neutrauchburg (MWE) der Deutschen Gesellschaft für Manuelle Medizin vom 2.–4. 12. 1983 in München

ISBN-13:978-3-540-15020-6 e-ISBN-13:978-3-642-70150-4
DOI: 10.1007/978-3-642-70150-4

Cip-Kurztitelaufnahme der Deutschen Bibliothek
Manuelle Medizin heute : Methoden u. Erfahrungen - e. Bilanz ; Vorträge u. Referate d. Tagung anläßl. d. 30jährigen Bestehens d. Ärzteseminare Hamm (FAC) u. Neutrauchburg (MWE) d. Dt. Ges. für Manuelle Medizin vom 2.–4. 12. 1983 in München/hrsg. von Herbert Frisch. - Berlin; Heidelberg; New York; Tokyo: Springer, 1985.
ISBN-13:978-3-540-15020-6

NE: Frisch, Herbert [Hrsg.]; Deutsche Gesellschaft für Manuelle Medizin/Ärzteseminar ⟨Hamm, Westfalen⟩

Das Werk ist urheberrechtlich geschützt. Die dadurch begründeten Rechte, insbesondere die der Übersetzung, des Nachdrucks, der Entnahme von Abbildungen, der Funksendung, der Wiedergabe auf photomechanischem oder ähnlichem Wege und der Speicherung in Datenverarbeitungsanlagen bleiben, auch bei nur auszugsweiser Verwertung, vorbehalten. Die Vergütungsansprüche des § 54, Abs. 2 UrhG werden durch die „Verwertungsgesellschaft Wort", München, wahrgenommen.

©Springer-Verlag Berlin Heidelberg 1985

Die Wiedergabe von Gebrauchsnamen, Warenbezeichnungen usw. in diesem Werk berechtigt auch ohne besondere Kennzeichnung nicht zu der Annahme, daß solche Namen im Sinne der Warenzeichen- und Markenschutz-Gesetzgebung als frei zu betrachten wären und daher von jedermann benutzt werden dürften.

Produkthaftung: Für Angaben über Dosierungsanweisungen und Applikationsformen kann vom Verlag keine Gewähr übernommen werden. Derartige Angaben müssen vom jeweiligen Anwender im Einzelfall anhand anderer Literaturstellen auf ihre Richtigkeit überprüft werden.

2119/3140-543210

Vorwort

Manuelle Medizin, manuelle Therapie, Chirotherapie sind Bezeichnungen, die in den letzten Jahren zu Begriffen wurden. So schien es nicht nur reizvoll, sondern auch an der Zeit, anläßlich des 30jährigen Bestehens der Ärzteseminare Hamm und Neutrauchburg der Deutschen Gesellschaft für Manuelle Medizin eine Bilanz von Begriff und Materie zu versuchen. Was war inzwischen aus der Volksmedizin und Erfahrungsheilkunde geworden, die der amerikanische Arzt Andrew Still vor etwa 100 Jahren neu formulierte und zu lehren begann und die nach dem 2. Weltkrieg nach Deutschland und in andere europäische Länder kam?

In Deutschland drang die manuelle Medizin gewissermaßen auf dem „2. Bildungsweg" in schulmedizinische Gefilde und in den universitären Bereich vor.

Den kontrapunktisch verlaufenen Weg von Orthopädie und manueller Medizin (Mittelmeier) wertet der orthopädische Chronist allein mit wissenschaftlichen Maßstäben. Sein Blick zurück zeigt die nur sehr allmähliche Annäherung bis zum heutigen Nebeneinander, der Blick nach vorn läßt ebenfalls noch einen langen Weg bis zum möglichen Miteinander erkennen. Der Erfahrungsheilkunde manuelle Medizin fehlen heute noch weitgehend die Forschungseinrichtungen, um sich auf wissenschaftlichem Sektor Anerkennung zu verschaffen. Die Wissenschaftler andererseits beherrschen noch zu wenig das technische Know-how der zu erforschenden Materie. So sind es bis jetzt überwiegend die zahlreichen Aspekte der praktischen Erfahrung, wie sie sich aus der täglichen Praxis ergeben, die nebeneinander gestellt und verglichen werden können.

Die Einordnung der manuellen Therapie als Reflextherapie ist heute unumstritten.

Die Analyse des Stellenwerts einer ausschließlichen Gelenkuntersuchung und die Rolle der Weichteilstrukturen, der Bänder (passiv) und der Muskeln (aktiv), wie sie sich auch aus der Untersuchung der biomechanischen Voraussetzungen des Hexenschusses ergeben (Erdmann), erklären die Abkehr von der vorrangigen diagnostischen und therapeutischen Betrachtung der Gelenke und die inzwischen gleichgewichtige Bewertung der Muskulatur.

Ein Unisono der Untersuchungsmethoden zeichnet sich nicht ab, wohl aber eine gewisse Übereinstimmung bei der Auswahl der verwendeten Untersuchungstechniken, weniger dagegen bei der Interpretation und Indikation zur Manualtherapie.

Die entscheidende Indikation für eine chirotherapeutische Behandlung ist bei allen Untersuchern die reversible hypomobile Gelenkstörung, d.h. der Verlust des freien Gelenkspiels („joint play").

An zweiter Stelle der Indikationen stehen die tastbaren Weichteilveränderungen, die als nozizeptive Folgeerscheinung der Gelenkstörungen auftreten. Diese Faktoren sind beim Ärzteseminar Hamm Bestandteil einer systematisierten *orthopädischen* Untersuchung, die in 5 Untersuchungsschritten einen immer kleineren Bewegungsraum bis zur translatorischen Bewegungsstrecke des „joint play" untersucht und bewertet (Frisch).

Von einer ähnlichen Diagnostik in 10 Untersuchungsschritten, die allerdings nicht zwingend aufeinander aufbauen, gehen amerikanische Untersucher aus (Greenman).

Das Ärzteseminar Neutrauchburg untersucht neben dem Gelenkspiel die Weichteile auf lokale Irritationspunkte und segmentale Irritationszonen. Diese werden durch Schmerzhaftigkeit und Gewebeverhärtungen erkannt. Durch Zunahme oder Abnahme der Irritationssymptome bei Gelenkbewegungen wird außerdem die therapeutische Richtung für Manipulation oder Mobilisation ermittelt (Bischoff).

Das mit gewohnter Präzision dargestellte schweizerische Diagnoseverfahren geht neben dem Schmerz und der gestörten Gelenkmechanik bei der Palpation der Irritationszonen noch von oft fakultativ vorhandenen Nebenbefunden in Form von Tendinosezonen an den Muskelinsertionen und Sehnenansätzen, wie sie von Sutter und Dvorak beschrieben wurden, aus. Ferner wird der Prüfung der muskulären Balance zwischen tonischer und phasischer Muskulatur und der Probebehandlung ein entscheidender diagnostischer Stellenwert eingeräumt (Schneider et al.). Von einer bevorzugten Bewertung der Weichteilveränderungen, wie Kapselmuster und „schmerzhafter Bogen", die durch normale aktive und passive Bewegungsuntersuchungen zu ermitteln sind, gehen auch die von Cyriax vor vielen Jahren schon entwickelten Untersuchungstests aus (Hirschfeld).

Die Vielfalt der manualmedizinischen Terminologie sowie die unterschiedliche Bewertung der Befunde und der therapeutischen Anwendungen zu sichten, scheint zum gegenwärtigen Zeitpunkt eine vordringliche und realisierbare Aufgabe. Einen ersten Versuch auf internationaler Ebene machte man nach dem letzten Internationalen Kongreß für Manuelle Medizin 1983 in Zürich. Der Bericht hierüber von J. Dvorak enthält die wichtigsten konkreten Ergebnisse dieser Tagung. Die Veröffentlichung des gesamten Tagungsberichtes wurde einer eigenen Monographie vorbehalten.

Denkmodelle, die geeignet sind, Symptomatologie sowie diagnostische und therapeutische Verfahren zu verbinden, wie die „reflektorisch arthromuskuläre Bewegungsstörung", die Brugger am sternosymphysalen Syndrom darstellt, sind immer noch zu wenig in die diagnostischen Konzepte der Manualtherapeuten integriert, obwohl das Prinzip des „nozizeptiven somatomotorischen Blockierungseffekts" die Phänomene der auch von Tilscher hervorgehobenen Vielfalt der Störfaktoren verständlicher machen und verbinden könnte. Das gleiche gilt auch für Teile der funktionellen Bewegungslehre (Klein-Vogelbach).

Das Verfahren der funktionellen Röntgendiagnostik (Gutmann) ist, trotz seiner klinischen Bedeutung und des diagnostischen Stellenwerts in der manuellen Medizin, ebenfalls noch zu wenig in die Diagnostik integriert.

Auch die Erkenntnisse einer Röntgenuntersuchung bei der Erforschung von Dynamik und Gelenkspiel der Halswirbelsäule und der Kopfgelenke (Jirout) werden noch wenig praktisch genutzt, obwohl sich - nach Ansicht des Autors - das Röntgen den anderen Untersuchungsverfahren als ebenbürtig erwiesen hat.

Der Kliniker (Tilscher) glaubt die seiner Ansicht nach multifaktorielle Genese der Erkrankungen des Bewegungsapparats am besten mit einer topischen Diagnostik (Schmerzort), Strukturanalyse (Ort und Art der Störung) sowie einer Aktualitätsdiagnose (aktueller Störfaktor) zu erkennen und dann auch multifaktoriell behandeln zu müssen. Er belegt das mit zahlreichen systematischen Beobachtungsserien.

Der multifaktoriellen Genese der Krankheitsbilder muß logischerweise auch eine multifaktorielle Therapie gegenüberstehen. Die Rolle der manuellen Therapie im Rahmen der Rehabilitation bei Erkrankungen des Bewegungsapparates hat Lewit in seiner Monographie bereits beschrieben. Er betont die Bedeutung der Muskulatur für die Wiederherstellung der normalen Gelenkfunktion und kommt zu dem Schluß, daß hierzu unabdingbar auch die aktive Mitarbeit des Patienten gehört.

Aus diesem multifaktoriellen Aspekt der Therapie entstanden schon bald - neben dem Einsatz der Gelenkmobilisation - komplexe Behandlungsverfahren, wie die Muskelenergietechnik (Stiles) und eine zunehmende Verwendung der Muskeldehnungen (Evjenth/Hamberg) und des stabilisierenden Muskeltrainings (Gustavsen). Auch andere Kombinationen krankengymnastischer Behandlungsverfahren mit der manuellen Therapie wurden versucht und vorgestellt, die eine effektive Verbesserung der bisherigen Therapie darstellen und breitere Anwendung finden sollten. Es sind die Gelenkmobilisationen im Schlingentisch (Funk und Rössler) und die Kombination der Mobilisationen mit den propriozeptiven neuromuskulären Fazilitationstechniken (Komplexbewegungen) nach Kabat und Knott (J. Mourta).

Die logische Konsequenz dieser neuen Verfahren ist eine Veränderung und Reduzierung der bisherigen Begleittherapie mit physikalischen Maßnahmen (Thermo-, Hydro-, Elektrotherapie) bei Anwendung der manuellen Therapie (Baumgartner).

Duisburg, im Januar 1985 H. Frisch

Inhaltsverzeichnis

Therapeutische Verfahren in der manuellen Medizin

Mitarbeiterverzeichnis

Dr. med. H. Baumgartner, Klinik Wilhelm Schulthess, Neumünsterallee 10, CH 8032 Zürich

Dr. med. H. P. Bischoff, Ärzteseminar Neutrauchburg (MWE) e. V., 7972 Neutrauchburg/Allgäu

Dr. med. A. Brügger, Kreuzstraße 34, CH 8008 Zürich

Dr. med. J. Dvorak, Inselspital, Neurologische Abteilung, CH 3000 Bern

Dr. med. V. Dvorak, CH 7402 Bonaduz

Prof. Dr. H. Erdmann, Mozartweg 3 A, 6100 Darmstadt

Olaf Evjenth, Torggaten 16, NL Oslo 1

Dr. med. H. Frisch, Rheinstraße 25, 4100 Duisburg 14

Reinhild Funk, Krankengymnastin, Bätznerstraße 78, 7547 Wildbad

Prof. Philip E. Greenman, D. O. Associated Dean for Academic Aff., College of Osteopathic Medicine, Office of the Dean, East Fee Hall Michigan State University, East Lansing - Michigan/USA

Rolf Gustavsen, Physiotherapeut, Fisikalske Institutt og Trenings Senter, Mossehallen/Nesparken, N-1501 Moss

Dr. med. G. Gutmann, Kurheim „Koziol“, Rennweg 7, 4772 Bad Sassendorf

Dr. med. J. Hamberg, Alfta Kurhem/Rehab Center, Bax 94 S-82200 Alfta

Medizinalrat Dr. P. Hirschfeld, Zentralkrankenhaus St. Jürgen-Straße, 2800 Bremen

Prof. Dr. J. Jirout Dr. Sc., Nervenklinik Katerinska 30, CSSR-12000 Praha

Dr. med. h. c. Susanne Klein-Vogelbach, Institut für Physiotherapie, Malzgasse 14, CH 4052 Basel

Dr. med. K. Lewit, FA für Neurologie, Dobrichovece u Prahy 260, CSSR-12000 Praha

Prof. Dr. med. H. Mittelmeier, Direktor der Orthopädischen Universitätsklinik Homburg-Saar

Wolfgang Rössler, Krankengymnast, Hauswiesenstr. 9, 7547 Wildbad

Joana Mourta-Rupp, Krankengymnastin, Krautheimerstr. 17, 6800 Mannheim

Dr. med. W. Schneider, Hauptstraße 39, CH 8280 Kreuzlingen

Prof. E. G. Stiles, D. O., Associated Dean for Academic Aff., College of Osteopathic Medicine Office of the Dean, East Fee Hall Michigan State University, East Lansing - Michigan/USA

Prim. Doz. Dr. med. H. Tilscher, Leiter d. Orthopäd. Spitals Ludwig-Boltzmann-Stiftung, Speisingerstraße 109, A 1134 Wien

Thomas Tritschler, Physiotherapeut, Leiter der KG-Schule Schaffhausen, Bürgerspital, CH 8200 Schaffhausen

H. MITTELMEIER

Orthopädie und manuelle Medizin – eine Bilanz

Die Deutsche Gesellschaft für Manuelle Medizin als geistiger und praktischer Träger der Chirotherapie in Deutschland begreift die Gründung der Ärzteseminare in Hamm und Neutrauchburg im Jahre 1953 als ihre eigentliche Geburtsstunde. Neben der altväterlichen Volksmedizin darf man v.a. die außerhalb der Universitätsmedizin stehenden chiropraktischen und osteopathischen Schulen in den USA als das zeugende väterliche Element ansehen, als Mutter eine Gruppe an diesem Gebiet interessierter, teils allgemeinmedizinisch-interdisziplinär, teils fachorthopädisch ausgerichteter Ärzte. Im Hinblick auf letztere handelt es sich nur um eine *„Halbtochter" der Orthopädie.* Vom ärztlichen „Standesamt" wurde sie später als „Chirotherapie" benannt, wenngleich sie noch Wert auf den weit anspruchsvolleren Namen „Manuelle Medizin" legt.

Als berufliches Tätigkeitsfeld wurden speziell die *Gelenke,* also ein wesentlicher Teil des Haltungs- und Bewegungsapparats beansprucht, welcher seit langem der Orthopädie zugeordnet war. Man sah jedoch für das „Spezial-Know-how", die *Handgrifftechniken,* eine „Marktlücke" mit der Möglichkeit vielfältiger „interdisziplinärer Geschäftsverbindungen".

Der wohlbestallte orthopädische Großvater betrachtete die Entwicklung dieses Sprosses wegen seiner etwas dubiosen väterlichen Herkunft und dem anfangs auch mangelnden orthopädischen Familienbewußtsein zunächst mit Skepsis. Die mit dem Heranwachsen der manuellen Medizin schließlich einhergehende zunehmende Vernünftigkeit, fleißige und ehrliche Betriebsamkeit, angemessene Einschätzung des eigenen Leistungsvermögens, Anerkennung der auf dem Gesamtgebiet der Orthopädie und physikalischen Therapie bereits bekannten Methoden sowie des orthopädischen Besitzstandes haben aber dann ein „großväterliches Wohlwollen" bewirkt, welches maßgeblich zur „gesellschaftlichen Anerkennung" der heranwachsenden jungen Dame beigetragen hat. Heute, an ihrem *30. Geburtstag,* steht die Chirotherapie hierzulande gewissermaßen als eine gereifte Frau vor uns, welche ihre Identität gefunden und sich in einer nützlichen Weise in die medizinische Gesellschaft integriert hat.

Nun, mit dieser scherzhaften Einleitung habe ich versucht, in übertragener Weise die Entwicklung der Chirotherapie bzw. manuellen Medizin in Deutschland kurz zu umreißen. Aus dieser Entwicklung dürfte auch der Grund dafür abzuleiten sein, warum Ihre Gesellschaft heute einen orthopädischen Lehrstuhlvertreter mit der Ehre des Festvortrags bedacht hat und warum wir dieses Thema gewählt haben, welches die gegenseitigen Beziehungen beleuchten soll.

Mir *persönlich* ist die Ehre des Festvortrags wahrscheinlich deshalb zugefallen, weil ich wohl mit zu den ersten Vertretern der Universitätsorthopädie gehörte, welche hierzulande der Entwicklung der manuellen Medizin förderlich waren, indem ich 1968 als Präsident der Süddeutschen Orthopädenvereinigung erstmals die Chirotherapie zum Tagesthema einer orthopädischen Tagung gemacht und damit ein Tabu gebrochen habe, dann wohl 1973 wegen der Einrichtung eines Lehrauftrags für Chirotherapie an der Orthopädischen Universitätsklinik in Homburg und schließlich 1976 durch entsprechende Kommissionsarbeit mit dem Ziel einer angemessenen Integrierung der manuellen Medizin in die Weiterbildungsordnung der deutschen Ärzteschaft mit Schaffung der Zusatzbezeichnung „Chirotherapie".

Als mir der *Auftrag* für diesen Festvortrag zuteil wurde, habe ich mich jedoch erst zögernd gefragt, ob ich dazu befähigt und berechtigt wäre, da ich selbst „nur" Orthopäde bin und keine regelrechte Ausbildung in der Chirotherapie durchlaufen habe. Aber es wird hier ja kein chirotherapeutischer Fachvortrag verlangt, sondern ein mehr berufspolitischer Überblick aus der Sicht eines Orthopäden. Und hier trifft doch zu, daß die Wirkungszeit der DGMM weitgehend meiner eigenen orthopädischen Erfahrungszeit entspricht und ich sowohl als „berührter" orthopädischer Lehrstuhlinhaber, zugleich aber auch aufgrund meiner berufspolitischen Aktivitäten gehalten war, mich eingehend mit der manuellen Medizin auseinanderzusetzen. Hierfür war insbesondere das ständige gemeinsame Gespräch mit unserem Homburger Lehrbeauftragten, Ihrem vormaligen Präsidenten, Herrn Dr. H.-D. Wolff, wertvoll. Hinzu kommt, daß ich auch in zahlreichen berufspolitischen Sitzungen der früheren Jahre als Vertreter des orthopädischen Fachgebiets enge und gute Kontakte zu maßgeblichen Vertretern Ihrer Gesellschaft gefunden habe und daher mit der hiesigen manuellen Medizin doch recht vertraut geworden bin. Ich müßte deshalb doch in der Lage sein, aufgrund der beobachtenden Distanz einerseits und der Vertrautheit mit der Entwicklung andererseits das Verhältnis zwischen manueller Medizin und Orthopädie zu beleuchten.

Da sich die Gegenwart am besten aus der *Geschichte* verstehen läßt und auch eine gewisse *Vergangenheitsbewältigung* erforderlich ist, möchte ich zunächst zurückblicken:

Hier ist zweifellos festzustellen, daß die *segmentäre Betrachtungsweise der Wirbelsäule* und die eigentlichen *Handgrifftechniken* vor 30 Jahren noch *kein* Bestandteil der Orthopädie waren und deshalb als „Neuheit" einer natürlichen Skepsis unterliegen mußten. Gerade auch die zunehmend berichteten „Blitzerfolge" erschienen dubiös, zumal anfangs eine noch ungenügende Beherrschung der Technik auch zu vielen Mißerfolgen und sogar Schäden führte.

Vor allem aber mußten die *spekulativen Hypothesen,* mit denen das „väterliche Erbgut" der Chirotherapie belastet war und auf das sie sich zunächst beziehen mußte, zu einer scharfen Ablehnung durch die der naturwissenschaftlichen Denkweise verpflichtete Schulmedizin führen, wie sie insbesondere Lindemann sehr streng formuliert hat. Auch konnte die Aufblähung der Handgrifftechniken in der alten Chiropraktikschule des vorigen Jahrhunderts zu einem Universalheilmittel, ja Universalgebäude der Medizin, nur als anmaßend empfunden werden.

Erst als die Vertreter der Ärzteseminare und der nachmaligen DGMM die Tendenz erkennen ließen, die Handgrifftechniken von diesem spekulativen Ballast zu befreien und der Versuch deutlich wurde, sie auf den *Boden der naturwissenschaftlichen Medizin* zu stellen, wurde die sich damit anbahnende neue Chirotherapie diskutabel.

Daß es heute anders ist, macht gerade die große *Pionierleistung* Ihrer Gesellschaft aus, und die offizielle Orthopädie zollt schon seit Jahren denen ihre Achtung, welche mit Mut, Fleiß und auch vielen persönlichen Opfern die Handgrifftechniken erlernt, weiter entwickelt sowie schließlich gelehrt und zunehmend wissenschaftlich begründet haben. Ich darf es mir dabei ersparen, Namen zu nennen, da diese Männer ja bestens bekannt sind und die gebührende Anerkennung gefunden haben.

Die anfängliche Zurückhaltung, Skepsis und vielleicht auch Gegnerschaft aus den Kreisen der offiziellen Orthopädie beruhte aber nicht zuletzt auch darauf, daß die manuelle Medizin teilweise von Ärzten vorangetrieben wurde, welche zwar die Bedeutung der Sache erkannten, jedoch offenbar nicht mit dem vollen Rüstzeug der Orthopädie ausgestattet waren. Dies mußte zwangsläufig teilweise zu einer *Einseitigkeit der Betrachtung und fast monomanen Anwendung der Handgrifftechniken* führen, was natürlich orthopädischerseits nicht anerkannt werden konnte.

Es ist nämlich zu bedenken, daß in der Orthopädie zu diesem Zeitpunkt bereits zahlreiche andere krankengymnastische und physikalische Therapiemaßnahmen zur Verfügung standen, welche zwar bei bestimmten Indikationen nicht so schlagartig und spektakulär helfen konnten wie die Handgrifftechniken, aber durchaus geeignet waren - und es auch heute noch sind - bei den zugrundeliegenden Krankheitsbildern und Funktionsstörungen über kurz oder lang Hilfe zu bringen.

Vor allem hatte die Orthopädie nach der *passiven* Krankengymnastik die große Bedeutung der *aktiven* Krankengymnastik erkannt, während die manuelle Medizin passive Techniken verkörperte.

Gewiß aber haben unzureichende Kenntnisse der konservativen orthopädischen Behandlungsmethoden bei einem Teil der Manualtherapeuten maßgeblich dazu beigetragen, die manuelle Medizin zunächst weiter von der Orthopädie wegzurücken, als es ihrer Natur nach sein sollte.

Den *orthopädischen Vertretern der manuellen Medizin* aus der Frühzeit kommt zweifellos wesentliche Bedeutung dafür zu, den mehr von der internistisch-neurologischen Seite kommenden Manualtherapeuten die orthopädischen Aspekte und Methoden nähergebracht zu haben. Dies war meines Erachtens entscheidend dafür, daß in der manuellen Medizin schließlich in zunehmendem Maße von sog. *„Begleittherapien"*, wie Extensionen, Massagen, Injektionen gesprochen wurde, welche bis dahin zum sehr umfassenden Rüstzeug der konservativen Orthopädie gehörten. Aus der Sicht des „reinen" Manualtherapeuten waren es Begleittherapien; aus der Sicht des orthopädisch tätigen Manualtherapeuten wurde die manuelle Medizin in die konservative Orthopädie als *eine* Behandlungsmöglichkeit integriert. Damit wurde die manuelle Medizin viel ausgewogener.

Durch die hergestellte Beziehung zur Krankengymnastik sind zweifellos auch die sog. *Mobilisierungstechniken* entstanden, welche schließlich teilweise auch den Krankengymnasten überantwortet wurden.

So haben meines Erachtens die im Rahmen der manuellen Medizin von Anfang an tätigen und später hinzugestoßenen Orthopäden maßgeblich zur *Identitätsfindung* der manuellen Medizin beigetragen. Ganz entscheidend war hier die *Bewußtwerdung*, daß der Dreh- und Angelpunkt aller Betrachtungen und Handlungsweisen schließlich doch das *Gelenk* ist und sozusagen die Kirche darstellt, die „im Dorf bleiben" muß.

Ich verkenne andererseits nicht, daß durch die Ärzte, welche mehr aus dem allgemeinmedizinischen, internistischen und neurologischen Bereich kamen, *wertvolle Aspekte über neurovegetative Fernwirkungen* in die Chirotherapie eingebracht wurden, welche zwar auch im orthopädischen Bereich bekannt, aber zweifellos nicht so betont gesehen und genutzt wurden. Hinzu kamen auch noch wertvolle Aspekte aus dem Gebiet der Hals-Nasen-Ohren-Heilkunde, insbesondere beim vertebragenen Schwindel, und zur speziellen segmentär-funktionellen Röntgendiagnostik.

Ich glaube, daß gerade die Pluralität verschiedener fachlicher Denkweisen innerhalb der Ihrer Gesellschaft maßgeblich dazu beigetragen hat, die manuelle Medizin in ihrer Gesamtheit zu entwickeln und in ihrer Rückwirkung auf die Orthopädie auch diese deutlich zu fördern, besonders was den Bereich der funktionellen Gelenkstörungen, v.a. der Wirbelsäule, angeht. Die spätere Entwicklungsphase scheint mir mehr dadurch gekennzeichnet, daß die manuelle Medizin sehr stark in den Bereich der klassischen konservativen Orthopädie hineingewachsen ist und umgekehrt die Orthopädie die Manualtherapie integriert hat. Ich bitte dies jedoch keinesfalls dahingehend mißzuverstehen, als sei die manuelle Medizin damit ausschließlich Teil der Orthopädie geworden. Wir glauben nur, heute ihren Schwerpunkt naturgemäß mehr im Bereich der Orthopädie zu finden, als dies anfangs der Fall war, anerkennen aber durchaus, daß die manuelle Medizin besondere Aspekte hat und insoweit auch zweifellos über die Orthopädie hinausreicht und gewiß eigene Wesenszüge besitzt.

Im übrigen aber möchte ich hier als Universitätsmediziner v.a. die Leistung der niedergelassenen Ärzte würdigen, für welche die manuelle Medizin, eine größtenteils ambulant anzuwendende Behandlungsmethode, besondere Bedeutung hat. Sie haben sowohl praktisch als auch mit wissenschaftlichen Arbeiten zur Entwicklung der manuellen Medizin hierzulande beigetragen. Darüber hinaus gebührt jedoch den beiden klinischen Zentren in Hamm und Neutrauchburg besondere Anerkennung als Hort der Entwicklung, Erfahrungssammlung, des Gedankenaustausches und der Lehre. Insgesamt ist die Entwicklung ein Beweis dafür, daß die Medizin keinesfalls nur von den Universitäten her wächst, sondern daß auch aus der Praxis der niedergelassenen Ärzte schöpferische Tätigkeit und eigene leistungsfähige Organisationen entstehen können.

Nach ungefähr 10jährigem Wirken der Gründervereinigungen, etwa Mitte der 60er Jahre, hat aber auch die *Universitätsorthopädie sowie der Berufsverband der Orthopäden* die Bedeutung der Handgrifftechnik und die Leistungen der Deutschen Gesellschaft für Manuelle Medizin und ihrer Ärzteseminare zunehmend anerkannt. Wenngleich nicht vorbehalts- und lückenlos, begann doch ein fruchtbarer Dialog. Dabei möchte ich gerade der von mir geleiteten süddeutschen Orthopädentagung in Baden-Baden 1968 mit der Chirotherapie als Tagesthema besondere Bedeutung beimessen. Eichler hat bereits damals als orthopädischer Hauptreferent (mit abgeschlossener chirotechnischer Ausbildung) der Chirotherapie im Fachgebiet der Orthopädie einen berechtigten Platz zugesprochen. Seine Gleichstellung der Handgrifftechniken mit anderen Therapien hat jedoch nicht unbedingt auch die Anerkennung maßgeblicher Vertreter Ihrer Gesellschaft gefunden, welche damals die manuelle Medizin noch sehr stark als eigenes zukünftiges interdisziplinäres Fachgebiet sahen und wohl auch berufspolitisch durchsetzen wollten. Die Anerkennung der Tatsache, daß das Gelenk – unbeschadet der davon ausgehenden

Fernwirkung – hauptsächlich ein Substrat des Haltungs- und Bewegungsapparats ist und daß die Handgrifftechniken nur eine von vielen Möglichkeiten zur Behandlung bestimmter Krankheitserscheinungen darstellen, bedurfte wohl noch einer weiteren Reifung. Sie dürfte heute wohl die überwiegende, wenngleich nicht ausschließliche Meinung darstellen. Orthopädischerseits war es keinesfalls beabsichtigt, die manuelle Medizin „zurechtzuweisen“ oder gar berufspolitisch im Rahmen der Orthopädie einzuschnüren. Wir waren jedoch bereits damals überzeugt, daß die Chirotherapie *schwerpunktmäßig* im Bereich der Orthopädie angesiedelt sein sollte. Dies bedeutete andererseits, daß der Chirotherapie ein Weg zur Kooperation mit der Orthopädie bereitet werden müßte – unbeschadet ihrer eigenen freien wissenschaftlichen Entwicklung. Es läßt sich schlecht der Anspruch vertreten, an nur *einem* Organ (dem Gelenk) bei nur ganz *bestimmten Funktionsstörungen* eine ganz *spezielle Therapie* betreiben und damit andererseits ein eigenes medizinisches *Fachgebiet* sein zu wollen, welches viele der organisch differenzierten Disziplinen nur unter dem Aspekt der Handgrifftherapie in sich integrieren möchte. Wenn einer Ihrer „Cheftheoretiker“, der von mir hochgeschätzte Lehrbeauftragte an unserer Orthopädischen Universitätsklinik Homburg 1973 bei einer *Standortbestimmung* der manuellen Medizin die Beziehungen zu 7 medizinischen Disziplinen aufführt und dabei die Orthopädie erst an vierter Stelle nennt, so darf dies heute gewiß nicht mehr als eine die Tatsachen richtig gewichtende Betrachtungsweise gelten. Nach weiteren 10 Jahren wird nach meiner Kenntnis der Schwerpunkt der manuellen Medizin im Rahmen der Orthopädie gesehen und auch die DGMM zu einem großen Teil von Fachorthopäden getragen, während andererseits die Mitwirkung der anderen Fachgebiete im Rahmen der manuellen Medizin ebenso anerkannt wird.

Insbesondere hat die vernünftige berufspolitische Bescheidung auf ein *Zusatzgebiet* mit der Bezeichnung *Chirotherapie* der manuellen Medizin keinesfalls Nachteile, sondern vielmehr eine maßgebliche Stabilisierung gebracht. Die problematische Entwicklung zu einer „konservativen Nebenorthopädie“ unterblieb, der Schwerpunkt der manuellen Medizin wurde betont und eine entsprechende, über die Orthopädie hinausreichende Qualifikationsmöglichkeit geschaffen (1976). Dies erscheint heute mit einigem Abstand zweifellos als eine weise Lösung.

Die *Forschungsmöglichkeiten* der manuellen Medizin waren in der Vergangenheit gewiß sehr begrenzt und stark praktisch ausgerichtet. Es verdient dennoch große Anerkennung, was hier von seiten Ihrer Gesellschaft geleistet wurde. Besonders wertvoll war dabei zweifellos die Schaffung der Zeitschrift *Manuelle Medizin* (1962), welche theoretische Gedankengänge, Erfahrungsgut und Forschungsergebnisse zusammenfaßt und die spezielle Orientierung sowie Kommunikation wesentlich erleichtert. Zunehmend sind dabei unhaltbare Hypothesen abgestreift und neue theoretische Lehrvorstellungen entwickelt worden, die mir heute allerdings noch immer nicht ganz frei von spekulativen Vorstellungen und Dogmen erscheinen. Der häufige Wandel der Theorien in den vergangenen 30 Jahren zeigt, daß die anfänglichen Vorstellungen – wenngleich schon in der sog. wissenschaftlichen Ära geboren – offenbar doch noch nicht ausreichend fundiert und deshalb überholungsbedürftig waren. Als Beispiel möchte ich hier anführen, daß man die „Blockierung“ zu stark als funktionelle Störung ohne pathologisch-anatomisches Substrat postuliert, während andererseits dargelegt wurde, daß degenerative Veränderungen der Wirbelsäule schon sehr frühzeitig bei einem Großteil unserer Bevölkerung anzutreffen sind und deshalb schon rein statistisch Probleme aufwerfen. Das gleiche gilt meines Erachtens für die behauptete Begrenzung der Blockierungsphänomene an der Wirbelsäule allein auf die kleinen Wirbelgelenke unter Negierung des korrespondierenden Bandscheibenanteils der Bewegungssegmente. Hier ist vielleicht die Mahnung angebracht, die Hypothese zunächst noch gründlicher zu untermauern, bevor man sie zur Lehrmeinung macht.

Insbesondere müssen über das „manuelle Gespür" hinausgehende, naturwissenschaftlich reproduzierbare diagnostische Verfahren entwickelt werden, um die manuelle Medizin noch mehr zu objektivieren. Hier wäre gerade die Universitätsmedizin – und speziell die orthopädische – aufgerufen, der manuellen Medizin mehr Hilfestellung zu geben. Leider stoßen wir dabei auf die beklagenswerte Tatsache, daß die Orthopädie – früher über Jahrzehnte sehr stark konservativ geprägt – nach dem Zweiten Weltkrieg eine sehr intensive Hinwendung zur chirurgischen Seite genommen hat, wo wohl die spektakulärsten Erfolge unseres Fachgebiets liegen. Man denke hier nur beispielsweise an die Nukleotomien bei schweren Wurzelsyndromen, die Korrekturoperationen und Stabilisierungen der Wirbelsäule bei schweren Skoliosen u.a. sowie v.a. die Fortschritte der Osteosynthese und des Gelenkersatzes. So ist es verständlich, daß sich unsere Generation wie auch der orthopädische Nachwuchs schwerpunktmäßig sehr stark im operativen Bereich entfaltet und nur ausnahmsweise den Aufforderungen zur wissenschaftlichen Betätigung auf dem Gebiet der manuellen Medizin nachkommt. Ich bin aber überzeugt, daß durch den neuerlichen Ausbau der konservativen Orthopädie, wie er sich in den letzten Jahren v.a. in den orthopädischen Rehabilitationskliniken vollzogen hat, die vielfach mit den Universitätskliniken zusammenarbeiten, diesbezüglich mehr Hoffnung für die Zukunft besteht.

Die *Lehre der manuellen Medizin* hat sich zunächst ausschließlich als Fortbildung bereits ausgebildeter Ärzte im Rahmen von Kursen vollzogen, welche Ihre Gesellschaft und die Ärzteseminare für manuelle Medizin in dankenswerter Weise organisiert haben. Hier ist außerordentlich Positives für das Grundlagenverständnis und die praktische Verbreitung der Handgrifftechniken geleistet worden. Insbesondere ist seit Einführung der Zusatzbezeichnung „Chirotherapie" erfreulicherweise auch festzustellen, daß sich der orthopädische Nachwuchs, v.a. soweit er in die Praxen tendiert, mit größerem Interesse der Chirotherapie zuwendet. Nachdem wir uns von den Möglichkeiten der manuellen Medizin und damit der Notwendigkeit einer diesbezüglichen Betätigung der Ärzte überzeugt hatten, hat die Orthopädie ganz maßgeblich die Lehrmöglichkeiten unterstützt, indem sie 1973 an verschiedenen Universitäten *Lehraufträge* für Chirotherapie eingerichtet hat (Homburg/Saar, Münster, Frankfurt), so daß bereits den *Medizinstudenten* die Grundlagen der manuellen Medizin nahegebracht werden können. Hier haben einige Herren Ihrer Gesellschaft eine anerkennenswerte Leistung für die nachrückende Ärztegeneration vollbracht. Ich kann hier bestätigen, daß viele Studenten diesem Unterricht großes Interesse entgegenbringen. Besorgt sehen wir allerdings dem Zeitpunkt entgegen, wenn sich die für die manuelle Medizin so stark begeisterte erste Generation einmal zurückzieht, da mir die Nachwuchsfrage nicht ausreichend geklärt erscheint.

Eine wesentliche Vorleistung zur Verbreitung der Chirotherapie hat die offizielle Orthopädie auch dadurch geleistet, daß sie die Chirotherapie in den *Weiterbildungskatalog der Orthopäden* aufgenommen hat. Dies verpflichtet die Weiterbildungsstätten, der heranwachsenden Orthopädengeneration die Weiterbildung in der Chirotherapie entweder im eigenen Bereich angedeihen zu lassen oder sie zum auswärtigen Erwerb der erforderlichen Kenntnisse anzuregen. Mit Freude registrieren wir, daß ein beträchtlicher Teil der Orthopäden, die zum Arzt für Orthopädie herangereift sind, die Zusatzbezeichnung Chirotherapie erworben hat.

Von den Lehrern der Kurse wird natürlich bedauert, daß die Assistenten, wenn sie dann an ihre Kliniken zurückkehren, dort oft keine Möglichkeit mehr haben, die Chirotherapie zu praktizieren. Dabei ist die operative Tätigkeit keinesfalls der ausschließliche Grund. Das wesentliche Hindernis liegt eher darin, daß die Ambulanzen der Universitätskliniken, die sog. Polikliniken, an den Überweisungsauftrag der niedergelassenen Ärzte gebunden sind, welcher sich i.allg. lediglich auf weiterführende und präoperative Diagnostik sowie Erteilung von speziellen Therapievorschlägen, nicht aber auf die Übernahme einer konservativen ambulanten Therapie erstreckt. An den übrigen Kliniken ist die Situation noch schlechter, da hier seitens der kassenärztlichen Vereinigungen meistens nur persönlich auszuübende Chefarztbeteiligungen, vorwiegend für operative Fälle, ausgesprochen werden. So können die jungen Ärzte und insbesondere die hierfür aufgerufenen heranwachsenden Orthopäden ihre praktische Erfahrung allenfalls in Urlaubsvertretungen oder später in der eigenen Praxis sammeln. Eine Besserung wäre hier nur durch die auch sonst im Interesse des Nachwuchses liegende (begrenzte) Liberalisierung für die Krankenhausambulanzen oder aber durch Sozialisierung des Gesundheitswesens mit Konzentration der ambulanten Patienten an den Kliniken zu erreichen. Ersteres kann wohl aus berufspolitischen Gründen wegen des Widerstandes der niedergelassenen Ärzte und kassenärztlichen Vereinigen in absehbarer Zeit nicht durchgesetzt werden; vor dem zweiten bewahre uns Gott! Mit etwas Vernunft müßte sich jedoch eine im übergeordneten Interesse liegende Lösung finden lassen, einerseits im Sinne einer gewissen Öffnung der Klinikambulanzen, andererseits durch Weiterbildung in der Praxis niedergelassener Orthopäden mit besonderer manualtherapeutischer Erfahrung.

Das Erreichte wurde zweifellos v.a. durch das Verdienst der Orthopäden begründet, welche sich Anfang der 50er Jahre für die Chirotherapie interessiert und die Ärzteseminare als Vorläufer der Deutschen Gesellschaft für Manuelle Medizin begründet haben, deren Jubiläum wir heute feiern. Die Orthopädie aber hat als „Stammfach" auf dem Gebiet der Haltungs- und Bewegungsorgane die Bedeutung der manuellen Medizin erkannt und im anfangs streitigen Dialog, dann in zunehmender Kooperation der manuellen Medizin ihre Pforten aufgeschlossen, maßgeblich zur Verbreitung derselben in der hauptsächlich hierfür zuständigen orthopädischen Fachdisziplin beigetragen und schließlich auch berufspolitisch Hilfestellung für eine vernünftige Etablierung der manuellen Medizin geleistet.

Es stehen aber noch wichtige *Zukunftsaufgaben* bevor:

Zunächst erscheint es geboten, die Forschung für die Chirotherapie an den Universitäten zu intensivieren. Ich bin überzeugt, daß die ansonsten eher befürchtete Nachwuchsschwemme in der Medizin dazu beitragen wird, daß sich Ärzte an den Universitäten stärker auch für die konservative Orthopädie interessieren werden und dabei die Chirotherapie in das Forschungsinteresse rücken wird.

Wichtig erscheint aber auch eine angemessene *Lehre der Grundzüge der manuellen Medizin für die Medizinstudenten,* v.a. aber die *Sicherung der Weiterbildung* für die interessierten Ärzte und speziell hierfür verpflichteten Orthopäden. Die bisherigen auswärtigen Kurse sind auf die Dauer keine befriedigende Lösung. Langfristig müßte es möglich sein, sie außer an den Zentren der Ärzteseminare auch an den Universitäten (für mehrere regionale Weiterbildungsstätten) zu konzentrieren, wo sie von spezialisierten und erfahrenen Chirotherapeuten durchgeführt werden sollten, vielleicht am besten aus dem Kreis der leitenden Ärzte konservativer orthopädischer Abteilungen bzw. Rehabilitationskliniken.

Der gute kooperative Geist, der v.a. im letzten Jahrzehnt zwischen manueller Medizin und Orthopädie entstanden ist und maßgeblich dazu beigetragen hat, wichtige Entwicklungshürden zu nehmen sowie praktikable Lösungen zu finden, wird vielleicht auch hier schließlich zu den angestrebten Ufern hinführen. Es muß aber dafür gesorgt werden, daß nicht irgendwelche ideologischen Aspekte oder bürokratische Hindernisse die freie sachliche Entwicklung behindern.

Lassen Sie mich schließen mit der Feststellung, daß das Wort *Bilanz,* aus dem Kaufmännischen kommend und von dem Wort „Balance" abstammend, ein abschließendes Abwägen des Positiven und Negativen darstellt. Eine Bilanz „stimmt" und ist befriedigend, wenn die Verhältnisse ausgewogen sind. Ich glaube, daß dies hierzulande zwischen manueller Medizin und Orthopädie der Fall ist. Meines Erachtens könnte man durchaus bereits von harmonischen Verhältnissen sprechen. Ein gewisses kreatives Spannungsfeld soll dabei ruhig bestehen bleiben. Nur dann bleibt alles dynamisch im Fluß. Allerdings ist auch noch viel Arbeit zu leisten. Die Orthopädie wird gewiß die erforderliche Hilfe anbieten. Wir wünschen heute der Deutschen Gesellschaft für Manuelle Medizin anläßlich ihres Jubiläums weiterhin ein erfolgreiches Wirken zum gegenseitigen Nutzen und insbesondere zum Nutzen unserer Patienten.

Methoden und Erfahrungen in der manuellen Medizin

H. Frisch

Strukturanalyse als diagnostisches System – Das diagnostische Konzept des Ärzteseminars Hamm*

Das Ärzteseminar Hamm, von Beginn an ein Arbeitsteam, hat keine eigenen Behandlungsverfahren entwickelt, sondern sich mit der wissenschaftlichen Sichtung und Integration der vorhandenen zahlreichen chiropraktischen und osteopathischen Techniken in die schulmedizinischen Untersuchungs- und Behandlungsverfahren befaßt. Eine frühe Erkenntnis war dabei, daß ein optimaler Erfolg der am Gelenk ansetzenden Handgrifftechnik nur dann eintrat, wenn eine hypomobile reversible Funktionsstörung des Gelenks die Ursache des Krankheitsbildes war. Erst spätere Erfahrungen lehrten uns, daß die sog. Gelenkblockierung primär auch von der dem Gelenk zugehörigen Muskulatur verursacht werden kann und daß eine Reihe anderer extraartikulärer Strukturen: Bandscheiben, Ligamente, Nerven und Blutgefäße, sowie der „referred pain" aus anderen Organsystemen und psychosomatische Einflüsse ganz ähnliche Beschwerdebilder erzeugen können.

Damit erwies sich der auch heute noch in erster Linie benutzte diagnostische Weg, die Beschwerden und Symptome des Patienten als diagnostische Bausteine den bekannten Krankheitsbildern am Bewegungsapparat zuzuordnen für die manuelle Therapie als nicht mehr verwendbar. Diese *Symptomdiagnostik* ist aber bei kritischer Betrachtung auch für keine andere kausale Therapie ausreichend, wenn man einmal von der medikamentösen Dämpfung oder Ausschaltung nozizeptiver Schmerzafferenzen durch Medikamente vom „Compositum- oder Deltatyp" absieht. Schon eine Lokalanästhesie, v. a. aber die zahlreichen Verfahren der Krankengymnastik und physikalischen Therapie erfordern eine exakte Ortung der Entstehung von Schmerz und Funktionsstörung.

Tabelle 1 zeigt die vielfältigen Behandlungsmöglichkeiten. Bei der *Schmerzlinderung* reicht die Skala vom Medikament über krankengymnastische und physikalische Anwendungen bis zum operativen Eingriff.

Das gleiche reichliche Angebot verschiedenster Behandlungsverfahren findet sich auch für die hypomobilen und hypermobilen *Funktionsstörungen* sowie für die angeborenen und erworbenen *Formstörungen.*

Wie kann man bei der fast ubiquitären Verbreitung der Nozizeptoren den Entstehungsort eines Schmerzes, d. h. die betroffene Struktur identifizieren?

Wie kann der die Funktionsstörung verursachende Teil der Funktionseinheit Gelenk ermittelt werden?

Der diagnostische Weg ist einfach. In 5 Untersuchungsschritten wird ein immer kleinerer Bewegungsraum von der kombinierten Alltagsbewegung bis hin zur

---

* Alle Abbildungen sind dem folgenden Buch entnommen: Frisch H (1983) Programmierte Untersuchung des Bewegungsapparates. Springer, Berlin Heidelberg New York Tokyo

Tabelle 1. Behandlungsmethoden bei Erkrankungen des Bewegungsapparats

Schmerz
Schmerzlinderung durch
Medikamente (Injektionen)
Ruhigstellung (Bettruhe, Verbände)
Massage, Gelenktraktionen, Muskeltraining
Thermo-, Hydro-, Elektrobehandlung
Operative Eingriffe

Funktionsstörung
Bewegungseinschränkung (Hypomobilität)
Massage, aktive Entspannung, Muskeldehnung
Gelenk- (Segment-)Mobilisation, Manipulation
Automobilisationen durch den Patienten
Sensomotorisches Koordinationstraining (PNF, Vojta, Bobath)
Elektrostimulation (Paresen)
Operative Mobilisation

Überbeweglichkeit (Hypermobilität)
Stabilisierendes Muskeltraining
Autostabilisation durch den Patienten
Stabilisierende Verbände und Apparate
Operative Stabilisation

Formstörung
Medikamentöse Behandlung (Gelenkergüsse, Schwellungen)
Haltungs- und Bewegungstraining
Operative Korrekturen

„Nullbewegung" der Muskelwiderstandstests untersucht. Jeder Untersuchungsschritt schaltet eine der an der Bewegung beteiligten Strukturen aus. Bei zweifelhaften Befunden, z.B. bei der Palpation, kann die Differenzierung durch Provokationstests an den verschiedenen Strukturen erfolgen.

Die mit dieser Untersuchungstechnik erhobenen Befunde geben nicht nur Auskünfte für die manuelle Therapie, sondern auch für die meisten anderen therapeutischen Möglichkeiten, denn die therapeutische Einwirkung von Krankengymnastik und physikalischer Therapie erfolgt fast ausschließlich über Haut, Muskulatur und Gelenk, in einigen Fällen auch über den peripheren Nerv, wie die nach Applikationsorten geordnete Tabelle der Behandlungsverfahren zeigt (Tabelle 2).

Welche therapeutischen Hinweise kann ein solcher gegliederter Untersuchungsgang vermitteln, wenn wir uns statt der klinischen Symptomzuordnung die Frage nach der strukturellen Zugehörigkeit von Schmerzen und Funktionsstörungen stellen?

1. Untersuchungsschritt: Inspektion (Abb. 1)

Gang und Alltagsbewegungen geben Auskunft darüber, welche *Körperabschnitte* an Schmerz und Funktionsstörung beteiligt sind, ferner über die Gesamtmobilität, Innervation und Bewegungskoordination.

Die *Haltung* erlaubt eine Orientierung über den Sitz einer Störung im Bereich des Rumpfes, insbesondere der Wirbelsäule.

Tabelle 2. Behandlungsorte für manuelle Therapie, Krankengymnastik physikalische Therapie

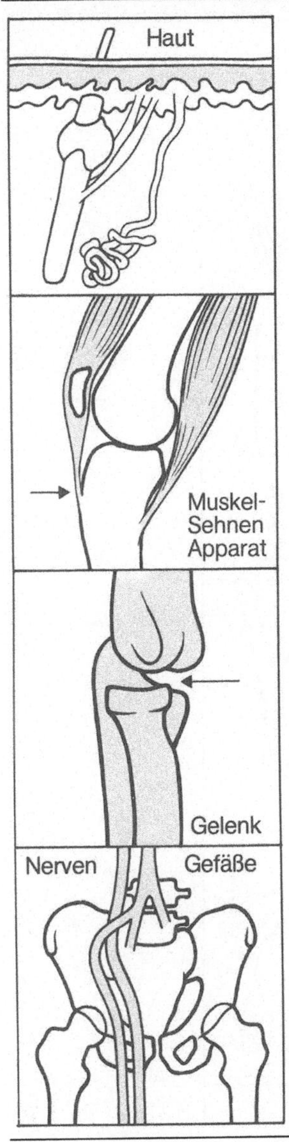

Bindegewebsmassage
Lymphdrainage
Reflexzonenbehandlung
Akupunktur (Akupressur)

Massage (Tonus, Durchblutung, Stoffwechsel)
Thermo-, Hydro-, Elektrotherapie
Dehnung
Aktive Entspannung
Training (Stabilisation)
Koordinationsförderung (PNF, Vojta, Bobath, Brunkow)

Aktive und passive Bewegungsübungen
Translatorische Mobilisationen
Manipulation
Thermo-, Hydro-, Elektrotherapie
Automobilisationen durch den Patienten

Elektrostimulation

Die *Körperkonturen* – Hypertrophie, Atrophie, Deformierung – geben Hinweise auf angeborene oder erworbene Formabweichungen des Knochengerüsts und des umgebenden Weichteilmantels.

Die Inspektion der *Haut* erlaubt Rückschlüsse auf den Zustand des peripheren Gefäßsystems oder das Vorliegen von rheumatischen oder von Allgemeinerkrankungen mit möglicher Gelenkbeteiligung (z. B. Psoriasis, Gicht).

Hilfsmittel, wie Orthesen oder Schienenapparate weisen ebenfalls auf angeborene oder erworbene Defekte hin.

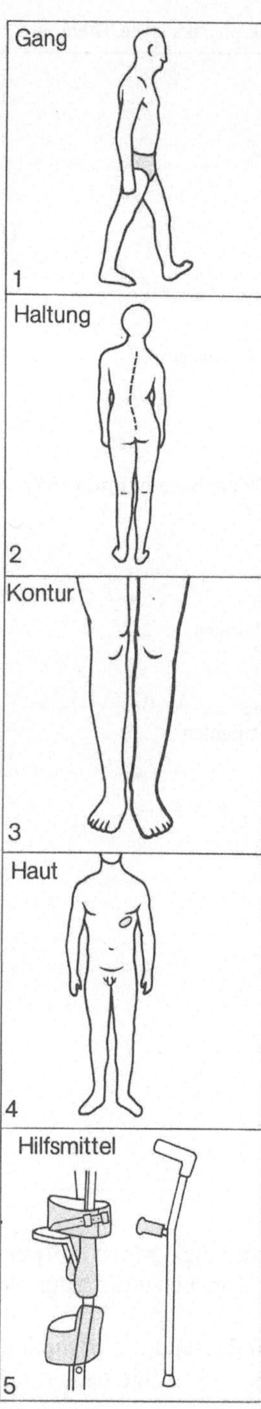

Abb. 1. Inspektion

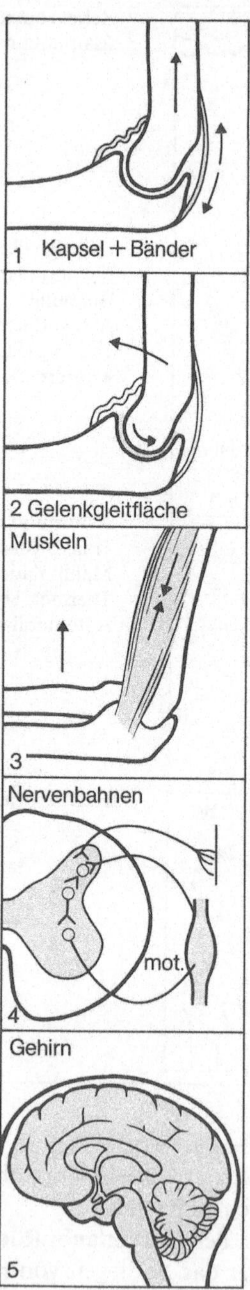

Abb. 2. Bewegungsprüfung, aktive Bewegungen

2. Untersuchungsschritt: Aktive und passive Bewegungen

Aktive Bewegungen (Abb. 2): Diese synoptische Bewegungsinspektion *aller* an einer Bewegung beteiligten Gelenkstrukturen grenzt die Untersuchung bereits auf die spezifischen Bewegungsräume des Einzelgelenks oder eines Wirbelsäulenabschnitts in den anatomischen Ebenen ein. Untersucht werden v. a. die Gelenke, die bei der Inspektion von Gang, Haltung und Alltagsbewegungen auffällig waren.

Die angeschlossene *passive Bewegung,* eine generelle Palpation des gleichen Bewegungsraums, eliminiert die aktive Innervation der Bewegung und prüft das Endgefühl beim absoluten Bewegungsstopp. Wir erhalten dadurch Informationen über

- die Stabilität des Kapsel-Band-Apparats des Gelenks,
- den Tonus der Muskulatur,
- Bewegungsbehinderung durch Gelenksteifen oder andere Faktoren im Weichteilmantel.

Eine Insuffizienz des Kapsel-Band-Apparats würde ein gelenkstabilisierendes Muskeltraining erfordern, Bewegungsbehinderungen durch Muskelverkürzungen eine entsprechende Dehnung der verkürzten Muskeln, und Gelenksteifen müßten durch Gelenkmobilisationen behandelt werden, drei sehr verschiedene therapeutische Verfahren.

Bevor durch die noch kleinere Bewegungsstrecke des translatorischen Gleitens, des „joint play", und die „Nullbewegung" der Muskelwiderstandstests die endgültige Differenzierung von Gelenk- oder Muskelstörung vorgenommen wird, muß mit Hilfe einer subtilen Detailpalpation nach Einzelheiten an Gelenk- und Weichteilmantel und nach anderen Krankheitsfaktoren geforscht werden.

3. Untersuchungsschritt: Palpation (Abb. 3)

Sie besteht aus *Tastpalpation* und *Schmerzpalpation.*

Die Tastpalpation der einzelnen Gelenkstrukturen bei unbewegtem Gelenk in Form eines für jedes Gelenk spezifischen Palpationskreises deckt die nicht sichtbaren funktionellen und pathologisch-anatomischen Gewebsveränderungen auf.

Der palpierende Finger übt nur so viel Druck aus, daß er mit der zu untersuchenden Gewebsschicht in Kontakt kommt und bewegt sich dann in dieser Schicht. Bei Zweifel über die strukturelle Zugehörigkeit eines Tastbefundes oder eines Triggerpunkts im Gewebe können Provokationstests der einzelnen Strukturen zur Klärung beitragen. Das sind

- die passiven Gelenkbewegungen zur Prüfung von Behinderungen im Weichteilmantel, speziell von verkürzten Muskeln,
- der absolute Bewegungsstopp zur Provokation des Kapsel-Band-Apparates,
- der Widerstandstest aus dieser Endstellung des Gelenks zur Testung der Sehnenansätze,
- die translatorischen Gleittests (in Endstellung) und die Gelenkkompression für die Gelenke und ihre Binnenstrukturen.

Die *Hautpalpation,* speziell die wandernde Kibler-Falte oder der diagnostische Bindegewebsstrich, geben Hinweise über

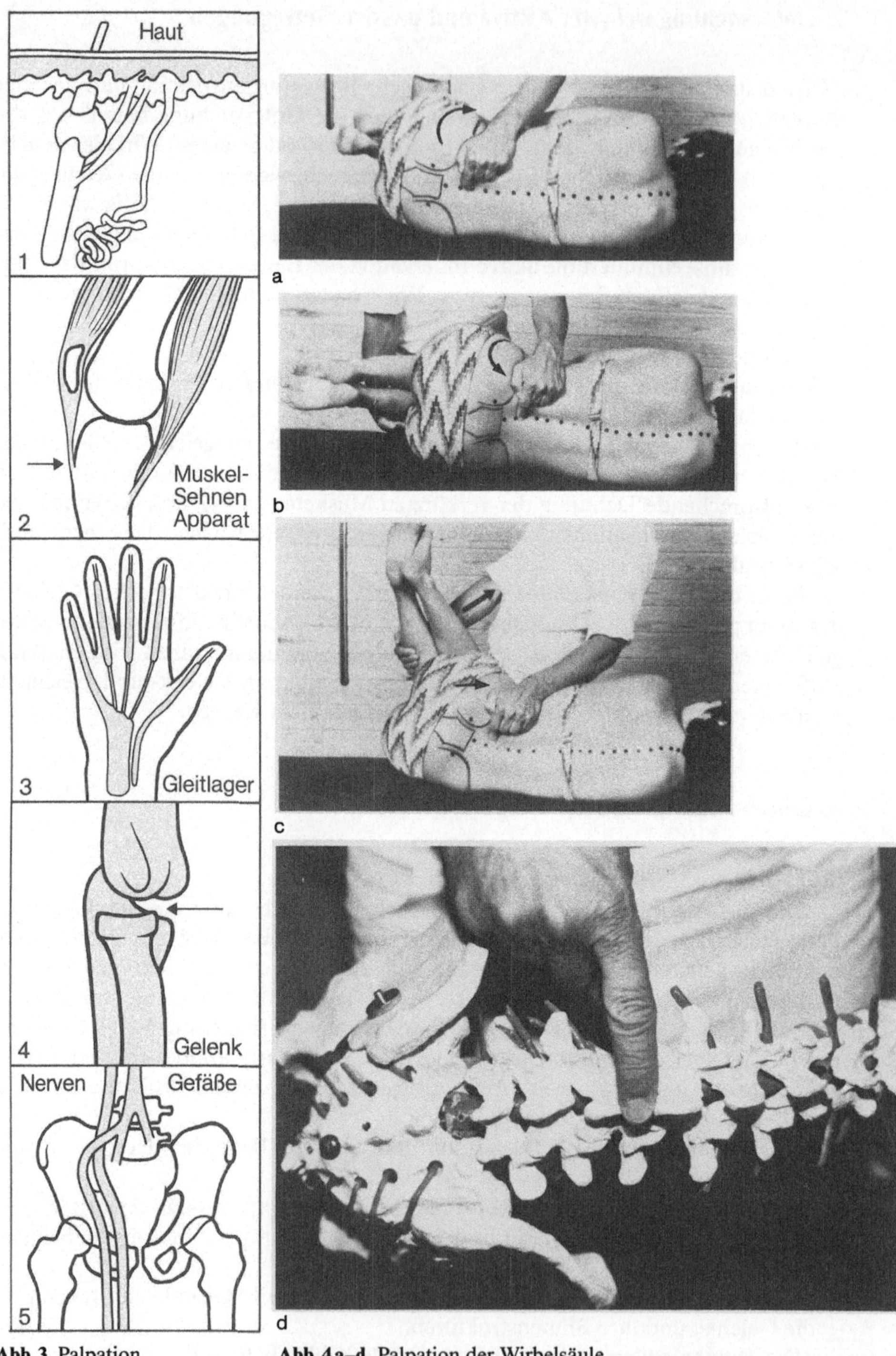

Abb. 3. Palpation

Abb. 4 a–d. Palpation der Wirbelsäule

- lokale Veränderungen von Haut und Unterhautgewebe,
- segmentale Störungen an der Wirbelsäule,
- funktionelle Störungen an inneren Organen (Head-Zonen)

und damit therapeutische Indikationen für die verschiedenen Hautreizmittel wie Massageverfahren, Elektrotherapie, Akupunktur, außerdem diagnostische Indikationen zur weiteren Untersuchung der Wirbelsäulenfunktion.

In der nächsten Schicht, dem *muskulären Weichteilmantel*, fahnden wir nach:

- Tonusabweichungen,
- Hartspann und Myogelosen,
- Sehnenscheiden- und Schleimbeutelentzündungen,
- Schmerzhaftigkeit der Sehnenansätze.

Wegen der Verschiedenartigkeit der Entstehung solcher Befunde sind auch die therapeutischen Anwendungen völlig verschieden. Der Hartspann, fast immer Folge einer Gelenkblockierung, erfordert eine Deblockierung des Gelenks. Myogelosen, die durch Anreicherung von Ermüdungs- und Entzündungsstoffen (Milchsäure, Histamine) entstehen, erfordern eine Überprüfung und Regulierung der Muskelbalance. Schmerzhafte Sehnenansätze müssen dagegen mit aktiver Muskelentspannung und Detonisierung über das Gammasystem, d.h. durch Quermassage der Sehnenansätze behandelt werden. Entzündliche Veränderungen der Muskel- und Sehnengleitlager, wie Schwellung und Krepitation brauchen Ruhigstellung, lokale hyperämisierende Maßnahmen und Infiltration antientzündlicher Medikamente. Erst nach diesen Anwendungen können Massagen, soweit sie dann noch erforderlich sind, den Behandlungserfolg verbessern.

In der nächsten Testschicht, bei der *Palpation der Gelenke*, können die Befunde ebenfalls wieder völlig verschiedene Therapieverfahren notwendig machen.

Die ergußbedingte Gelenkspaltverbreiterung und die schwammig weiche, schmerzhafte Gelenkkapsel erfordern antientzündliche Maßnahmen. Die Gelenkspaltverschmälerung und die eher derbe verdickte Kapsel bei den chronischen Reizzuständen der Arthrosen sind dagegen die ideale Indikation für Mobilisationen im Bereich der translatorischen Gleitstrecke, verbunden mit Dehnung und aktiver Entspannung der reaktiv verspannten zum Gelenk gehörigen Muskulatur und Automobilisationsübungen des Patienten. Eine reine Massage- oder Bestrahlungsbehandlung kann hier meist wenig bewirken, zumindest keinen Dauererfolg.

An der *Wirbelsäule* entscheidet die segmentweise getastete Beweglichkeit der Wirbelbogengelenke (Abb. 4) ebenfalls über diametral entgegengesetzte therapeutische Maßnahmen, nämlich die Mobilisierung von Gelenkblockierungen oder die Stabilisierung bei der Hypermobilität von Wirbelsegmenten, die sich häufig (Kompensatorisch) unmittelbar neben den Blockierungen befinden.

Die letzten zu palpierenden Strukturen der Palpationskreise sind die *Gefäß-Nerven-Straßen*. An den Stellen, wo Nerven exponiert durch Engpässe laufen, z.B. Karpaltunnel am Handgelenk oder Zervikalplexus im Bereich des Halses können durch entsprechende Druckpalpation des Nervs oder durch Bewegungen, die den Nerv einengen die ausstrahlenden Parästhesien provoziert und somit die richtige konservative oder operative Therapie eingeleitet werden.

Die systematische Tastung der peripheren Pulse informiert über die arterielle Strombahn, die ebenfalls Ursache peripherer Schmerzen sein kann.

4. Untersuchungsschritt: die Testung der kleinsten Bewegungsstrecke des Gelenks, der gradlinigen Gleitbewegungen des „joint-play“ (Abb. 5)

Bei diesen Tests wird die Muskulatur weitgehend ausgeschaltet. Die translatorischen Bewegungen (Traktion und Gleiten) sind bei allen hypomobilen Gelenkstörungen eingeschränkt oder aufgehoben, bei Hypermobilität vermehrt. Schmerzhaft eingeschränkte Gelenkbewegungen bei normalen translatorischen Gleitbewegungen entstehen durch kompensierende reaktive Verspannungen der Gelenkmuskulatur bei Hypermobilität. Die völlig verschiedenartige Therapie für diese Befunde wurde bereits erwähnt.

5. Untersuchungsschritt: Widerstandstests der Muskulatur aus Mittel- oder Endstellung, d. h. Dehnstellung des Muskels (Abb. 6)

Diese Tests sind gewissermaßen eine „Nullbewegung“, da die Gelenkbewegungen ausgeschaltet sind. Die Tests geben Auskunft über
- Muskelkraft,
- Schmerzhaftigkeit der Sehnenansätze.

Bei pathologischen Befunden sollte nach Störungen der Muskelbalance zwischen Agonisten und Antagonisten gesucht werden. Durch Dehnung verkürzter Muskeln und Auftrainierung ihrer spinal-reflektorisch abgeschwächten Antagonisten lassen sich ein gestörtes Muskelpattern und Verspannungen normalisieren nicht aber durch eine Massagebehandlung.

Fand sich im bisherigen Untersuchungsgang ein pathologischer Befund, der primär an eine Störung im Bereich des peripheren oder zentralen Nervensystems

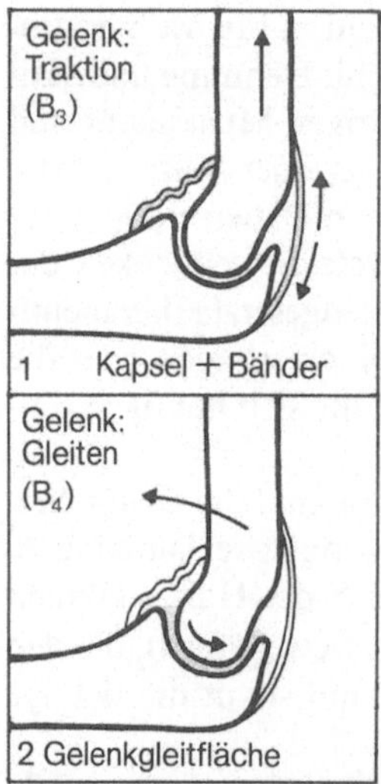

Abb. 5. Translatorische Gelenktests

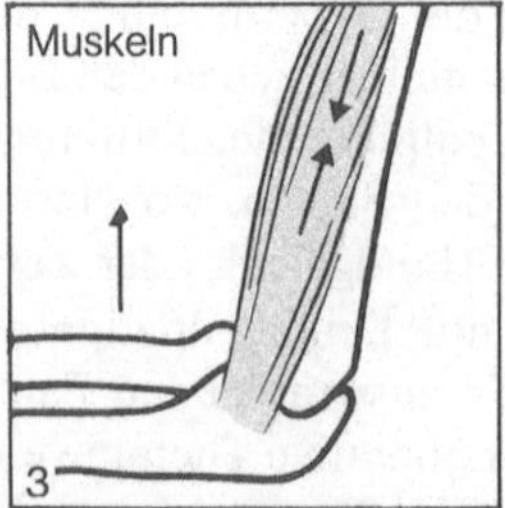

Abb. 6. Muskeltests gegen Widerstand

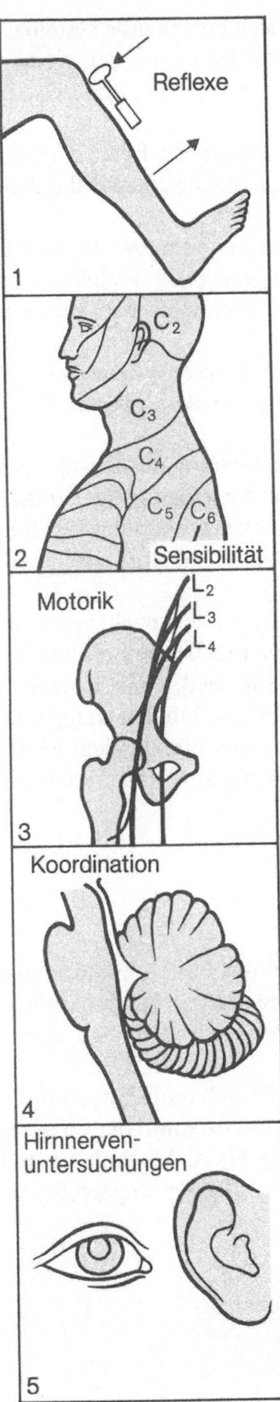

Abb. 7. Neurologische Untersuchungen

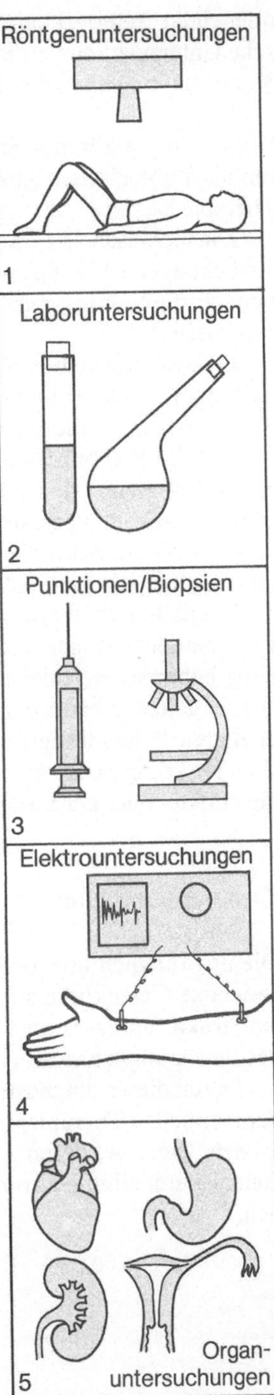

Abb. 8. Zusatzuntersuchungen

oder einen „referred pain" denken läßt, so muß dieser durch ergänzende systematische Untersuchung von Reflexen, Sensibilität und Motorik der peripheren Nerven, Koordination und durch die Untersuchung der Hirnnerven ergänzt werden (Abb.7).
Haben wir die störende Struktur ermittelt, dann erhebt sich noch die Frage nach deren morphologischen Zustand, der ebenfalls entscheidend für die einzuschlagende Therapie ist.

Die technisch apparativen Methoden: Röntgen, Labor und feingewebliche Untersuchungen (Abb.8), sollen gezielte Antworten auf die gezielte Fragestellung geben, ob die Störung rein funktionell ist oder auf einer morphologischen Veränderung beruht.

Elektrountersuchungen testen zusätzlich das periphere Nervensystem. Die Untersuchung anderer Organsysteme soll deren Mitwirkung am Beschwerdebild im Sinne eines „referred pain" aus diesen Organen klären.

Erst das Ergebnis einer solchen programmierten Untersuchung des Bewegungsapparates erlaubt den rationellen und kausalen Einsatz der eingangs genannten zahlreichen ganz verschiedenartigen und z.T. entgegengesetzt wirkenden Behandlungsverfahren, denn die Therapie kann (und muß) der aktuellen strukturellen Situation angepaßt werden.

Es erhebt sich allerdings die Frage, ob wir über die genügende Anzahl versierter Therapeuten verfügen, die alle diese Verfahren und die entsprechende Befunderhebung beherrschen, oder ob unsere Ausbildungssysteme hier evtl. einer Korrektur oder Ergänzung bedürfen, damit die Patienten nicht auch weiterhin den wenig qualifizierten Behandlungsmaschinen überlassen werden müssen, die auf dem Markt sind. Diese Apparate arbeiten nicht subtil und individuell. Sie sind daher auch wenig effektiv oder gar kostengünstig.

Zusammenfassung

Die ursprünglich auf die Erkennung reversibler hypomobiler Funktionsstörungen gerichtete Gelenkuntersuchung in der manuellen Therapie hat sich zur funktionellen Strukturanalyse entwickelt, mit deren Hilfe auch Störungen anderer Strukturen des Bewegungsapparats erkannt werden können.

Durch dieses diagnostische System können nicht nur die Behandlungsverfahren der manuellen Therapie, sondern auch die der Krankengymnastik und der physikalischen Therapie, deren Applikationsorte im wesentlichen Haut, Muskulatur und Gelenk sind, effektiver für den Patienten und auch kostengünstiger eingesetzt werden.

H. P. Bischoff

Segmentale Diagnostik an der Wirbelsäule als Voraussetzung der gezielten Manipulationstherapie – Grundlagen der Ausbildung des Dr.-Karl-Sell-Ärzteseminars Neutrauchburg

Die Ausbildung in der Schule des Dr.-Karl-Sell-Ärzteseminars der Deutschen Gesellschaft für Manuelle Medizin in Neutrauchburg beruht auf den von ihrem Gründer Karl Sell aufgestellten Grundsätzen. Er hat uns ein – in diagnostischer Aussage, Dokumentation und therapeutischen Konsequenzen überaus klares und rationelles – chirodiagnostisches und ebenso konsequentes wie bei exakter technischer Ausführung gefahrloses chirotherapeutisches Konzept hinterlassen.

In den letzten Jahren der Tätigkeit von Karl Sell und in den Jahren nach seinem Ausscheiden aus der Leitung der Schule haben wir uns um Vervollkommnung und Vervollständigung der diagnostischen und therapeutischen Techniken bemüht, waren aber darauf bedacht, uns an die von ihm aufgestellten und in vieltausendfacher klinischer Überprüfung bestätigten Grundsätze zu halten.

In der *Diagnostik* bedienen wir uns der verfeinerten funktionellen orthopädischen Krankenuntersuchung mit den bekannten *Untersuchungen des Gelenkspiels an den Extremitätengelenken* und der *segmentalen Funktionsprüfung an der Wirbelsäule.* Dabei handelt es sich um Techniken, die auch der nicht chirotherapeutisch tätige Orthopäde und Rheumatologe beherrschen sollte. Für die Mobilisierungsbehandlungen an den Extremitäten und an der Wirbelsäule reichen sie nach unseren Erfahrungen aus, weshalb diese Diagnostik auch in den Kursen für Krankengymnasten gelehrt wird, da sie von den mit Mobilisationstechniken der manuellen Medizin arbeitenden Krankengymnasten als Instrument der Befundkontrolle benötigt werden. Darüber hinaus benötigen wir *für die gezielte Manipulation* die spezifische Chirodiagnostik in Form der *segmentalen funktionellen Irritationszonendiagnostik.* Erst wenn hier ein positiver Befund vorliegt, ist eine Indikation zur gezielten Manipulation an der Wirbelsäule gegeben.

Die *funktionelle Diagnostik an der Wirbelsäule* für eine manuelle Therapie baut sich in 3 Schritten auf.

3-Schritt-Diagnostik	
1) Segmentale Bewegungsspielprüfung	Stellt Hypomobilität fest
2) Aufsuchen des segmentalen Irritationspunkts	Stellt „segmentale Irritation" fest
3) Funktionelle segmentale Irritationszonendiagnostik	Stellt Indikation zur gezielten Manipulationstherapie

Der erste Schritt ist die *segmentale Bewegungsspielprüfung,* die uns Hypomobilität, Normobilität oder Hypermobilität eines Segments erkennen läßt. Unter den Fällen von Hypomobilität befinden sich selbstverständlich auch alle Krankheitsbilder mit einer nicht reversiblen segmentalen Funktionseinschränkung, die keine Indikation zur manuellen Therapie darstellen.

Es wird deshalb als *zweiter Schritt* geprüft, ob ein sog. *segmentaler Irritationspunkt* vorliegt. Dieser wird immer dann gefunden, wenn es durch Nozizeptorenreize aus den verschiedenen Strukturen des Bewegungssegments zum Hypertonus der kurzen tiefen autochthonen Rückenmuskeln kommt. Ein solcher segmentaler Irritationspunkt ist auch dann nachweisbar, wenn die Nozizeption beispielsweise durch ein primär oder sekundär entzündliches Geschehen ausgelöst wird. Für die Indikationsstellung zur gezielten Manipulationstherapie ist deshalb noch die funktionelle segmentale *Irritationszonendiagnostik* erforderlich. Diese gibt durch die Feststellung der gesperrten bzw. der freien Richtung den Hinweis auf eine *blockierungsbedingte Irritation.* Außerdem gibt sie mit ihrer funktionellen Aussage die Richtung unseres therapeutischen Vorgehens an. Die funktionelle segmentale Irritationszonendiagnostik ist zunächst eine Palpationsdiagnostik, die den segmentalen Irritationspunkt als druckdolente umschriebene Verhärtung palpiert. Über das anatomische bzw. funktionelle Substrat des segmentalen Irritationspunkts gibt es verschiedene Ansichten. Es werden der segmentale muskuläre Hartspann, ein schmerzhaftes Ödem der Gelenkkapsel bzw. ein periartikuläres Ödem sowie eine schmerzhafte Vorwölbung der Kapsel der Wirbelbogengelenke durch die zwischen den Gelenkflächen im Stadium der Blockierung herausgepreßte Synovialflüssigkeit diskutiert. Sicherlich spielen häufig mehrere der genannten Faktoren eine Rolle. Der lokale muskuläre Hypertonus ist aber ein ständiges Begleitsymptom der Blockierung, und an ihm orientiert sich auch der *dritte Schritt der Diagnostik, die segmentale funktionelle Irritationszonendiagnostik,* wenn bei gehaltenem palpatorischen Kontakt und gleichzeitiger segmentaler Bewegung in die Blockierungsrichtung der Hartspann als objektives Zeichen und der Schmerz als subjektives Zeichen zunehmen und umgekehrt bei Bewegung in die freie Richtung abnehmen.

Die *segmentale funktionelle Irritationszonendiagnostik* wird *im Bereich der Halswirbelsäule* an den paravertebralen segmentalen Irritationspunkten über den Wirbelbogengelenken vorgenommen, die wir zwischen der dorsalen Begrenzung des M. sternocleidomastoideus und der lateralen Begrenzung des Nackenwulstes tasten (Abb. 1), zusätzlich oder alternativ bei ungünstigen Weichteilverhältnissen eine Insertionszonendiagnostik an der Linea nuchae (Abb. 2). Geprüft wird wie an den übrigen Wirbelsäulenabschnitten die Rotations- und Flexionsempfindlichkeit der gefundenen segmentalen Irritationspunkte oder Insertionszonen. Es ist wichtig, daß das Aufsuchen der segmentalen Irritationspunkte bzw. der Insertionszonen an der Linea nuchae in Neutralhaltung erfolgt, da bei Flexions- oder Rotationshaltungen bereits eine Verstärkung oder Abschwächung des Palpationsbefundes eintritt. Im *Bereich des Thorax* erfolgt die spezielle Chirodiagnostik der Wirbelsäulensegmente als paraspinöse Irritationspunktdiagnostik, wobei der palpierende Mittelfinger direkt neben dem Dornfortsatz in der Nische zwischen Processus spinosus und Erector trunci in die Tiefe dringt und erst dort, ca. 1 Querfinger (Qf) lateral der Dornfortsatzreihe, die Verspannung der tiefen kurzen Rückenmuskeln palpiert. Auch hier wird anschließend rein passiv auf Rotations- und Flexionsempfindlichkeit geprüft unter Vermeidung einer Anspannung der oberflächlichen Schichten des Erector trunci.

Bei der *Palpation* der häufig an der Symptomatik von sog. BWS- oder Thorakal-

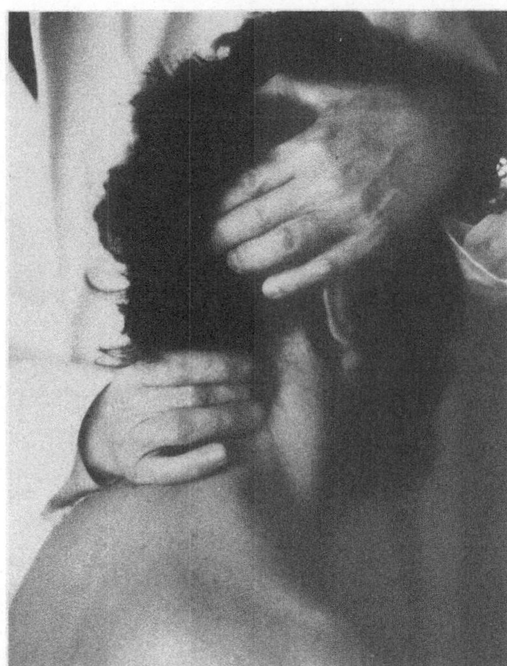

Abb. 1. Segmentale funktionelle Irritationszonendiagnostik an der HWS

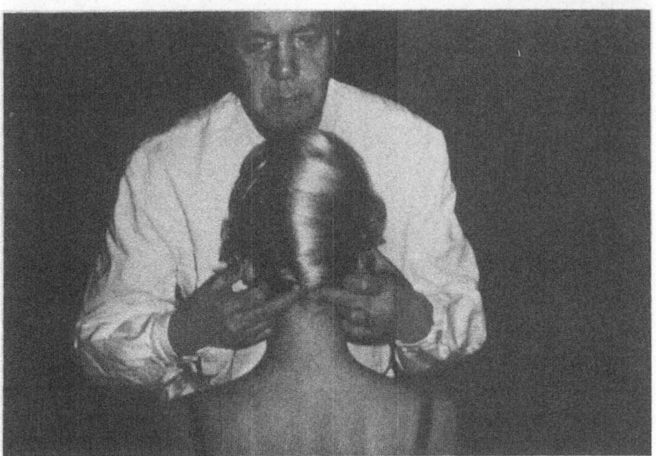

Abb. 2. Insertionszonendiagnostik an der HWS

syndromen beteiligten *Kostotransversalgelenke* wird der Irritationspunkt des Kostotransversalgelenks ca. 2 Qf lateral vom Processus spinosus palpiert, indem der tastende Finger von lateral her dem Rippenverlauf folgend den Erector trunci unterminiert und damit dem Kostotransversalgelenk so weit wie möglich angenähert wird (Abb. 3). An den Kostotransversalgelenken wird dann die Inspirations- und Exspirationsempfindlichkeit geprüft. Hinsichtlich der topographischen Zuordnung der gefundenen segmentalen paraspinösen Irritationspunkte orientieren wir

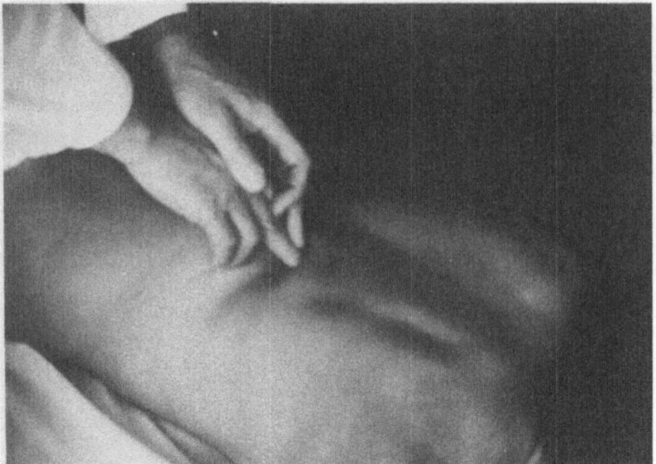

Abb. 3. Palpation der Kostotransversalgelenke

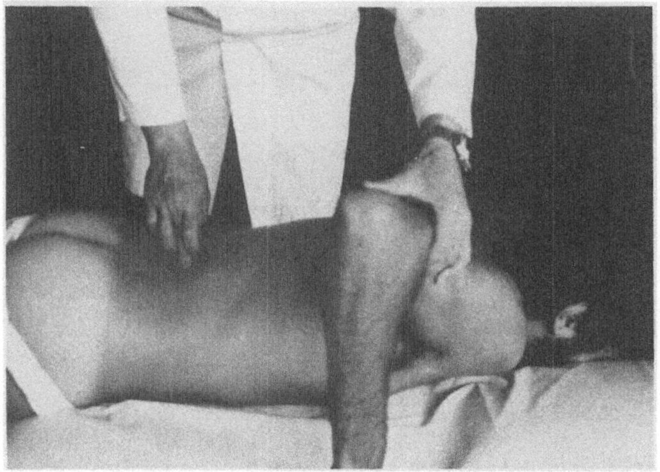

Abb. 4. LWS-Diagnostik an den paraspinösen Irritationspunkten

uns unter Berücksichtigung der Höhendifferenz zwischen segmentalem Irritationspunkt und Dornfortsatzspitze, die im Bereich der Brustwirbelsäule besonders groß ist, an den besonders gut zugänglichen Dornfortsätzen.

Die spezielle Chirodiagnostik an den paraspinösen Irritationspunkten der *Lendenwirbelsäule* wird analog den bei der BWS genannten Regeln vorgenommen (Abb. 4).

Die Chirodiagnostik an den Sakroiliakalgelenken erfolgt über muskuläre Korrespondenzpunkte. Diese liegen für S 1 ca. 3 Qf lateral des oberen Gelenkpols und ca. 4 Qf caudal der Crista iliaca und für S 3 1 Qf lateral des unteren Gelenkpols. Eine Blockierung von S 2 konnte bei uns noch nie nachgewiesen werden. Da sich das Sakrum im Sakroiliakalgelenk nicht nur um eine zentrale Längsachse, sondern

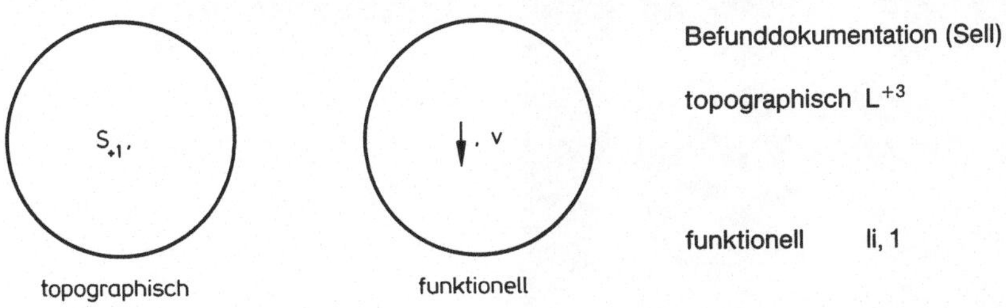

Abb. 5 a u. b. Befunddokumentation

auch um eine Querachse in Höhe von S 2 bewegt, ist hier eine aus der Gelenkmechanik herrührende Irritation auch nur bei einer Hypermobilität des Gelenks denkbar. Die segmentale Irritationszonendiagnostik prüft am Sakroiliakalgelenk die Kaudalisierungs- bzw. Kranialisierungsempfindlichkeit sowie die Ventralisierungs- bzw. Dorsalisierungsempfindlichkeit.

Entsprechend der Symptomatik des pseudoradikulären Syndroms werden auch die Sensibilität und evtl. vorhandene Tendomyosen und sog. Bindegewebszonen untersucht.

Eine *Indikation zur gezielten Manipulation,* die auch nach laufender Überprüfung der heute wieder propagierten Mobilisationstechniken an einem großen klinischen Krankengut bei exakter technischer Durchführung im Sinne einer „sanften Manipulation" das rationellste und risikoloseste Verfahren darstellt, besteht nur bei Vorliegen

a) einer reversiblen Funktionsstörung im Segment im Sinne der Hypomobilität und
b) eines positiven Befundes im Sinne der segmentalen funktionellen Irritationszonendiagnostik.

Außerdem darf ohne Nachweis einer freien Bewegungsrichtung keine Indikation zur gezielten Manipulation gestellt werden.

Die Dokumentation unserer Untersuchungsbefunde erfolgt so, daß die topographischen und funktionellen Daten auf einen Blick erkennbar sind (Abb. 5 a u. b). Der topographische Teil der Befunddokumentation zeigt die Segmenthöhe der Störung und die Seitenlokalisation des segmentalen Irritationspunktes. Er zeigt damit den Behandlungsort und die Zone der Befundkontrolle nach erfolgter Manipulation. Der funktionelle Teil gibt die blockierte Richtung, und damit die Therapierichtung an. Am Sakroiliakalgelenk wird neben der Segmenthöhe und der Seite des Irritationspunkts die Blockierung als kaudalisierungs- und ventralisierungsempfindlich charakterisiert, im ersten Beispiel (S + 1↓, V). An der Wirbelsäule wird neben der Segmenthöhe und der Seite der Irritation die Rotations- und Flexionsempfindlichkeit angegeben. Im zweiten Beispiel (L 3 +, li, l) ist die Blockierung linksrotations- und lordosierungsempfindlich.

An den Sakroiliakalgelenken sind die wesentlichsten Funktionsprüfungen: der Spinetest, das Vorlaufphänomen, das 4-Zeichen, der Federungstest und die Bänderzeichen. Die eindeutigste Aussage über ein freies oder gestörtes Gelenkspiel ergibt der Spinetest im Seitenvergleich (Abb. 6). Die spezielle Chirodiagnostik erfolgt als funktionelle Irritationszonendiagnostik der muskulären Korrespondenzpunkte.

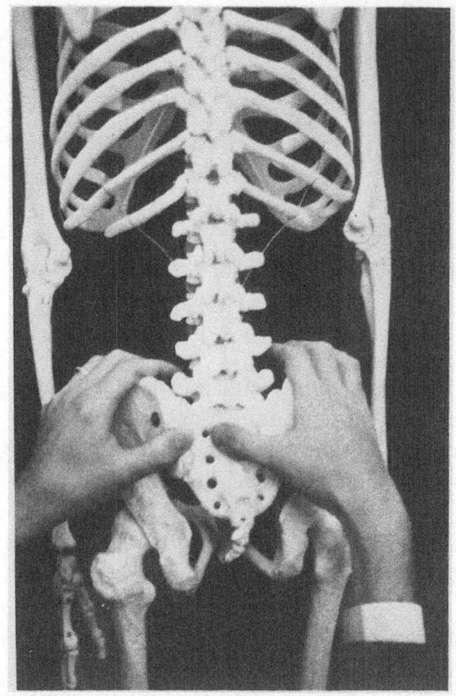

Abb. 6. Spinetest

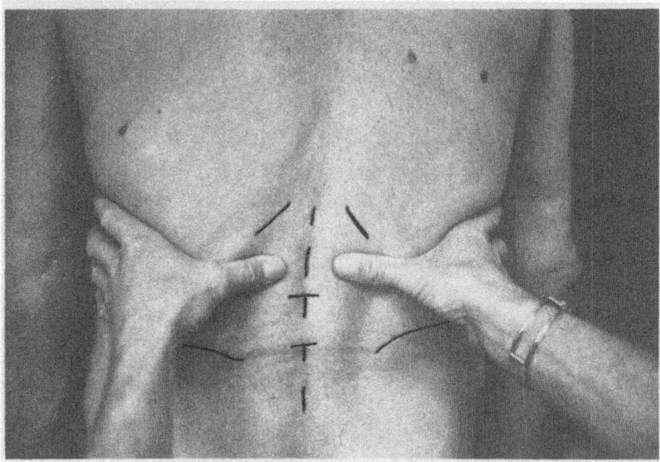

Abb. 7. Vorlaufphänomen an der LWS

An der Lendenwirbelsäule haben wir zunächst die segmentale Bewegungsspielprüfung durch Feststellung der Bewegungsausschläge der einzelnen Dornfortsätze. An der gesamten Lendenwirbelsäule ist außer bei Skoliosepatienten, das Vorlaufphänomen ein sehr zuverlässiges Zeichen zur Feststellung einer Hypomobilität (Abb. 7). Die Prüfung des Vorlaufphänomens eignet sich nach Durchführung einer Manipulationsbehandlung auch als schnelle Erfolgskontrolle. Als spezielle Chirodiagnostik wird an der LWS die funktionelle segmentale Irritationszonendiagnostik in Form der palpierten Funktionsprüfung der paraspinösen Irritationspunkte durchgeführt.

Zusammenfassung

Die segmentale Diagnostik in der Schule des Dr.-Karl-Sell-Ärzteseminars orientiert sich v. a. an der durch Nozizeptorenaktivitäten verspannten tiefen Rückenmuskulatur. Die Funktionsprüfung stellt fest, welche Bewegungsrichtungen zu einer Verstärkung der Nozizeption führen. Dabei dient die Konsistenzzunahme der tiefen segmentalen Rückenmuskulatur als objektives und die Schmerzzunahme als subjektives Zeichen. Eine Indikation zur gezielten Manipulationstherapie ergibt sich nur bei gleichzeitigem Vorhandensein einer Funktionsstörung im Segment im Sinne der Hypomobilität und eines positiven Befundes bei der segmentalen funktionellen Irritationszonendiagnostik, d. h. also auch nur bei Nachweis einer für die Therapie freien Bewegungsrichtung.

W. SCHNEIDER, J. DVORAK, V. DVORAK, T. TRITSCHLER

Ausbildungskonzept für manuelle Medizin in der Schweiz 1983

Diagnostik

In unseren Ausbildungskursen setzen wir Kenntnisse in Orthopädie und Rheumatologie zu einem großen Teil voraus. Der manualtherapeutisch *tätige Arzt* und Physiotherapeut müssen in der Lage sein, eine spezielle funktionelle Pathologie des Bewegungsapparats zu erkennen und darauf ein therapeutisches Konzept aufzubauen. Es ist Aufgabe und Pflicht des Arztes, mögliche absolute und relative Kontraindikationen zur Manualtherapie zu erkennen. Der Physiotherapeut ist dazu weder legitimiert noch in der Lage, da zum Erkennen der Kontraindikation neben fundierten klinischen Kenntnissen häufig zusätzliche Untersuchungen miteinbezogen werden müssen, z. B. Röntgenuntersuchungen, Laborabklärungen u. a. m.

Die funktionelle Pathologie im manualtherapeutischen Sinne basiert auf folgenden Untersuchungsschritten:
- Gelenkmechanik,
- Palpationsbefund,
- muskuläre Balance,
- (Probebehandlung).

Gelenkmechanik

Bei der Untersuchung der Gelenkmechanik bewerten wir die artikulären Bewegungsmuster. Dabei testen wir die großen *angulären Bewegungsausschläge* wie Flexion, Extension und Rotation, aktiv, passiv und gegen Widerstand. Diese anguläre Bewegungstestung wird ergänzt durch die Testung des *„joint play“*. Durch gezielte, dem jeweiligen Gelenk oder Wirbelsäulensegment angepaßte Griffassung prüfen wir das *dreidimensionale „joint play“:* die Traktionsfähigkeit und die in der senkrecht zur Traktionsrichtung liegenden Gleitmöglichkeiten in mindestens 2 Richtungen. Dabei wird das Ausmaß des Joint play beurteilt. In den meisten Fällen ist die Art des Stopps dieser Bewegungen noch wesentlicher. *Ein harter Stopp* wird meist von einer Limitierung der Bewegung durch artikulär-arthrotische Veränderung verursacht. Manchmal kann ein harter Stopp auch durch einen schnell einschießenden Abwehrspasmus ausgelöst werden, wie z. B. bei lumbaler Diskushernie im Lasègue-Test.

Ein weicher Stopp wird in der Regel durch Verkürzung tonischer Muskeln verursacht, gelegentlich auch durch das Vorhandensein eines Gelenkergusses.

Palpationsbefund

Die *Irritationszone* ist für die Diagnose der segmentalen Dysfunktion im Bereich der Wirbelsäule sehr wesentlich. Wir palpieren segmental etwa 1–2 Querfinger lateral des Dornfortsatzes und suchen eine Weichteilveränderung im Sinne der Konsistenzvermehrung und verminderten Verschieblichkeit der Haut. Eine Irritationszone ist auf Druck hin schmerzhaft, häufig können Entlastungs- und Provokationstests die Schmerzhaftigkeit ab- bzw. zunehmen lassen. Die Tendinosezonen sind periphere Palpationspunkte im Bereiche von Muskelinsertionen und Sehnenansätzen. Sutter und Dvorak sind der Meinung, daß sehr enge Beziehungen zwischen einzelnen peripheren Tendinosezonenmustern und dem Befall einzelner Wirbelsäulensegmente bestehen. Die diagnostische Wertigkeit der Tendinosezone ist jedoch wesentlich weniger bedeutungsvoll als diejenige der Irritationszone. Dagegen können die Tendinosezonen häufig pseudoradikuläre Schmerzausstrahlungen bei bestehenden segmentalen Dysfunktionen erklären.

Muskuläre Balance

Eine über eine gewisse Zeit bestehende segmentale Dysfunktion ruft in der Regel eine muskuläre Dysbalance hervor. Die tonische Muskulatur neigt zur Verkürzung und ist in diesem Zustand leichter fazilitierbar. Gleichzeitig wird die zugehörige antagonistische phasische Muskulatur gehemmt, so daß ein Ungleichgewicht eintritt. *Die phasische Muskulatur wird im Sinne eines Circulus vitiosus immer schwächer, die tonischen Muskelgruppen neigen zur Verkürzung bei gleichbleibender Muskelkraft.* Dadurch entstehen regionale Fehlhaltungen, welche sich in extremen Fällen sogar generalisieren können. Diese regionalen Fehlhaltungen können die muskuläre Dysbalance verstärken oder neue muskuläre Dysbalancen auslösen.

Die Diagnose der muskulären Dysbalance beruht einerseits auf der Längentestung der dem tonischen System zugehörigen Muskeln und andererseits auf einer Krafttestung der dem phasischen System zuzuordnenden Muskeln. Häufig wird die Muskeltestung durch verminderte Gelenkbeweglichkeit erschwert. Dabei spielt die Beurteilung des „joint play" und des Stopps der Bewegung eine entscheidende Rolle. Nur unter Zuhilfenahme dieser Faktoren kann eine verminderte Gelenksbeweglichkeit entweder einer muskulären Verkürzung oder einer artikulär-arthrotisch bedingten Bewegungsverminderung zugeordnet werden.

Probebehandlung

Der Probebehandlung kommt nach unserer Auffassung ein großer Stellenwert zu. Nachdem die bekannten Kontraindikationen ausgeschlossen sind, kann der Untersucher ein diagnostisches und therapeutisches Konzept entwickeln, dessen Richtigkeit durch eine erfolgreiche Probebehandlung bewiesen wird. Ist die Probebehandlung *ohne* subjektiven und objektiven Erfolg, so muß, die Richtigkeit der Behandlungstechnik vorausgesetzt, die gesamte Diagnostik und Beurteilung neu überdacht und erarbeitet werden. Die Probebehandlung ist v. a. in bezug auf die muskuläre Dybalance und die gestörte Gelenkmechanik von großer Wichtigkeit.

Die Probebehandlung wirkt sich auf den Palpationsbefund so aus, daß die Irritationszone quantitativ und qualitativ vermindert wird. Tendinosezonen pflegen nach unserer Erfahrung, wenn überhaupt, mit einer größeren zeitlichen Latenz auf die Behandlung anzusprechen.

Therapie

Die manuelle Therapie kann im weitesten Sinne der physikalischen Therapie zugerechnet werden. Wegen der bekannten und nicht zu unterschätzenden Risiken bei *Mobilisationstechniken mit Impuls* (Manipulationen) im Bereich des Achsenskeletts muß diese Therapieform jedoch gesondert und isoliert betrachtet werden. In der Schweiz bestehen diesbezüglich auch spezielle rechtliche Voraussetzungen: Die Manipulationen im Bereiche des Achsenskeletts sind den (ausgebildeten) Ärzten und Chiropraktikern mit Berufsausübungsbewilligung vorbehalten. Die Physiotherapeuten sind nicht legitimiert, solche mobilisierenden Behandlungen mit Impulsen (Manipulationen) durchzuführen. Hingegen sind mobilisierende Behandlungen ohne Anwendung eines Impulses eine deutliche Bereicherung der üblichen krankengymnastischen Behandlungstechniken. Voraussetzung zur Anwendung dieser mobilisierenden Techniken sind exakte biomechanische und neuromuskuläre Kenntnisse der Wirbelsäule und der Gelenke sowie der Muskulatur. Auf ihnen baut sich die gewählte Behandlungstechnik auf.

Die *Behandlung der muskulären Dysbalance* ist in der Regel zeitlich wesentlich aufwendiger als Behandlungen am Achsenskelett durch mobilisierende Techniken mit Impuls. In den allermeisten Fällen müssen mehrere Muskeln gedehnt und für eine größere Anzahl von Muskeln isometrische Kräftigungsübungen durchgeführt werden. Eine Behandlungssitzung für eine muskuläre Dysbalance dauert in der Regel 20–40 min, häufig sind 10–20 Behandlungen notwendig. Eine dermaßen intensive Behandlungsserie gehört in die Hand des Physiotherapeuten, nur in Ausnahmefällen werden speziell interessierte Ärzte die Behandlung selbst durchführen (können). Die mobilisierenden Behandlungstechniken ohne Impuls im Bereiche der Wirbelsäule werden mit der Behandlung der muskulären Dysbalance kombiniert und durch weitere physiotherapeutische Behandlungstechniken wie Haltungsschulung, Aufnahme eines regelmäßigen Körpertrainings etc. ergänzt. Sie gehören nach unserer Meinung zur umfassenden krankengymnastischen Behandlung des Patienten mit chronischen Rückenschmerzen.

Nicht selten sind Fälle zu beobachten, bei denen einige Manipulationen im Wirbelsäulenbereich die häufig notwendige muskuläre Rehabilitation – wie oben beschrieben – erleichtern und gelegentlich sogar erst ermöglichen.

Die *Indikation zur manuellen Therapie* ist an folgende Hauptkriterien gebunden:

1. Schmerz im zu behandelnden Gebiet,
2. pathologischer Bewegungstest,
3. Irritationszone,
4. erfolgreiche Probebehandlung.

Von diesen 4 Kriterien sollen mindestens 2, besser aber 3 vorhanden sein.

Fakultative Nebenkriterien, die die Indikation zur Manualtherapie unterstützen, sind:

5. Muskuläre Dysbalance,
6. Tendinosezonenmuster.

Die manuelle Therapie teilen wir in folgende Kategorien ein, welche häufig kombiniert zur Anwendung gelangen:

- Mobilisation mit Impuls (Manipulation),
- Mobilisation ohne Impuls,
- Neuromuskuläre Therapie (incl. Muskeldehnung),
- Muskelkräftigung.

Mobilisation mit Impuls (Manipulation)

Die Mobilisation mit Impuls im Bereich des Achsenskeletts führt häufig zu einer schnellen und nachhaltigen Abnahme der Hauptkriterien (Schmerz, Bewegungsstörung und Irritationszone). Gerade im Bereich der Halswirbelsäule, aber auch der Lendenwirbelsäule ist jedoch das Komplikationsrisiko nicht zu vernachlässigen. Deshalb ist die Manipulation *ausgebildeten* Ärzten vorbehalten, da nur sie die Kontraindikationen erkennen können. Bei der Manipulation berücksichtigen wir folgende Faktoren:

- Die dem zu behandelnden Segment benachbarten Wirbelsäulenabschnitte sollen durch entsprechende Lagerung *verriegelt* sein.
- Die Lagerung und Verriegelung der Wirbelsäule soll schmerzfrei sein.
- Die Manipulation soll in die *schmerzfreie Richtung* erfolgen.
- In den meisten Fällen ist dabei die Irritationszone so zu beeinflussen, daß sie nach ventral verlagert wird.
- Durch den Impuls soll die Bewegung im Segment nicht über die anatomischen Grenzen hinaus forciert werden.

Das Druck-Zeit-Diagramm (Abb. 1 a) zeigt, daß während der Lagerungsphase kaum eine Kraft aufzuwenden ist. Im Weg-Zeit-Diagramm (Abb. 1 b) ist ersichtlich, daß der Impuls über die aktuelle Barriere hinausgeht, er soll aber die anatomische Bewegungsgrenze nicht überschreiten.

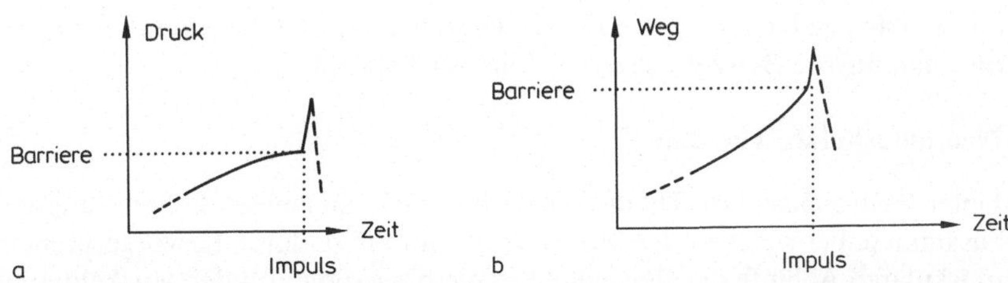

Abb. 1 a u. b. Druck-Zeit- (**a**) und Weg-Zeit-Diagramm (**b**) der Mobilisation mit Impuls

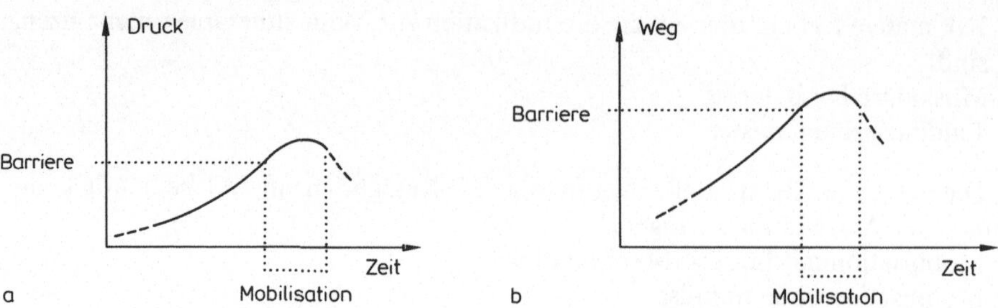

Abb. 2 a u. b. Druck-Zeit- (**a**) und Weg-Zeit-Diagramm (**b**) der Mobilisation ohne Impuls

Mobilisation ohne Impuls

Die Indikation zur Mobilisationsbehandlung ohne Impuls ergibt sich aus denselben Haupt- und Nebenkriterien wie für die Mobilisation mit Impuls. In der Regel wird die Mobilisation ohne Impuls in den Fällen bevorzugt, in denen ein erhöhtes Manipulationsrisiko zu erwarten ist, also z. B. die Gefahr einer Schädigung der A. vertebralis bei Arteriosklerose, die Gefahr einer Rippen- oder Wirbelfraktur bei Osteoporose etc. Die Mobilisationsbehandlung ohne Impuls ist in der Hand von ausgebildeten Physiotherapeuten weitgehend frei von Komplikationsrisiken. In Zweifelsfällen soll die Mobilisation ohne Impuls der Manipulation vorgezogen werden.

Für die Mobilisation gelten folgende Grundsätze:

- Die dem zu mobilisierenden Wirbelsäulensegment benachbarten Wirbelsäulenabschnitte sollen wenn möglich verriegelt sein.
- Die Kontaktaufnahme mit den ossären Strukturen der Wirbelsäule soll möglichst außerhalb der Irritationszone erfolgen.
- Die Mobilisation soll in die schmerzfreie Richtung gehen.
- Die Mobilisation soll die Irritationszone in der Regel so bewegen, daß sie nach ventral verlagert wird.
- Die Dauer der Mobilisation beträgt ca. 3–10 s.
- Die Mobilisation soll die Beweglichkeit im Segment nicht über die anatomische Grenze hinaus fördern.

Das Druck-Zeit-Diagramm (Abb. 2 a) zeigt, daß während der Lagerungsphase ebenfalls keine nennenswerte Kraft aufgewendet werden soll. Während der Mobilisation wird der Druck langsam erhöht und wieder langsam abgebaut. Aus dem Weg-Zeit-Diagramm (Abb. 2 b) ist ersichtlich, daß die Mobilisation ebenfalls wieder an der Barriere beginnt und daß der Weggewinn durch die Mobilisation nicht über die anatomische Bewegungsgrenze hinausgehen soll.

Neuromuskuläre Therapie

Unter Neuromuskuläre Therapie fassen wir alle diejenigen Behandlungstechniken zusammen, bei welchen die Muskelkraft und die dadurch hervorgerufenen neuromuskulären Abläufe der Beweglichkeitsverbesserung und der Muskeldehnung dienen.

Typ 1:
Überwindung der Barriere durch Ausnutzung der *Kraft der Agonisten.* Die zu mobilisierende Wirbelsäulenregion wird so eingestellt, daß die benachbarten Wirbelsäulenabschnitte möglichst verriegelt sind. Der Patient führt nun eine gegen die Bewegungsbarriere gehende Mobilisation durch, indem er die entsprechende Bewegung ausführt. Diese häufig schwer zu erlernende Bewegung kann durch digitale Stimulation im Bereich der Muskulatur und verbale Kontrolle durch den Therapeuten, welcher die benachbarten Wirbelsäulenabschnitte verriegelt, qualitativ und quantitativ geleitet werden.

Mit der Neuromuskuläre Therapie Typ 1 erlernt der Patient Mobilisationstechniken, welche er oft zu Hause allein durchführen kann. Bei der Anwendung dieser Technik sind folgende Faktoren wesentlich:

- Einstellung des zu mobilisierenden Bewegungssegments an der aktuellen Bewegungsgrenze.
- Durch entsprechende Muskelanspannung führt der Patient eine mobilisierende kleine Bewegung gegen die Barriere durch („kämpft gegen die Barriere an").
  Dauer dieser Muskelanspannung 2–5 s.
- Häufig wird das Erlernen der oft nicht einfachen Bewegungsabläufe durch geführte passive Bewegungen gegen die Barriere erleichtert.
  Taktile kutane Reize im Bereiche der zu mobilisierenden Wirbelsäulenregion können das Erlernen dieser Bewegungen ebenfalls erleichtern.

Typ 2:
Überwindung der Barriere unter Ausnutzung der *postisometrischen Relaxation der Antagonisten.* Wenn bei der Muskeltestung verkürzte tonische Muskeln festgestellt wurden, so führt dies immer zu einer Verminderung der regionalen Beweglichkeit, sei es im Bereich des Achsenskeletts oder an peripheren Gelenken. Durch isometrische Anspannung und anschließende Dehnung in der postisometrischen Relaxationsphase kann die Muskulatur gedehnt und auf die normale Länge gebracht werden. Besteht gleichzeitig, wie so häufig, eine Abschwächung der phasischen Muskulatur, so gilt das Prinzip: *Dehnen kommt vor Kräftigen!* Die Neuromuskuläre Therapie Typ 2 ist v.a. in denjenigen Fällen erfolgversprechend, bei denen in der angulären Bewegungstestung ein weicher Stopp festzustellen ist.

Um eine erfolgreiche Dehnung durchführen zu können, sind folgende Faktoren zu berücksichtigen:

- Optimale isometrische Anspannung des zu dehnenden Muskels, ausgehend von der maximal möglichen Dehnlage.
- Dehnungsdauer in der postisometrischen Relaxationsphase 3–10 s.
- Schrittweises Dehnen: der einmal gewonnene Weggewinn soll beibehalten und der Muskel in der neuen maximalen Dehnlage optimal isometrisch angespannt werden.
- In den allermeisten Fällen wird es notwendig sein, daß der Patient ein Dehnungsprogramm erlernt, welches er selbständig zu Hause durchführen kann. Ein solches Programm haben wir mit der Firma Hoffmann-La Roche erarbeitet.

Typ 3:
Überwindung der Barriere unter Ausnutzung des Gesetzes der *reziproken Hemmung der Antagonisten*. Diese Technik findet in den Fällen ihre Anwendung, in denen die isometrische Anspannung der verkürzten tonischen Muskulatur schmerzhaft ist. Die Antagonisten der zu dehnenden Muskulatur werden isometrisch angespannt, wobei im Gegensatz zur Muskelenergietechnik Typ 1 der zu mobilisierende Skelettabschnitt fixiert ist. Die isometrische Anspannung erfolgt in Richtung der Bewegungseinschränkung, wobei während der Anspannung mittels Fixation durch den Therapeuten keine Bewegungsverbesserung zugelassen wird. Diese Behandlungstechnik ist in den Fällen angezeigt, in welchen die Lagerung des Patienten wegen Schmerzen problematisch ist und schon eine geringe isometrische Anspannung der verkürzten Agonisten Schmerzen auslöst.

Bei der Anwendung der Neuromuskulären Therapie Typ 3 sind folgende Faktoren wesentlich:

- Einstellung des zu mobilisierenden Bewegungssegments unmittelbar an der Barriere.
- Manuelle Fixation dieses Wirbelsäulenabschnitts, so daß keine Bewegung möglich ist.
- Reine isometrische Anspannung in der Richtung, welche hin zu der Bewegungseinschränkung führt.

Dauer dieser isometrischen Anspannung 5–10 s.

- Vorsichtige passive Mobilisation über die bewegungseinschränkende Barriere hinaus. Diese Mobilisation soll mit weniger Kraft durchgeführt werden als das schrittweise Dehnen in der postisometrischen Relaxationsphase bei der Muskelenergietechnik Typ 2.

Muskelkräftigung

Die Muskelkräftigung führen wir in Form von isometrischen Muskelanspannungen der zu kräftigenden Muskulatur durch. Dabei legen wir besonderen Wert auf die Ausschaltung der synergistisch wirkenden tonischen Muskeln. Gerade im Zustand der muskulären Dysbalance ist die verkürzte tonische Muskulatur wie oben dargestellt vermehrt fazilitierbar und würde so bei der isometrischen Muskelanspannung die Arbeit der zu kräftigenden phasischen Muskulatur übernehmen.

- Vor Beginn der isometrischen Kräftigungsübung sollen evtl. vorhandene verkürzte tonische Muskeln gedehnt werden.
- Die Ausgangsstellung ist so einzunehmen, daß synergistisch wirkende tonische Muskeln durch Annäherung von Ursprung und Ansatz ausgeschaltet werden.
- Isometrische Anspannung während 5–10 s Dauer.
- Um ein optimales Resultat zu erreichen, ist es unbedingt notwendig, daß der Patient ein Heimprogramm mit isometrischen Kräftigungsübungen regelmäßig und über lange Zeit durchführt. Dieser Aspekt ist insbesondere für die Rezidivprophylaxe der muskulären Dysbalance wesentlich.

Ausbildungskonzept

Träger der Ausbildungskurse in manueller Medizin in der Schweiz ist die Schweizerische Ärztegesellschaft für manuelle Medizin sowie die Schweizerische Arbeitsgruppe für manuelle Therapie. Erstere befaßt sich mit der Ausbildung und Weiterbildung der Ärzte, letztere mit der Ausbildung und Weiterbildung von Physiotherapeuten sowie Ärzten, welche an den physiotherapeutischen Techniken besonders interessiert sind.

Naturgemäß liegt das Schwergewicht bei der Ausbildung der Ärzte im diagnostischen Sektor. Die Ärzte werden in die funktionelle Pathologie des Bewegungsapparats eingeführt unter Berücksichtigung der orthopädisch-neurologisch-rheumatologischen Gesichtspunkte. Der therapeutische Schwerpunkt bei der Ausbildung der Ärzte liegt in der Mobilisationsbehandlung mit Impuls (Manipulationsbehandlung), ergänzt durch Probebehandlungen im Sinne der Muskeldehnung, der Mobilisationsbehandlung und der neuromuskulären Therapie. In naher Zukunft werden Ausbildungskonzept und -programm für Ärzte einer gründlichen Revision unterzogen werden. Dabei sollen gleichwertig neben den Mobilisationstechniken mit Impuls Mobilisationstechniken ohne Impuls sowie die neuromuskuläre Therapie stehen. Im Kursablauf sollen die Behandlungstechniken, welche keinen Impuls beinhalten, zuerst erlernt werden und erst am Schluß der Ausbildung dann die Mobilisationstechniken mit Impuls.

Das Schwergewicht bei Ausbildung der Physiotherapeuten liegt in der Erhebung exakter physiotherapeutischer Befunde. Differentialdiagnostische Überlegungen treten dabei weitgehend in den Hintergrund, da die Physiotherapeuten in der Schweiz nur auf Überweisung durch einen Arzt hin behandeln dürfen.

Aufgrund des funktionellen Befundes sollen die Physiotherapeuten in der Lage sein, gezielt Mobilisationen sowie neuromuskuläre Therapien und isometrische Kräftigungsübungen anzuwenden. Die Physiotherapeuten sollen manualtherapeutische Behandlungsmaßnahmen in die übliche krankengymnastische Behandlungstechnik integrieren können.

Der Erfolg der manuellen Therapie ist häufig erst dann befriedigend, wenn ein optimales Teamwork zwischen Arzt und Physiotherapeut vorhanden ist. Dabei scheint es wesentlich zu sein, daß beide dieselbe Sprache sprechen.

Auch der Motivation des Patienten kommt ein wesentlicher Stellenwert zu. Eine sinnvolle Motivation ist aber nur möglich bei exakten Kenntnissen der Behandler, wobei deren manuelle Geschicklichkeit häufig über Erfolg oder Mißerfolg einer Behandlung entscheidet.

P. HIRSCHFELD

Funktionelle Diagnostik und Therapie nach Cyriax

Cyriax ist in diesem Jahr 80 Jahre alt geworden. Seine großen klinischen Entdekkungen werden ihn überleben.

Auch für Cyriax steht selbstverständlich am Beginn die klinische Diagnostik, erst dann kommt die Indikationsstellung für die Therapie.

Nun sind schmerzhafte Bewegungsstörungen – wie beispielsweise die akute Lumbago – weder durch Röntgenbilder noch im Labortest zu diagnostizieren. Andererseits wissen wir seit langem, daß sie durch eine manuelle Behandlung beseitigt werden können. Das ist auch allgemein für Repositionsbehandlungen der Schulter- und Hüftgelenke anerkannt. Bei der Wirbelsäule ohne röntgenologischen Befund dagegen blieb der manuellen Therapie die Anerkennung versagt. Und das nicht ganz zu Unrecht, wenn man die unbestreitbar vorhandenen Kontraindikationen bedenkt.

Genau an diesem Punkt hat Cyriax angesetzt.

Er hat ein System entwickelt, Weichteilläsionen klinisch funktionell erkennbar zu machen. Diese klinische Diagnostik bewahrt den Patienten vor nutzloser ebenso wie vor den Gefahren kontraindizierter Therapie.

Erst diese Diagnostik versetzt den Arzt in die Lage, manuelle Behandlungen auszuführen. Der Patient ist nicht mehr darauf angewiesen, Heilung außerhalb der Schulmedizin bei Laienbehandlern zu suchen. Und erst durch diese diagnostische Grundlage wurde die manuelle Therapie für die Schulmedizin akzeptabel.

Dafür 3 praktische Beispiele:

1. Schulter: Alle Patienten mit Schulterbeschwerden haben die gleichen Schmerzen, da sämtliche Schulterstrukturen denselben embryonalen Ursprung haben. Es gibt jedoch 8 verschiedene Schulterstrukturen, aber mit den gleichen Schmerzausstrahlungen im 5. Zervikaldermatom. Die einzige Möglichkeit, sie voneinander zu unterscheiden, bietet die funktionelle Diagnostik nach Cyriax.

Die Anatomie des Bewegungsapparats und die Embryologie dienen hier nicht nur zum Verständnis der *Klinik,* sondern als Voraussetzung für die klinischen Untersuchungen und die klinische Diagnose in der *Praxis.*

Die Diagnostik nach Cyriax ermöglicht uns durch die Erhebung eines Befundmusters nicht nur die verletzte Struktur, sondern sogar die genaue Lokalisation ohne Palpation zu identifizieren. Der Beweis für die Richtigkeit dieser Methodik ist die Schmerz- und Befundfreiheit nach lokaler Anwendung von Novocain in den diagnostizierten Ort der Schädigung.

Beim *schmerzhaften Bogen* z. B. können zwischen Humerus und Akromion verschiedene Strukturen die Ursache sein: Supra- und Infraspinatussehnen, M. subscapularis oder die Bursa subdeltoidea. Die exakte Differenzierung ist jedoch *nur* durch die funktionelle Diagnostik nach Cyriax möglich. Palpation oder röntgenologische Befunde versagen hier.

Durch die Differenzierung von aktiven, passiven und Widerstandsbewegungen ergeben sich Befundmuster, die im Lichte der zugrundeliegenden Anatomie zu beurteilen sind.

So ist das Kapselmuster von Cyriax erstmals beschrieben worden. Beim Vorliegen eines Kapselmusters handelt es sich um eine Arthritis, wobei allerdings nicht unterschieden werden kann, um welche Art von Arthritis.

Da bestimmte Arthritiden einen dreiphasigen Verlauf haben und manuelle Mobiliation oder Distraktion nur in *einem* Stadium der Erkrankung erfolgreich und indiziert, in anderen Stadien dagegen *kontra*indiziert sind, ist neben der diagnostischen Kenntnis des Kapselmusters von Cyriax ebenso die Beurteilung des vorliegenden Stadiums Voraussetzung für, eine effiziente und wohlindizierte manuelle Therapie.

2. Tennisarm: Wir unterscheiden 4 verschiedene Lokalisationen, und es versteht sich, daß es sich damit auch um 4 unterschiedliche Gewebsarten handelt. Daher haben wir auch verschiedenartige Behandlungen anzuwenden: Hier quere Friktionsmassage, dort Steroidinjektionen, zum anderen Novocaininjektion oder Manipulation. Wie aber könnte man die Indikation für die manuelle Behandlung ohne vorhergehende funktionelle Diagnostik nach Cyriax erkennen?

3. Lumbale Bandscheibenprotrusion: Aus der Vorgeschichte und dem Bewegungsbefund ergeben sich zusammen mit dem neurologischen Status verschiedene Typen, wie medianer Prolaps, posterolateraler und primärposterolateraler Vorfall. Auch hier sind verschiedene Stadien zu unterscheiden, *ohne* oder bereits *mit* radikulärer Symptomatik und/oder radikulären Ausfällen. Die therapeutischen Konsequenzen – manuelle Repositions-, Traktions- oder Extensionsbehandlungen, epidurale Anästhesie oder Operation – hängen von dem Prolapstyp und von den 3 verschiedenen Stadien ab. Es ist also unmöglich, eine echte Indikation für eine Repositionsbehandlung zu stellen, ohne die Befunde der funktionellen Diagnostik.

Wir haben in unserer Klinik in den vergangenen 25 Jahren diese Diagnostik an etwa 70000 Patienten in immer der gleichen Weise durchgeführt und auch entsprechend behandelt.

Mit Hilfe der Computertomographie ist in neuester Zeit der Beweis für die Richtigkeit dieser Diagnostik und Indikationsstellung zur manuellen Therapie erbracht worden. Da es jetz aber jedem Arzt durch das CT möglich ist, auch ohne klinisch-funktionelle Diagnostik einen Bandscheibenvorfall festzustellen, besteht die Gefahr, daß Bandscheibenprotrusionen, die durch eine Manualtherapie zu beheben wären, vorschnell und unnötigerweise operiert werden.

Das Computertomogramm ist für uns Manualtherapeuten nur ein Beweis für die Richtigkeit der klinisch funktionellen Diagnose, kein Ersatz dafür.

Man könnte einwenden, daß Patienten mit idiopathischer Schulterarthritis, Tennisarm oder lumbalem Wurzelkompressionssyndrom auch ohne manuelle Behandlung nach voraussehbarer Zeit beschwerdefrei werden, allerdings müßte dann der Patient seine Schmerzen länger aushalten und für eine längere Zeit arbeitsunfähig bleiben.

Aber wie sieht es aus, wenn eine Spontanheilung *nicht* zu erwarten ist? Bei malignen oder spezifischen Erkrankungen würde eine manuelle Therapie mit Sicherheit ein Desaster auslösen. Cyriax hat immer davor gewarnt, manuell-therapeutisch zu behandeln, wenn bestimmte, von ihm beschriebene *klinische* Befunde eine solche Behandlung verbieten:

- ein bestimmtes Endgefühl, bei der passiven Bewegung,
- kapsuläre oder nichtkapsuläre Bewegungseinschränkung,
- "the sign of the buttock".

Diese Befunde sind schon zu einem Zeitpunkt zu erheben, in welchem weder röntgenologische noch laborchemische Befunde zu erwarten sind.

Ein normales Röntgenbild kann vielleicht den Arzt forensisch entlasten, aber es schützt den Patienten nicht vor letalen Folgen! Lassen Sie mich das an 3 Beispielen erläutern.

Es sind Beispiele aus einer langen Reihe gleichartiger Beobachtungen. Alle Patienten wurden aufgrund der röntgenologischen Befundfreiheit zur manuellen Therapie überwiesen. Die klinische Diagnostik nach Cyriax ergab aber eindeutig, daß eine manuelle Therapie in diesen Fällen nicht angezeigt war. Damit konnten Gefahren vermieden werden.

Die Bedeutung der klinischen Diagnostik nach Cyriax liegt nicht allein in der Vermeidung eines manualtherapeutischen Kunstfehlers, sondern in der klaren diagnostischen Feststellung der ursächlichen, in einem Fall malignen Erkrankung, die ohne diese Diagnostik nicht erkannt worden war.

Hier liegt die große Leistung von Cyriax: Seine klinische Untersuchungsmethode kann dem Arzt die notwendige diagnostische Sicherheit geben und damit der manuellen Therapie ihren längstverdienten Platz verschaffen. Denn die manuelle Therapie mußte so lange Zweifel und Ablehnung ausgesetzt sein, wie ihre Kontraindikationen im Zwielicht verblieben.

Freuen wir uns auch darüber, daß hier erneut die Grenzen der technischen Untersuchungen sichtbar werden und sich letztlich wieder einmal die Unersetzlichkeit des untersuchenden Menschen herausstellt.

Fall 1

50jährige Frau, vor 5 Wochen Ablatio mammae – Nachbestrahlung. Seit 3 Wochen zunehmende schmerzhafte Bewegungsstörung der HWS. Deshalb Röntgenuntersuchung der HWS noch während ihres stationären Aufenthalts. Ergebnis: „Kein Anhalt für osteolytische oder destruierende Prozesse oder Metastasierung" (Abb. 1 a).

Wegen des negativen Röntgenbefundes Überweisung in unsere Abteilung wegen „Zervikalsyndrom" zur manuellen Therapie.

Die klinische Untersuchung ergab eine hochgradige Bewegungseinschränkung der HWS im Sinne eines Kapselmusters nach Cyriax: Schmerzausstrahlungen in den Hinterkopf ohne radikuläre Symptomatik, Dauerschmerzen auch in der Nacht. Der neurologische Status war völlig normal.

Wir unterscheiden nach Cyriax Bewegungseinschränkungen *mit* und *ohne* Kapselmuster. Hier handelte es sich um eine Bewegungseinschränkung mit Kapselmuster, also um eine Arthritis.

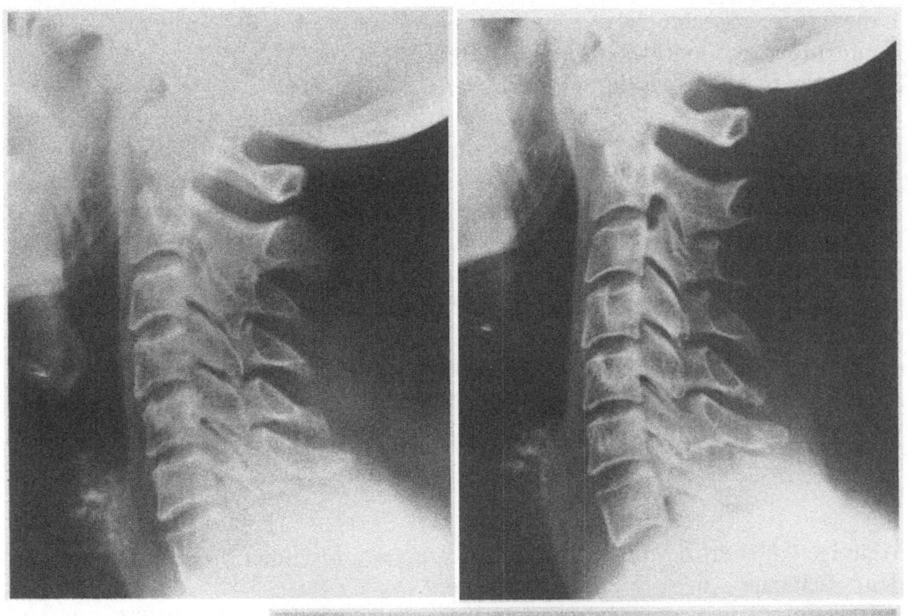

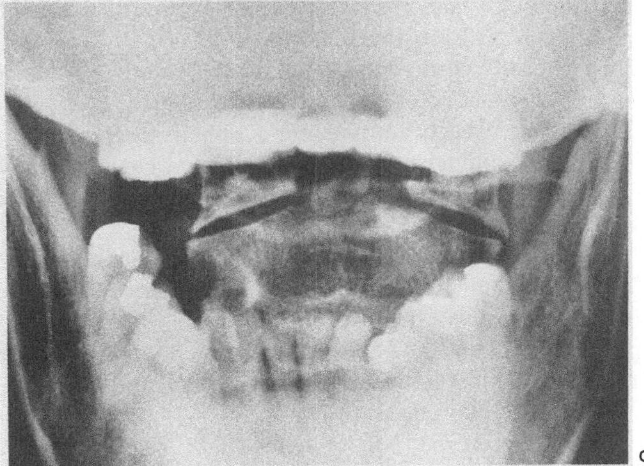

Abb. 1. a Kein Anhalt für einen osteolytischen oder destruktiven Prozeß oder Metastasierung. **b** Auch 6 Wochen später zeigt die Seitenaufnahme keine wesentlichen Veränderungen. **c** Dagegen bestätigt die Atlas-Axis-Aufnahme durch den geöffneten Mund den klinischen Verdacht: osteolytische Metastasen am 2. Halswirbel mit Befall des Dens epistrophei, sowie Axiskorpus

Außerdem ergab die manuelle Untersuchung ein pathologisches Endgefühl bei der Rotation. Nach Cyriax unterscheidet man bei der passiven Bewegungsuntersuchung eines Gelenks 5 verschiedene Endgefühle mit völlig unterschiedlicher Bedeutung.

Beide Feststellungen: Arthritis sowie pathologisches Endgefühl, sind nach Cyriax Kontraindikationen für eine manuelle Repositionsbehandlung an der HWS.

Wird klinisch eine Arthritis der oberen HWS festgestellt, kommen 3 verschiedene Ursachen in Frage:

1. rheumatisch (Bechterew),
2. infektiös (z. B. Gonorrhö, Lues oder Tbc),
3. destruierender Prozeß durch Metastasen.

Bei dieser Patientin lag die letzte Möglichkeit nahe, jedoch waren die laborchemischen Untersuchungen noch ohne pathologischen Befund. Wir verhielten uns deshalb abwartend. Erst auf einem nach 6 Wochen erneut angefertigten Röntgenbild zeigten sich osteolytische Metastasen am 2. Halswirbel mit Befall des Dens epistrophei sowie des Axiskorpus (Abb. 1b u. c). Das anfangs negative Röntgenbild hätte zu einer manuellen Behandlung verleiten können, und die allgemein üblichen klinischen Untersuchungen sprachen nicht dagegen. Die klinischen Feststellungen der Befundmuster nach Cyriax ergaben jedoch nicht nur eine Kontraindikation für eine solche Behandlung, sondern auch die Diagnose. Eine manuelle Behandlung hätte den augenblicklichen Exitus der Patientin zur Folge gehabt. So erfolgte eine zytostatische Behandlung, mit der die Patientin noch 5 Jahre gelebt hat.

Fall 2

51jährige Patientin, 6 Monate anhaltende Schulterarmschmerzen rechts. 3 verschiedene Fachärzte – 3 verschiedene Diagnosen:

1. Diagnose: Wegen röntgenlogischer Befunde an der HWS: „HWS-Syndrom", Glisson-Behandlung.
2. Diagnose: Wegen röntgenologischer Befunde an der Schulter: „Bursitis calcarea", Röntgentiefenbestrahlung.
3. Diagnose: Wegen auftretender Kribbelerscheinungen: „Brachialneuritis", antiphlogistische Behandlung und Neuraltherapie.

Wegen ständig zunehmender Verschlimmerung Überweisung zu uns. Die funktionelle Untersuchung ergab:

1. keine Befunde für ein zervikales Bandscheibenkompressionssyndrom,
2. keine Befunde für eine Periarthritis oder Arthritis der Schulter,
3. keine neurologischen Ausfälle.

Die Patientin hatte Schmerzen bei der Streckung und Beugung der HWS, jedoch kein Bandscheibenmuster, auch kein Kapselmuster.

Der neurologische Status war o. B.

Folgerungen:

1. Die ständige, über Monate dauernde Verschlimmerung (Kontraindikation),
2. fehlende Befunde für ein zervikales Bandscheibenkompressionssyndrom (Kontraindikation),
3. ausstrahlende Schmerzen über den Ellenbogen hinaus bis zur Hand (keine Indikation),
4. Schmerzprovokation beim diagnostischen Distraktionszug (Kontraindikation),
   das waren alles keine Indikationen für eine manuelle Therapie der HWS.

Bei einem solchen Verlauf konnte es sich nur um einen fortschreitenden entzündlichen oder malignen Prozeß om oberen Thoraxbereich handeln. Deshalb wurde unter dieser Fragestellung eine Thoraxaufnahme veranlaßt. Sie ergab einen destruierenden infiltrativen Prozeß in der rechten Lungenspitze. Die Patientin wurde in eine Lungenfachklinik eingewiesen. Es handelte sich um einen Pancoast-Tumor der rechten Lunge (Abb. 2a u. b).

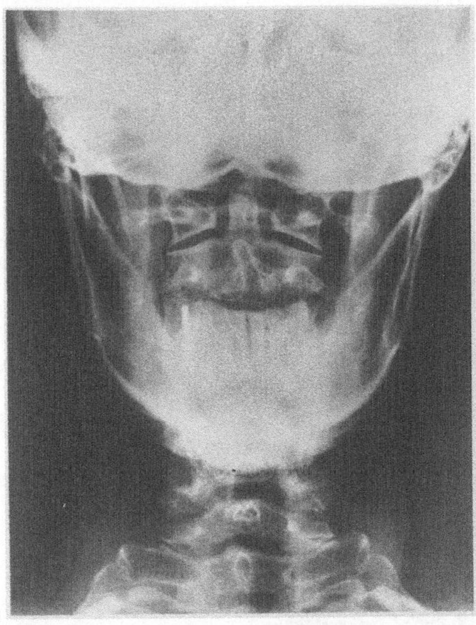

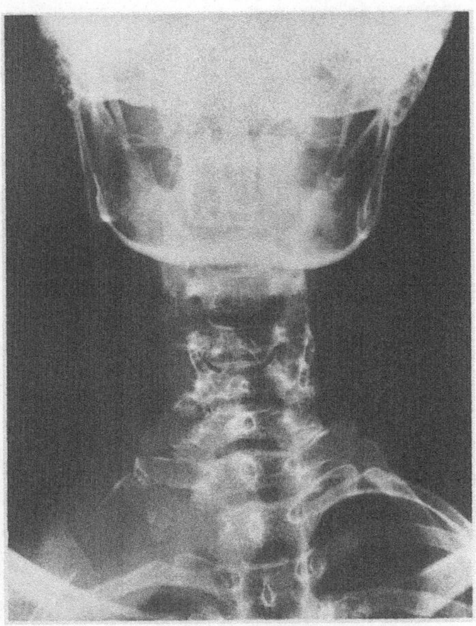

Abb. 2. a Die vorliegende HWS-Aufnahme hätte uns nicht davon abgehalten, eine HWS-Manipulation auszuführen. **b** Diese aufgrund der klinischen Kontraindikation für eine Manipulationsbehandlung veranlaßte Aufnahme der HWS mit Thoraxapertur ergab die Diagnose eines Pancoast-Tumors

Fall 3

Hier noch eine ganz andere Situation:

Professor X von unserem Klinikum wurde in Hamburg auf einem Zebrastreifen von einem Auto angefahren. Einlieferung ins Unfallkrankenhaus. Komplette röntgenologische Durchuntersuchung mit 14 Aufnahmen! Da man keine Frakturen feststellen konnte, durfte der Patient nach Bremen zurückkehren.

Anderntags konnte er kaum aus dem Bett aufstehen und kam wegen des Verdachts auf Bandscheibenvorfall zu uns.

Bei der klinischen Untersuchung fand sich kein Befundmuster für ein Bandscheibengeschehen. Die festgestellten Muskelschwächen entsprachen keinem radikulären Befundmuster. Es fanden sich eine schmerzhafte Psoasschwäche und eine komplette Glutäusschwäche. Die dazugehörigen Reflexe „PSR zu L 3" und „ASR zu S 1" waren erhalten.

Nach Cyriax treten Muskelschwächen nur bei neurologischen Erkrankungen oder Frakturen auf. Die darauf veranlaßte Röntgenkontrolluntersuchung des Beckens wegen Verdacht auf Fraktur des Ramus ischii und pubis bestätigte den klinischen Befund (Abb. 3 a).

Der Patient wurde funktionell ohne Ruhigstellung behandelt, hatte bereits nach 3 Wochen Kallus und konnte anschließend Skilaufen (Abb. 3 b).

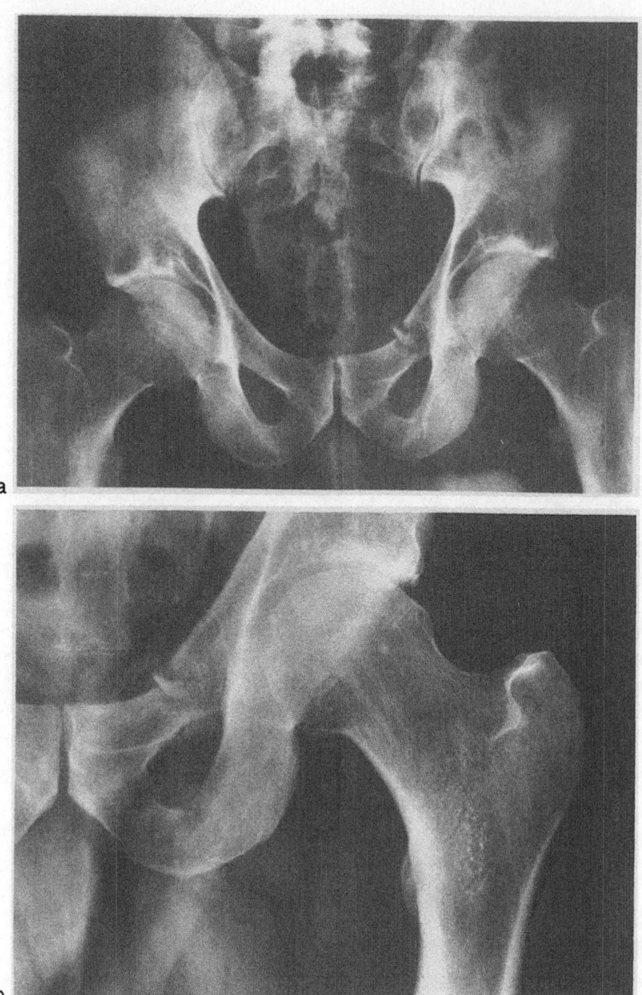

Abb. 3. a Fraktur des Ramus pubis und Ramus ischii. **b** Nach „funktioneller“ Frakturbehandlung nach Perkins klinische Heilung bei voller Belastung und Sport

P. Greenman

Die osteopathische Untersuchung des Haltungs- und Bewegungsapparats in 10 Schritten*

Manualmedizinisch tätige Ärzte müssen die „manipulierbare Läsion" diagnostizieren können, welche nach ihrer Erfahrung auf eine manualmedizinische Behandlung anspricht. Das Ziel der Manipulation ist es, durch spezifische Behandlungsmethoden mit Hilfe der Hände und durch Anweisungen an den Patienten diesem zu der größtmöglichen schmerzfreien Beweglichkeit und ausbalancierter Haltung zu verhelfen.

Die Begriffe *somatische Dysfunktion* oder *Blockierung,* die ständig gebraucht werden, lassen sich so beschreiben: Eingeschränkte oder veränderte Funktion miteinander in Verbindung stehender Bestandteile des Haltungs- und Bewegungsapparats. Hierunter versteht man das Skelett, alle Bestandteile der Gelenke, die Muskulatur und das Bindegewebe sowie die damit verbundenen Gefäß-, Lymph- und Nervenstrukturen. Es gibt *3 diagnostische Kriterien,* um Körperregionen mit einer somatischen Dysfunktion aufzufinden. Diese sind *Asymmetrie, Bewegungsausmaß* (vorzugsweise eingeschränkte Beweglichkeit) *und abnorme Gewebsstruktur.*

Die Übersichtsuntersuchung (im englischen als „screen" bekannt) soll innerhalb der Gesamtuntersuchung des Patienten den Haltungs- und Bewegungsapparat als Ganzes bewerten. Sie beantwortet die Fragen: „Gibt es ein Problem? Wenn ja: wo?" und führt dann zu einer spezifischen, segmentalen Untersuchung. Voraussetzung ist eine gute Koordination zwischen Händen und Augen.

Im *1. Schritt* (Abb. 1) wird das *Gangbild* inspiziert. Von verschiedenen Seiten werden die Schrittlänge, das Schwingen der Arme, das Abrollen der Füße, die Beckenbewegungen und die Mitbewegungen des Schultergürtels betrachtet. Die Analyse des Gangbildes gibt Aufschluß über die Bewegungsmuster des gesamten Bewegungsapparates.

Die Beurteilung der *Haltung (Statik)* erfolgt zuerst von vorn. Gewichtsverteilung, Haltung des Kopfes, Stand des Schultergürtels und Stellung der Füße werden beurteilt. Dann werden von hinten noch einmal die Haltung des Kopfes, die Stellung der Schultern und des Oberkörpers, die Symmetrie des Beckens und die Gewichtsverteilung auf beide Beine beurteilt (Abb. 2). Die Betrachtung von der Seite erfaßt die Kopfhaltung, die Gewichtsverteilung in Bezug auf das Körperlot, die Streckstellung der Kniegelenke, die Krümmungen der Wirbelsäule in der Sagittalebene und die Inspektion des Bauches. Die gleichen Beobachtungen werden von der Gegenseite aus durchgeführt, wodurch bei Vergleich der vorerwähnten Punkte die Rechts-links-Symmetrie beurteilt werden kann.

Im Stehen werden die Abduktion und Adduktion der Füße, die Pro- und Supination, sowie das mediale Fußgewölbe *palpatorisch* untersucht. Die Stellung des

---

* Übersetzt von A. Möhrle

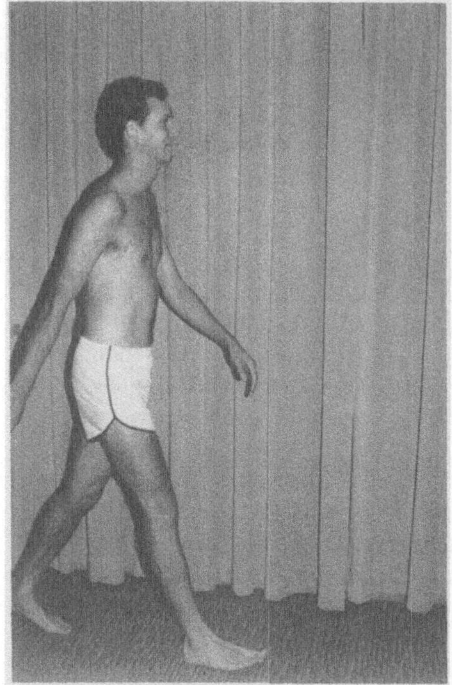

Abb. 1. Inspektion des Gangbildes

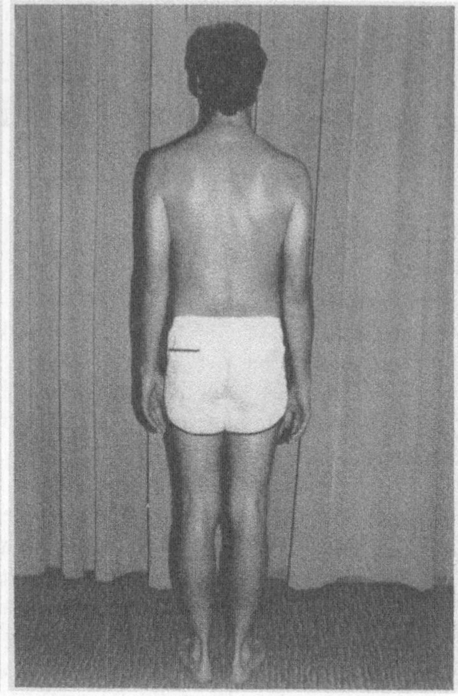

Abb. 2. Beurteilung der Haltung von hinten

Schultergürtels, speziell des Akromioklavikulargelenks, wird durch gleichzeitige palpatorische und inspektorische Untersuchungen beurteilt. Dann werden die Hände auf den höchsten Punkt beider Darmbeinkämme gelegt und ihre Stellung gegenüber der Horizontalebene beurteilt. Hände und Augen sollten hierbei auf gleicher Höhe sein. Eine gleichartige Palpation des Standes des Trochanter major beider Oberschenkel erlaubt, die relative Länge der Beine zu ermitteln.

Schritt 2 (Abb. 3) untersucht die *Rumpfbeweglichkeit bei Seitneigung*. Es wird eine Seitneigung nach links ohne Körperdrehung durchgeführt und mit der Seitneigung nach rechts verglichen. Bewertet werden das Ausmaß, in dem die Fingerspitzen seitwärts an den Beinen hinabgeführt werden können, sowie die entstehende Seitausbiegung der Brust- und Lendenwirbelsäule. Dieser Test gibt Aufschluß über die Anpassung der Wirbelsäule an Gewichtsverlagerungen und die damit verbundenen Seitneigungsbewegungen.

Schritt 3 (Abb. 4) soll nun die *funktionelle Beweglichkeit* untersuchen. Man beginnt mit der Untersuchung des *Vorlaufphänomens* am stehenden Patienten. Dieser soll mit auf beide Beine verteiltem Gewicht stehen, wobei die Füße etwa entsprechend der Entfernung der Hüftpfannen auseinandergesetzt sein sollen. Der Untersucher legt die Daumen von unten auf die Spina iliaca posterior superior beider Seiten. Der Patient wird aufgefordert, sich vornüber zu beugen, soweit ihm dies ohne Beugung der Kniegelenke möglich ist. Der Untersucher folgt der relativen Bewegung beider hinterer Darmbeinstachel; derjenige, der die größere Strecke in kranialer und ventraler Richtung zurücklegt, wird als positiv bezeichnet. Paradoxerweise

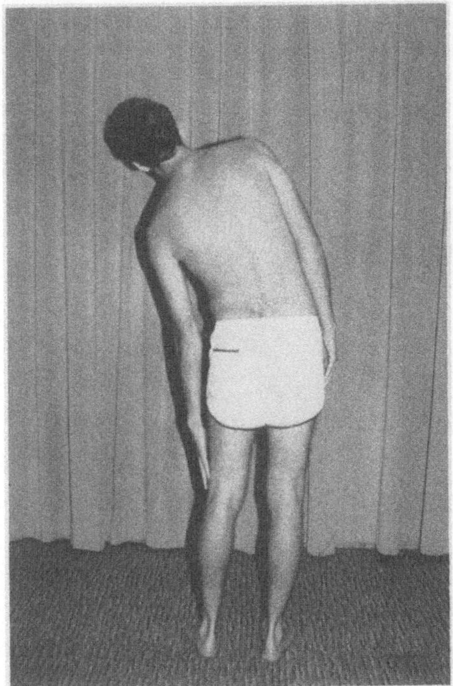

Abb. 3. Untersuchung der Rumpfbeweglichkeit bei Seitneigung

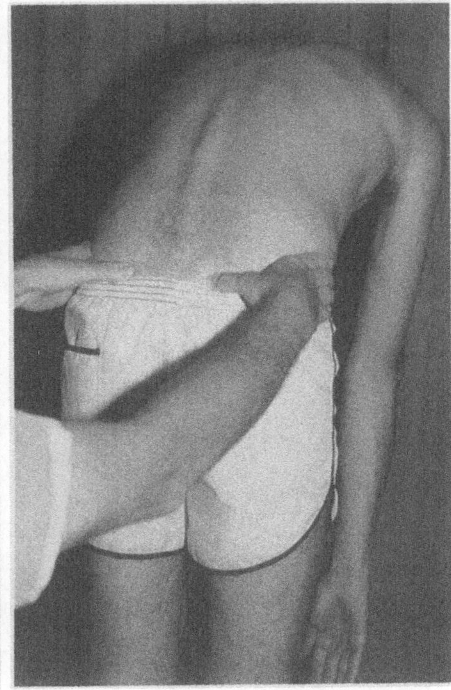

Abb. 4. Untersuchung des Vorlaufphänomens im Stehen

entspricht die Spina iliaca mit der größeren Bewegung der Seite der Bewegungseinschränkung. Dies wird als positives Vorlaufphänomen bezeichnet. Während der Vorwärtsbeugung wird auch das Verhalten der Brust- und Lendenwirbelsäule beobachtet. Hierbei wird auf das Vorhandensein oder Fehlen eines segmentalen Entfaltungsrhythmus und das Auftreten einer Vorwölbung auf einer Seite der Wirbelsäule geachtet.

Schritt 4 (Abb. 5) soll das Vorhandensein oder Fehlen *veränderter Bewegungsmuster* der Wirbelsäule oder des Beckens ohne Gewichtsbelastung überprüfen. Zur Untersuchung des Vorlaufphänomens im Sitzen soll der Patient auf der Sitzfläche sein Körpergewicht gleichmäßig auf beide Sitzbeinhöcker verteilen, die Füße flach auf den Boden aufsetzen, die Kniegelenke sollen sich nicht berühren. Während der Untersucher wieder die Bewegungen der Spina iliaca posterior superior beider Seiten tastet, wird der Patient aufgefordert, sich so weit wie möglich nach vorne zu beugen. Wiederum wird die Spina iliaca superior, welche sich am weitesten nach kranial und ventral bewegt, als positiv bezeichnet. Sie deutet auf eingeschränkte Beweglichkeit dieser Beckenhälfte in sitzender Position hin. Wiederum wird auf die segmentale Beweglichkeit der Wirbelsäule und das Auftreten einer seitlichen Vorwölbung geachtet.

Schritt 5 (Abb. 6) untersucht die *Beweglichkeit der oberen Extremitäten*. Der sitzende Patient wird aufgefordert, beide Arme in der Frontalebene maximal zu abduzieren und die Handrücken über dem Kopf aneinanderzulegen. Bei dieser Kom-

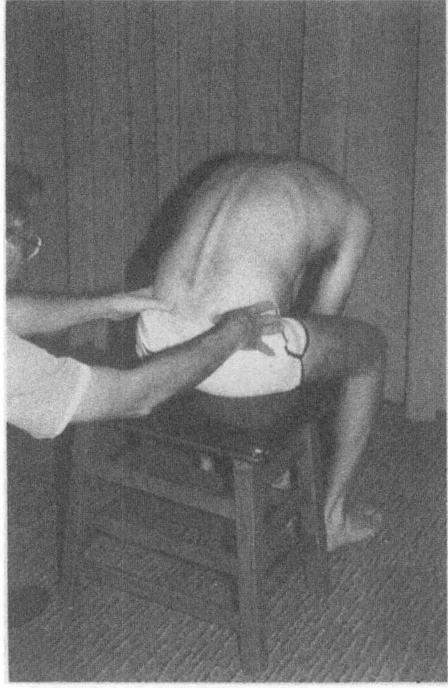

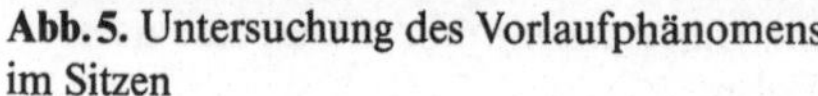

Abb. 5. Untersuchung des Vorlaufphänomens im Sitzen

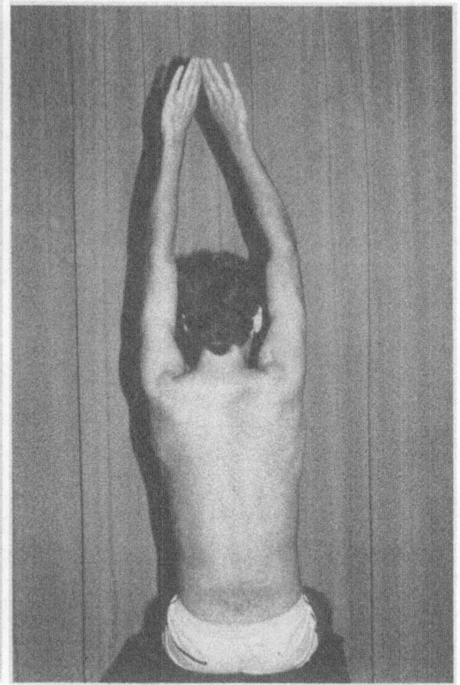

Abb. 6. Untersuchung der Beweglichkeit der oberen Extremitäten

plexbewegung sind die Sternoklavikulargelenke, die Akromioklavikulargelenke, die Schulter- u. Ellbogengelenke und die Handgelenke beteiligt. Eine Asymmetrie zeigt, daß zusätzliche Untersuchungen nötig sind.

Schritt 6 (Abb. 7) untersucht die *Rotationsbewegungen des Rumpfes* in sitzender Stellung. Am aufrecht sitzenden Patienten mit physiologischer Krümmung der Wirbelsäule führt der Untersucher passiv zunächst eine Rechtsrotation, dann eine Linksrotation durch. Es werden das Ausmaß, das Bewegungsgefühl und das Endgefühl der Bewegung beurteilt.

Schritt 7 (Abb. 8) bewertet das Ausmaß der *Seitneigung des Rumpfes* am sitzenden Patienten. Bei aufrechter Haltung des Patienten führt der Untersucher eine Linksseitneigung durch und bewertet die Bewegung des Rumpfes. Anschließend werden bei Rechtsseitneigung die Qualität und das Bewegungsausmaß im thorakalen und lumbalen Bereich verglichen.

Schritt 8 (Abb. 9) untersucht die *passive Beweglichkeit des Kopfes*. Am aufrecht sitzenden Patienten führt der Untersucher eine passive Retroflexion der Halswirbelsäule durch, welche 90° zur Frontalebene erreichen sollte. Dann wird die Anteflexion durchgeführt; etwa 45° zur Frontalebene gelten als normal. Rechtsrotation und Linksrotation werden geprüft und Bewegungsausmaß, Qualität der Bewegung und Endgefühl beurteilt. Danach folgt die Seitneigung nach rechts, anschließend die Seitneigung nach links. Die Symmetrie der Bewegungen oder Seitenunterschiede werden bewertet.

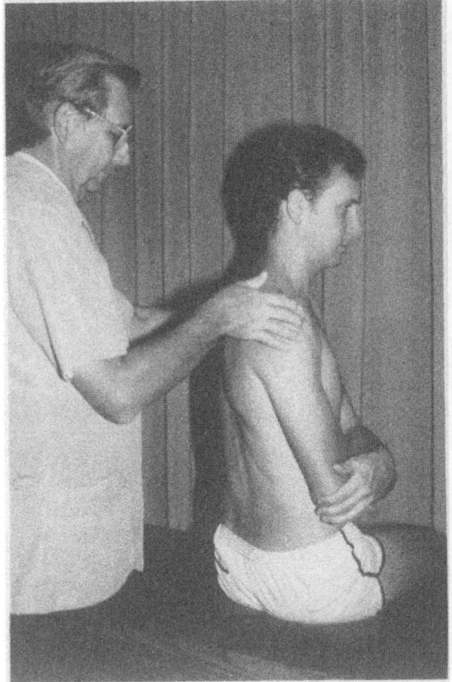

Abb. 7. Untersuchung der Rotationsbewegungen des Rumpfes

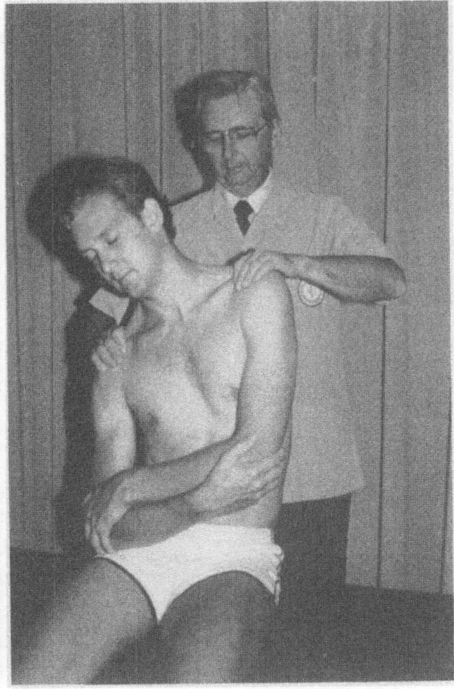

Abb. 8. Seitneigung des Rumpfes im Sitzen

Schritt 9 (Abb. 10) untersucht die *Atembewegungen* des Brustkorbs bei Einatmung und Ausatmung. Die Untersuchung beginnt im oberen Thoraxbereich und führt dann zum mittleren Abschnitt des Brustkorbs. Die Symmetrie der Einatmung oder Ausatmung wird ebenso bewertet wie die Gesamtbeweglichkeit. Die Untersuchung des unteren Brustkorbs schließt diesen Schritt ab, wobei in diesem Bereich vor allem die Eimerhenkelfunktion der Rippen beurteilt wird.

Schritt 10 bewertet verschiedene *Funktionen der unteren Extremitäten.* Er beginnt mit dem *Patrick-Test,* wodurch Flexion, Abduktion und Außenrotation der Hüftgelenke bei gebeugtem Knie beurteilt werden. Die symmetrische Länge der ischiokruralen Muskulatur wird durch passives Heben des gestreckten Beins bis zur fühlbaren Mitbewegung des Beckens geprüft, wobei die Spina iliaca anterior superior der Gegenseite beobachtet wird. Dann wird das andere Bein in gleicher Weise untersucht, wobei der Endpunkt jeweils die erste fühlbare Mitbewegung des Beckens ist. Der *Hocktest* (Abb. 11) erlaubt die Untersuchung anderer Gelenke der unteren Extremitäten: Der neben der Untersuchungsliege stehende Patient wird aufgefordert, sich mit einer Hand festzuhalten und sich so weit wie möglich in die Hocke zu begeben, während der Rücken gerade gehalten wird und die Fersen auf dem Boden aufgesetzt bleiben. Diese Bewegung erfordert Beugung der Hüften, Beugung der Kniegelenke, Dorsalflexion der Sprunggelenke und Stabilität der Füße. Ist der Patient nicht in der Lage, diese Tests durchzuführen, dann sind weitere Untersuchungen der unteren Extremitäten erforderlich.

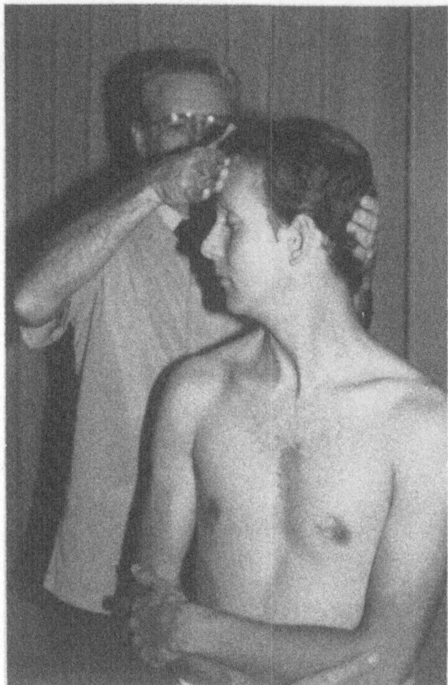

Abb. 9. Untersuchung der passiven Beweglichkeit des Kopfes

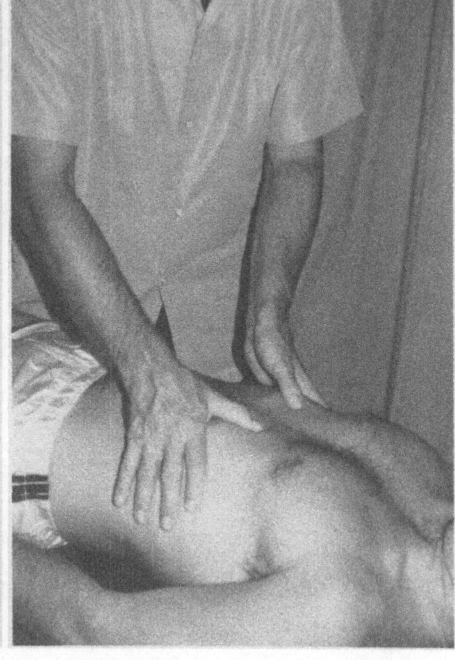

Abb. 10. Untersuchung der Atembewegungen des Brustkorbs

Nach dieser Übersichtsuntersuchung sollen nun Gebiete mit gestörter Funktion innerhalb einer Körperregion aufgefunden werden. Die palpatorische Registrierung veränderter Gewebsstruktur hilft, die Bewegungsstörung zu lokalisieren. Regionale Bewegungsprüfungen geben weitere Aufschlüsse über die Lokalisation von Bewegungsstörungen. Die segmentale Untersuchung ist die gebräuchliche Methode, um das funktionsgestörte Bewegungssegment der Wirbelsäule sowie die Art der Funktionsstörung zu erkennen. Eine der Untersuchungsmethoden ist dabei die Bewertung der Stellung der beiden Querfortsätze eines Wirbels zueinander in verschiedenen Körperhaltungen. Am sitzenden, nach vorn gebeugten Patienten wird die relative Stellung der Querfortsätze eines Wirbels zueinander festgestellt und dann mit der relativen Stellung in Neutralhaltung verglichen, anschließend mit der Stellung in Rückwärtsneigung. Diese Methode kann von L 5 bis Th 6 benutzt werden. Am liegenden Patienten wird die relative Stellung der Querfortsätze von Th 1 bis Th 6 in Neutralhaltung und in Ventralflexion beurteilt. Hierbei kommt es darauf an, die relative Bewegung und die relative Stellung mit derjenigen in Retroflexionshaltung zu vergleichen. Wenn die rechte Gelenkfacette Schwierigkeiten hat, sich zu öffnen, wird der Querfortsatz auf der gleichen Seite bei Ventralflexion prominenter werden, und beide Querfortsätze kommen bei Rückneigung mehr in die gleiche Ebene. Wenn eine Gelenkfacette Schwierigkeiten hat, sich zu schließen, wird der Querfortsatz auf der Gegenseite bei Retroflexion stärker hervortreten und bei Ventralflexion werden beide Querfortsätze in eine symmetrischere Stellung kommen.

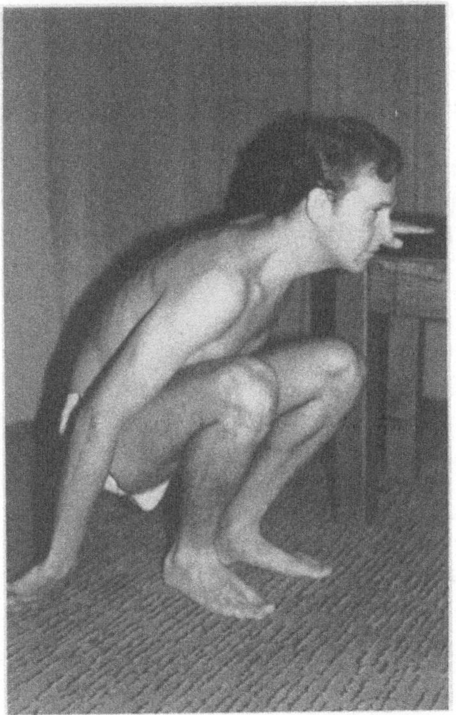

Abb. 11. Der Hocktest

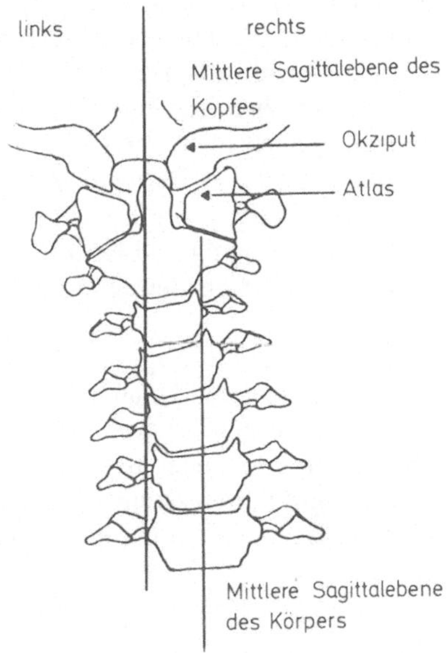

Abb. 12. Translatorische Bewegung im HWS-Bereich

Die gestörte Funktion einer Gruppe von Wirbeln läßt sich durch Untersuchung der Querfortsätze mehrerer benachbarter Wirbel feststellen. Diese werden in allen 3 Körperhaltungen auf einer Seite stärker hervortreten und in keiner der 3 Körperhaltungen symmetrisch stehen. Diese *Bewegungsstörung von Typ 1* wird so beschrieben:

1. Beteiligung einer Gruppe von Bewegungssegmenten (3 oder mehr);
2. geringe Einschränkung der Flexion oder Extension;
3. Einschränkung der Beweglichkeit der Gruppe bei Seitneigung nach einer Seite und Rotation zur Gegenseite.

Die *Typ-2-Dysfunktion* (nicht neutral) wird folgendermaßen beschrieben:

1. Es ist nur ein einzelnes Bewegungssegment beteiligt;
2. es besteht entweder Einschränkung der Flexion oder der Extension;
3. Seitneigung und Rotation sind zur gleichen Seite eingeschränkt.

Im HWS-Bereich wird eine *translatorische Bewegung* (Abb. 12) ausgeführt, um eine Seitneigung herbeizuführen. Dabei werden die in diesem Segment möglichen Begleitbewegungen untersucht.

Das Gelenk zwischen Okziput und Atlas wird untersucht, indem der Kopf extendiert und translatorisch nach rechts und nach links geführt wird. Diese Untersuchung gibt Aufschluß über die Möglichkeit des Okziputs, auf dem Atlas zu extendieren, sich seitlich zu neigen und zur Gegenseite zu rotieren. Die Flexion, die

Seitneigung und die Rotation des Okziput auf dem Atlas zur Gegenseite wird durch translatorische Bewegung nach rechts und links in flektierter Stellung untersucht.

Die Untersuchung der Beweglichkeit zwischen Atlas und Axis wird vorzugsweise durch Rotation in 45° Anteflexion untersucht. Die Rotation nach rechts wird mit der Rotation nach links verglichen.

In den typischen zervikalen Bewegungssegmenten (C 2–C 7) werden die knöchernen Gelenkfortsätze als Untersuchungspunkte benutzt. Während die Gelenkfortsätze beider Seiten eines Halswirbels palpiert werden, wird eine translatorische Bewegung nach rechts und links in rückgeneigter Stellung durchgeführt. So wird die Fähigkeit dieses Bewegungssegments zur Extension, Seitneigung und Rotation zur gleichen Seite geprüft. Die Möglichkeit eines typischen Halswirbelsegments, in Flexion, Seitneigung und Rotation zur gleichen Seite zu gehen, wird durch Prüfung der translatorischen Bewegung nach links und rechs in anteflektierter Stellung untersucht.

Nach Durchführung der „10-Schritt-Übersichtsuntersuchung", der regionalen und der segmentalen Untersuchung kann die geeignete manualmedizinische Therapie in entsprechender Weise durchgeführt werden. Die Untersuchungsmethoden erlauben eine schnelle, übersichtliche Beurteilung des Haltungs- und Bewegungsapparats und führen zu einer genauen Diagnose gestörter Funktionen, welche dann mit den Methoden der manuellen Medizin behandelt werden können.

J. Dvorak, V. Dvorak, W. Schneider

Erfahrungen der Internationalen Seminararbeitswoche über Manuelle Medizin 1983 im Kloster Fischingen/Schweiz

Im Auftrag der Schweizerischen Ärztegesellschaft für Manuelle Medizin und unter der Schirmherrschaft der Fédération Internationale de Médecine Manuelle (FIMM) wurde im Anschluß an den 7. Internationalen Kongreß für Manuelle Medizin in Zürich eine Seminararbeitswoche mit der Thematik manuelle Medizin 1983/84 durchgeführt. In der Abgeschiedenheit des Bildungszentrums Kloster Fischingen diskutierten 30 Experten aus 12 Ländern den Stand der manuellen Medizin. Motiv für die Durchführung dieser Seminararbeitswoche waren die Vielfalt in der manualmedizinischen Terminologie und die unterschiedliche Bewertung der Befunde sowie der einzelnen therapeutischen Anwendungen in den verschiedenen Ländern der FIMM. Dies mit der Absicht, einen Beitrag zur Vereinheitlichung der Terminologie zu leisten, aber auch zur Anregung von klinischen, wenn möglich multizentrischen Studien zur Evaluation der diagnostischen Zuverlässigkeit und therapeutischen Effizienz der manuellen Medizin.

Kontrollierte Patientenuntersuchung

Am ersten Tag haben 12 der 30 anwesenden Kollegen an einer kontrollierten Patientenuntersuchung teilgenommen. Die Fragestellung war:

- Wie weit stimmen die manualmedizinischen Befunde der Untersucher aus 7 Ländern überein?
- Wie weit besteht Übereinstimmung bei der Festlegung des therapeutischen Plans?

Durch einen routinierten, manualmedizinisch ausgebildeten, Rheumatologen wurden 6 typische Patienten mit Störungen am Achsenorgan ausgewählt. 6 Gruppen aus je 2 Ärzten haben ohne Kenntnis der Anamnese innerhalb von 20 min die Patienten untersucht. Es war nicht erlaubt, dem Patienten zu diesem Zeitpunkt anamnestische Fragen zu stellen. Nachdem Untersuchungsprotokolle ausgefüllt waren, bekamen die Untersucher anamnestische Angaben, um einen Therapieplan für den jeweiligen Patienten vorzuschlagen.

Selbstverständlich kann aufgrund einer Untersuchung mit 6 Patienten nicht über die Signifikanz der Resultate gesprochen werden. Trotzdem war es erstaunlich zu sehen, daß die Hauptbefunde eine recht hohe Übereinstimmung zeigten; dies auch bei 2 Patienten, welche durch die Organisatoren als „diagnostische Falle" ausgewählt waren.

In bezug auf die Festlegung des Therapieprogramms gab es insofern Unterschiede, als die englischen und französischen Kollegen vorwiegend die klassische

Grifftechnik vorschlugen, wogegen Amerikaner und Tschechen vorwiegend die Weichteiltechniken als primäre Maßnahme bevorzugten. Die deutsche sowie die schweizerische Gruppe nahm hier eine Mittelstellung ein.

Patient Nr. 3: D. A., weiblich, 53jährig

Aktuelle Beschwerden[1]*:* Seit einem Autounfall vor 7 Jahren klagt die Patientin über wiederholte heftige Schmerzschübe, die mit einer Flexionshemmung der Wirbelsäule verbunden sind. Schmerzausstrahlung gegen die Schulterblätter, gelegentlich bis in die Region der Lendenwirbelsäule. Häufiges nächtliches Erwachen mit Schmerzen zwischen den Schulterblättern. Geringe manuelle Belastung, wie z. B. Fensterputzen, führen zu Schmerzexazerbationen.

Soziale Situation: Die Patientin arbeitete früher als Lehrerin, z. Zt. als Hausfrau.

Anamnese: Erster Unfall 1976, Frontalkollision, die Patientin war angegurtet. Mit einer Latenz von ca. 6 h, Auftreten von Tortikollis mit Bewegungsverminderung der Halswirbelsäule. In der Folge jahrelang verschiedene Therapien durchgeführt, u. a. manuelle Therapie, Akupunktur, Massagen und Medikamente. 4 Jahre nach dem Unfall war die Patientin weitgehend beschwerdefrei, in ihrer Arbeitsfähigkeit war sie nicht eingeschränkt.

Zweiter Unfall vor 3 Jahren (dazwischen 1 Jahr Beschwerdefreiheit). Die Patientin fuhr mit hoher Geschwindigkeit auf der Autobahn und prallte mit einem daneben fahrenden Lastwagen zusammen. Die Patientin war angegurtet, der Wagen wurde mehrmals zwischen der linken und rechten Leitplanke hin und her geworfen. Es besteht eine Amnesie für die Aufprallkollision, die Patientin erlitt lediglich bedeutungslose Riß- und Quetschwunden, der Wagen hingegen einen Totalschaden. Unmittelbar beim Erwachen verspürte die Patientin atemabhängige, starke thorakale Schmerzen, sowie einen Dauerschmerz im Nacken. Radiologisch bestand ein Verdacht auf BWK-9-Fraktur, der sich jedoch nie eindeutig bestätigen ließ.

Ein thorakales und Kinnabstützungskorsett konnte die Patientin wegen allergischer Reaktionen nicht konsequent tragen.

Wegen ständigen Nackenschmerzen mußte die Patientin praktisch dauernd liegen, eine mobilisierende Gymnastik war äußerst schmerzhaft.

Zur Zeit der Untersuchung klagte die Patientin über Druckgefühl über den Augen sowie im Hinterhaupt, verstärkt beim längeren Vorneigen des Kopfes. Diese Bewegung löst ebenfalls Schmerzen in der unteren Halswirbelsäule sowie der mittleren Brustwirbelsäule aus.

Laborbefunde: Normal.

Röntgenbefunde: Halswirbelsäule a.-p. seitlich, sowie in maximaler Flexion und Extension: Die Bandscheiben C 4/5 und C 5/6 sind etwas verschmälert, geringe ventrale und andeutungsweise auch dorsale Spondylophyten am Wirbelkörper C 3, C 4

[1] Diese Information stand den Untersuchern im ersten Gang der Untersuchung zur Verfügung

und C 5. Geringe Intervertebralgelenksarthrose zwischen C 5 und C 6. Keine Anhaltspunkte für Instabilität.

Brustwirbelsäule seitlich: Geringe keilförmige Deformierung des 9. Brustwirbelkörpers mit Verminderung der ventralen Wirbelkörperkantenhöhe um 3 mm. Die Knochenstruktur dieses Wirbelkörpers ist unauffällig, keine degenerativ-reaktiven Weichteilverknöcherungen. Die übrige Brustwirbelsäule ist unauffällig.

Fragestellung:
- Festlegen eines Rehabilitationskonzeptes.
- Ist Manualtherapie für die Halswirbelsäule im mittleren Abschnitt indiziert?
- Müssen noch weitere diagnostische Schritte unternommen werden?

Befunde (Abb. 1): Die Untersucher aller 6 Gruppen fanden einen der 3 wichtigsten Befunde im Bereich der mittleren Brustwirbelsäule. Die segmentalc bzw. regionale Funktionsstörung der mittleren Brustwirbelsäule wurde auf Grund von Bewegungseinschränkung bzw. Weichteilveränderungen (Irritationszone, Muskelhartspann) diagnostiziert. Weitere, weitgehend übereinstimmende Befunde lokalisierte die tschechische, englische, französische und schweizerische Gruppe im zervikothorakalen Übergang; die Tschechen, Engländer, Amerikaner sowie die Deutschen fanden eine funktionelle Hypomobilität im Bereich des kraniozervikalen Übergangs. Alle Gruppen hatten wiederum eine Verspannung der subokzipitalen Muskulatur beiderseits beschrieben.

Als sekundäres Problem, bzw. als Folge der ursächlichen Störungen im Bereich der Hals- und Brustwirbelsäule, wurde eine Dysfunktion im lumbosakralen Übergang von der schweizerischen, amerikanischen, deutschen und englischen Gruppe beschrieben. Die tschechisch-österreichische Gruppe machte auf die pathologische Hochatmung bei dieser Patientin aufmerksam.

Therapievorschlag (s. Tabelle 1): Alle Gruppen halten eine gezielte Behandlung der Halswirbelsäule für angezeigt, wobei ganz eindeutig die Weichteiltechnik im Sinne der Muskelenergietechnik, bzw. die sanfte Mobilisation, vorgezogen wurde. Die Schweizer erachten eine Manipulation bzw. Mobilisation bei dieser Patientin für kontraindiziert, die Verspannung der subokzipitalen bzw. Nackenmuskulatur würden sie mittels Muskeldehnung behandeln.

Lediglich die französische Gruppe würde eine Manipulation der mittleren und unteren Halswirbelsäule vornehmen; anschließend an die Manipulation würden sie jeweils eine stabilisierenden Kragen für eine Dauer von 3 Wochen anlegen.

Eine weitgehende Übereinstimmung gibt es in bezug auf die Therapie im Bereich der mittleren Brustwirbelsäule bzw. im Bereich des lumbosakralen Übergangs. In diesen 2 Regionen erachten die Untersucher eine gezielte Manipulation bzw. Mobilisation, unterstützt durch Behandlung der muskulären Dysbalance, für angezeigt.

Die tschechische Gruppe empfiehlt zur Ergänzung eine Atemschulung.

Die Engländer schlugen bei Therapieversagen der Manipulation bzw. Mobilisation die lokale Infiltration der Wirbelbogengelenke im Bereich der Hals- und Brustwirbelsäule vor, unterstützt durch transkutane Stimulation.

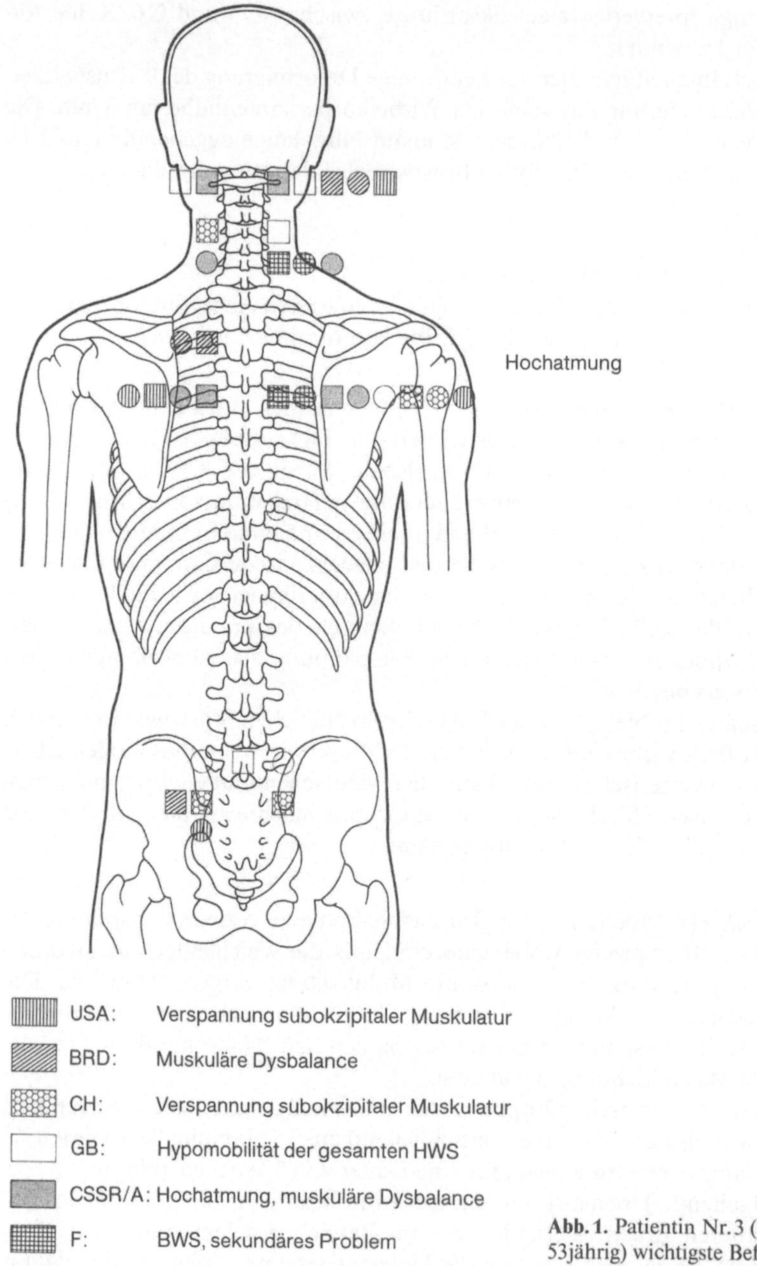

Abb. 1. Patientin Nr. 3 (D. A., weiblich, 53jährig) wichtigste Befunde

Bemerkung der Verfasser: Bei diesem Fall, der einen chronifizierten Verlauf nach zweimaliger Schleuderverletzung der Halswirbelsäule, möglicherweise nach Kontusion der mittleren Brustwirbelsäule, präsentiert, zeigt sich eine Vielfalt an Untersuchungsbefunden. Um so bemerkenswerter ist es, daß alle Gruppen übereinstimmende Befunde im Bereich der mittleren Brustwirbelsäule lokalisierten; eine

Tabelle 1. Patientin Nr. 3, wesentliche Therapievorschläge

Untersuchungsprotokoll: Int. Seminar Arbeitswoche 12.9. 1983

Untersucher: ______________ Patient: Nr. 3

Therapievorschlag

Abschnitt	Manipulation L	Manipulation R	Mobilisation L	Mobilisation R	MET	Muskel-dysbalance	Andere
C0–C3				▨ ■	▥ ▨ ■		
C3–C6	[K]	■K	[K]	■	■	▩	
C7–Th3					▨		
Th4–Th8	▥ ▦	▥ ▦	■	■	▥ ■		
Th8–L2							
L3–L5							
L5–ISG	▩ □	▩ □			▥	▨	

Bezeichnen sie mit [x] Therapievorschlag; [K] Kontraindikation; □ Wesentlichste Therapie

Bemerkungen:

▥ USA: Haupttherapie mittlere BWS, Muskeldehnung, HWS wenig

▨ BRD: Behandlung der muskulären Dysbalance

□ GB: Sanfte Mobilisation mittlere HWS, lokale Infiltration Wirbelbogengelenke HWS, BWS Heilgymnastik

■ CSSR: Muskeldehnung, Rehabilitation Atmung

▦ F: Anschließend an Manipulation der HWS für 3 Wochen nachts Halskragen

weitgehende Übereinstimmung fand sich ebenfalls in bezug auf den zervikothorakalen Übergang, die obere Halswirbelsäule und ganz besonders im Bereich des lumbosakralen Übergangs, in welchem die Patientin subjektiv wenig Beschwerden hatte. Von den Untersuchern wurde dieser Befund als sekundäre Erscheinung, im Sinne der spondylogenen Syndrome, interpretiert.

Die Therapievorschläge spiegeln die verschiedenen Ansichten der einzelnen Schulen wider. Extreme Ansichten vertreten die französischen und die schweizerischen Untersucher. Die französische Schule hält eine Manipulation im Bereich der mittleren Halswirbelsäule für indiziert, die schweizerische dagegen für kontraindiziert. Sie würden höchstens eine Muskeldehnung zur Behandlung der verspannten Muskulatur durchführen.

Die übrigen Gruppen schlagen eine weiche Mobilisation bzw. Muskelenergietechnik vor. Gesamthaft gesehen kann der Trend erkannt werden, bei Patienten mit chronifizierten posttraumatischen Beschwerden der Halswirbelsäule ist die Weichteiltechnik der klassischen Manipulation mit Impuls vorzuziehen.

Da eine Fraktur im Bereich der mittleren Brustwirbelsäule radiologisch nicht nachgewiesen werden konnte, halten die Untersucher (USA, F, CSSR) eine Manipulation bzw. Mobilisation dieser Region für angezeigt.

Die Schweizer, Engländer und Amerikaner sowie die Deutschen würden auch die als sekundär angesehene Störung im Bereich der Iliosakralgelenke mittels Manipulation bzw. Mobilisation behandeln.

Unter geringgradigen Modifikationen könnte eine solche Untersuchung auch mit einer größeren Anzahl von Patienten durchgeführt werden, um die diagnostische Zuverlässigkeit der manualmedizinischen Diagnostik zu evaluieren.

Gruppenarbeit

Vom zweiten Tag an behandelten die Teilnehmer in 4 Gruppen folgende Themen:
- kraniozervikaler Übergang,
- mittlere Halswirbelsäule, zervikothorakaler Übergang,
- Brustwirbelsäule, thorakolumbaler Übergang,
- Lendenwirbelsäule, Iliosakralgelenke.

Jede Gruppe hatte einzelne Abschnitte der manuellen Medizin auszuarbeiten, nämlich:
- biomechanische, neurophysiologische Grundlagen,
- Diagnostik: Weichteiluntersuchung,
  Palpation,
  Bewegungstests,
  neuromuskuläre Untersuchung,
- manuelle Therapie: Weichteilbehandlung,
  Mobilisation ohne Impuls,
  Mobilisation mit Impuls (Manipulation),
  Mobilisation mit direkter Muskelanspannung (Muskelenergietechnik),
  Muskeldehnung unter Ausnützung der postisometrischen Relaxation.

Neben der Vorstellung der einzelnen diagnostischen und therapeutischen Anwendungen hatten die Teilnehmer die einzelnen Schritte auf einer Skala zu bewerten. Wichtig war, daß Einzelmeinungen bei der Bewertung ebenfalls berücksichtigt wurden.

Am Ende des jeweiligen thematischen Abschnitts hatte ein gewählter Sprecher der Gruppe die Resultate in einer kurzen Form den übrigen Teilnehmern vorzutragen und zur Diskussion zu stellen. Es ging darum, trotz der Aufspaltung der Teilnehmer in 4 Einzelgruppen die Querinformation sicherzustellen. Gleichzeitig konnte die Ausformulierung der Resultate à jour gehalten werden, indem unmittelbar nach der Gruppendiskussion das Niederschreiben der Resultate erfolgte.

Werden die Meinungen der einzelnen Vertretern als representativ für die nationale Gesellschaften für Manuelle Medizin angenommen, so wird der Entwicklungstrend der FIMM deutlich.

Die Manuelle Diagnostik umfaßt als gleichwertige Partner die Weichteilpalpation mit der Suche nach der sogenannten Irritationszonen und spondyogenen Myotendinosen, die erweiterten Teste der angulären Bewegungen sowie Teste das Gelenkspiel. Die neuromuskuläre Untersuchung mit Länge- und Krafttestung der einzelnen Muskelgruppen hat einen festen Anteil bei der manual-medizinischen Diagnostik gefunden.

Die erhobenen Befunde determinieren die Manuelle Therapie. Die Weichteilbehandlung wie paravertebrale Massage wird lediglich als vorbereitende Maßnahme erachtet. Bezogen auf die Wirbelsäule dürften alle Maßnahmen zur Behebung einer hypomobilen, segmentalen oder regionalen Funktionsstörung als Mobilisationen bezeichnet werden. Die durch den Therapeuten passiv durchgeführte Mobilisation kann entweder im Sinne von rhythmischen Bewegungen *(Mobilisation ohne Impuls)* oder mit einem kurzen, raschen Impuls (*Mobilisation mit Impuls* oder „high velocity low anplitude thrust") ausgeführt werden. Jene Behandlungen, bei welchen die Muskelkraft des Patienten zur Mobilisation benützt wird, werden als *Muskelenergietechniken (MET)* bezeichnet. Die Mobilisation erfolgt unter Ausnützung der direkten Muskelanspannung oder der postisometrischen Relaxation. Die Manuelle Therapie soll, und in diesem Punkt bestand eine allgemeine Übereinstimmung, um ein gezielt verordnetes Heimprogramm zur Dehnung der Verkürzten und Kräftigung der schwachen Muskelgruppen ergänzt werden.

Die Tabelle 2 stellt in Übersicht die einzelnen diagnostischen und therapeutischen Schritte dar.

Ärzte sind bekanntlich nicht nur in der Gesellschaft für manuelle Medizin Individualisten. Um so erstaunlicher war es, daß die Teilnehmer sich ganz eindeutig und bewußt der gemeinsamen Zielsetzung unterordneten, nämlich *einen Konsens über den momentanen Stand der manuellen Medizin zu erarbeiten*. Die äußerst aktive und konstruktive Arbeitshaltung schlug sich in einem großen bewältigten Arbeitsvolumen nieder. Meinungsverschiedenheiten und Kritik wurden über die ganze Woche in sehr fairer Weise ausgetragen, d. h. es ging nicht darum, Egalisierungen zu erreichen, sondern die Gemeinsamkeiten und Unterschiede herauszuarbeiten.

Tabelle 2. Übersicht der diagnostischen und therapeutischen Schritte des MM

Manuelle Medizin	
Diagnostik	Therapie
Palpation	*Weichteilbehandlung*
* Weichteile	* Paravertebrale Massage
* Irritationszone	*Mobilisation ohne Impuls*
* Triggerpunkte	*Mobilisation mit Impuls*
* Hartspann	
* Spondylogene Myotendinosen	
Bewegungsteste	
* anguläre	
* Gelenkspiel	* *Mobilisation unter Ausnützung der postisometrischen Relaxation*
Neuromuskuläre Untersuchung	
* Längetestung der Muskulatur	
* Krafttestung der Muskulatur	

Zum Erlebnis geworden ist der grundsätzliche Leistungswille und das Akzeptieren des organisatorischen und gruppendynamischen Vorhabens in einer der heterogensten Gruppen, die man sich vorstellen kann. Eine Leistung, zu der auch sämtliche Umweltfaktoren sowie die schöne Situation im Kloster Fischingen beigetragen haben dürften.

Die Beurteilung des erarbeiteten Konsenses und der übrigen Resultate wird erst nach einer gewissen Zeit möglich sein, wenn neben den Teilnehmern auch die nationalen Gesellschaften der FIMM die Unterlagen einer kritischen Prüfung unterzogen und die Untersuchungsmethodik, wie auch die therapeutischen Anwendungen in ihren Gesellschaften zur Diskussion und Überprüfung gestellt haben. Erst dann wird es in einer Fortsetzung der Diskussion möglich sein, das Brauchbare, Reproduzierbare, Lehr- und Lernbare von eher autistischen, irreführenden Methoden klar zu unterscheiden. Sollte dies möglich sein, dann wäre das gesteckte Ziel der Fischinger Woche erst erreicht.

Literatur

Dvorak J, Dvorak V, Schneider W (1984) Manuelle Medizin 1984 (Erfahrungen einer Internationalen Seminararbeitswoche, Fischingen – Schweiz), Springer, Berlin Heidelberg New York Tokyo

Diagnostische Schwerpunkte in der manuellen Medizin

G. GUTMANN

Die funktionsanalytische Röntgenuntersuchung der Wirbelsäule und ihre tatsächliche klinische Bedeutung

Es ist sicher an der Zeit Rechenschaft abzulegen über ein röntgendiagnostisches, bislang in der offiziellen Schulmedizin nicht übliches Verfahren, das wir seit 30 Jahren anwenden, gründlich studiert und in vielen Kursen und Publikationen empfohlen haben. Wir empfehlen dieses Verfahren, weil es uns mit relativ geringem Aufwand einen Einblick in das komplexe Beziehungssystem zwischen Morphologie und Funktion der Wirbelsäule gewährt. Unter Funktion verstehen wir hier nicht nur die Bewegungsfunktion der Wirbelsäule, sondern auch und gerade die statische Funktion und die Aufgabe als schützender Behälter empfindlicher Strukturen des Nerven- und Gefäßsystems. Das Problem besteht darin, diese 3 wesentlichen Funktionen der Wirbelsäule im Röntgenbild so zu erfassen, daß die Befunde kein Zufallsprodukt sind, sondern einen jeweils reproduzierbaren, zuverlässig abrufbaren und daher vergleichbaren Zustand des individuellen Achsenorgans darstellen.

Sprechen wir zunächst von den allgemeinen und prinzipiellen Vorzügen dieser Technik für Klinik und Praxis.

Die identische Darstellung des dynamischen individuellen Stereotyps der Neutralhaltung (Abb. 1 u. 2)

Das Grundelement und zugleich die schwierigste Aufgabe hierbei ist die identisch reproduzierbare und vergleichbare Erfassung des Haltungsbildes als eines typischen Charakteristikums des Individuums. Denn dieser motorische oder besser gesagt dynamische, individuelle Stereotyp in Neutralhaltung ist der Grundparameter, den wir für unsere Funktionsanalyse benötigen. Dieses Problem ist mit der Sandberg-Technik (Abb. 2, 3b u. 4) für die Halswirbelsäule und mit der von uns entwikkelten Technik für die Lenden-Becken-Hüft-(LBH-)Region als gelöst zu betrachten. Der Beweis hierfür sind Tausende von Wiederholungsuntersuchungen und statistische Belege durch Ramisch, Tersteege und Decking. Die Ergebnisse dieser Untersuchungen sind inzwischen in einem Band der *Wirbelsäule in Forschung und Praxis* niedergelegt worden. Wir werden unsere Ergebnisse in Zusammenarbeit mit Hultsch für die LBH-Region in unserem nächsten Buch vorlegen.

In dieser zuverlässigen röntgenologischen Darstellung individualtypischer statischer Befunde ist die klinische Bedeutung der funktionsanalytischen Röntgendiagnostik begründet. Sie gewährleistet uns den „Nullpunkt", von dem aus alle Parameter vermessen werden können und müssen, ob wir nun Störungen und Veränderungen der Gesamthaltung (statische Diagnostik), der intersegmentalen räumlichen Beziehung (Relationsdiagnostik), Bewegungsabläufe (Koordinations-

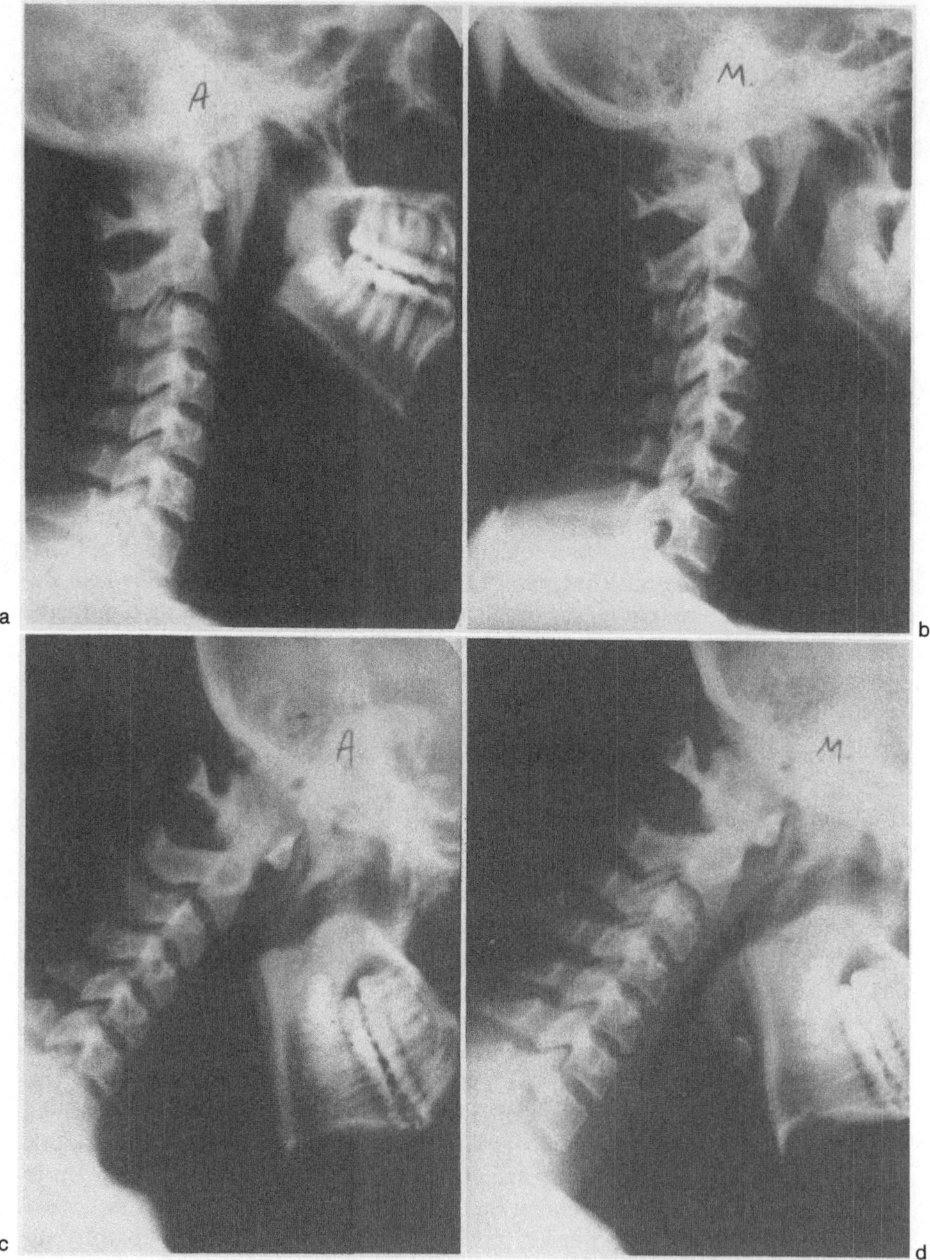

Abb. 1 a–d. Vollkommene Identität von Form, Haltung und Bewegung bei eineiigen Zwillingen: minimale Rotation und Neigung der Köpfe, Insuffizienz des Lig. transverum atlantis (vordere Atlas-Dens-Distanz) beim Vorbeugen, Rotationsstellung zwischen C2 und C3. Der einzige erkennbare Unterschied zeigt sich in einer leichten Rotationsstellung des Atlas bei M. (**b**). (Aus Gutmann 1981)

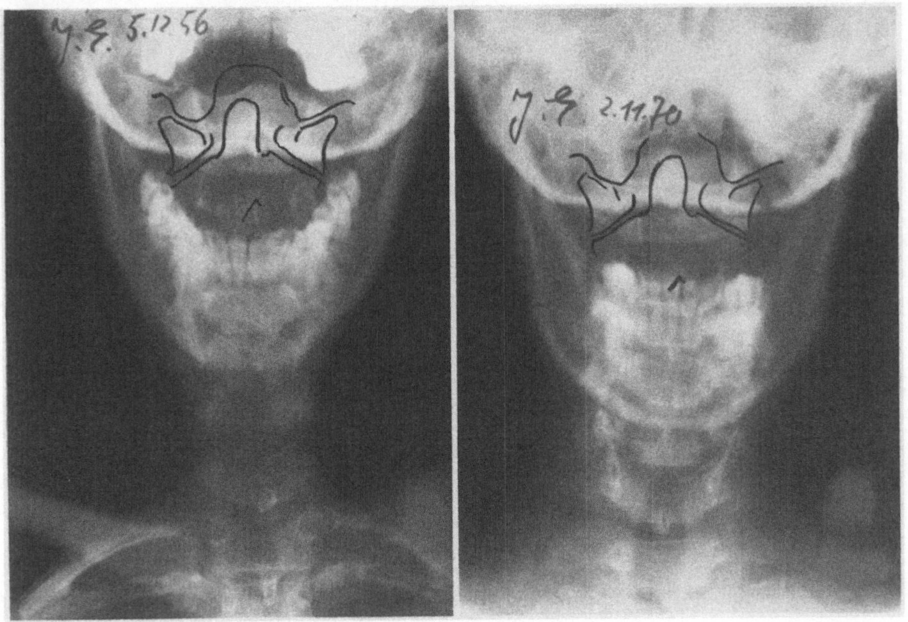

a b

Abb. 2 a u. b. Die Rötgenaufnahmen der gleichen Patientin zeigen 1956 (**a**) und 1970 (**b**) einen völlig identischen Befund hinsichtlich der Relationen zwischen Schädel, C1, C2 und der übrigen HWS

diagnostik) oder von Veränderungen neuraler Räume in Abhängigkeit von Haltung und Bewegung untersuchen wollen (Diagnostik der vertebroneurovaskulären Symbiose).

Verbesserter Informationsgehalt in morphologischer und funktioneller Hinsicht durch haltungsrelevante Darstellung größerer funktioneller Einheiten der Wirbelsäule

Halswirbelsäule (Abb. 3–7)

Die funktionelle Einheit zwischen Okziput und Th 1–Th 2 wird mit allen morphologischen Details dargestellt, d.h. Darstellung der Kopfgelenke in vollem Ausmaß mit dem kaudalen Anteil des Schädels ohne zusätzliche Aufnahmen, v.a. ohne Schichtaufnahmen in der Routinediagnostik (Abb. 3 a u. b).

Mit 2 Aufnahmen in den Standardebenen (Abb. 4) können ausreichende Befunde ermittelt werden. Dies ist mit der üblichen Technik in der Routinediagnostik nicht möglich (Abb. 5 a–c), wo die Darstellung der so wichtigen oberen Kopfgelenke einschließlich der Hinterhauptskondylen mehr ein zufälliges als ein regelmäßiges Ergebnis ist.

Vor allem durch die routinemäßige Darstellung der Kopfgelenke in ihrem Gesamtbereich können bereits in der Alltagspraxis angeborene Anomalien und Verlet-

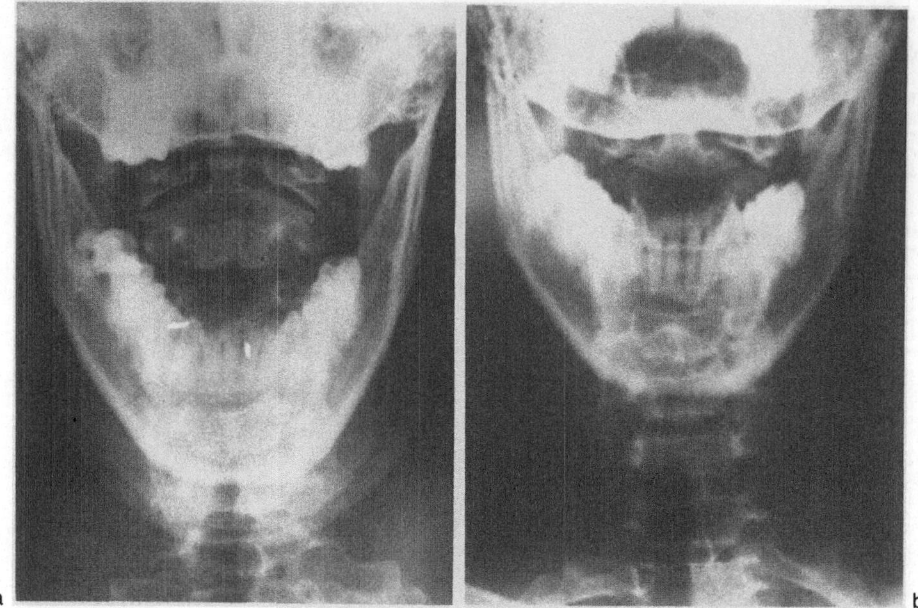

Abb. 3. a HWS a.-p. in orthograder Projektion ohne obere Kopfgelenke. **b** HWS a.-p. in Schrägprojektion mit oberen Kopfgelenken

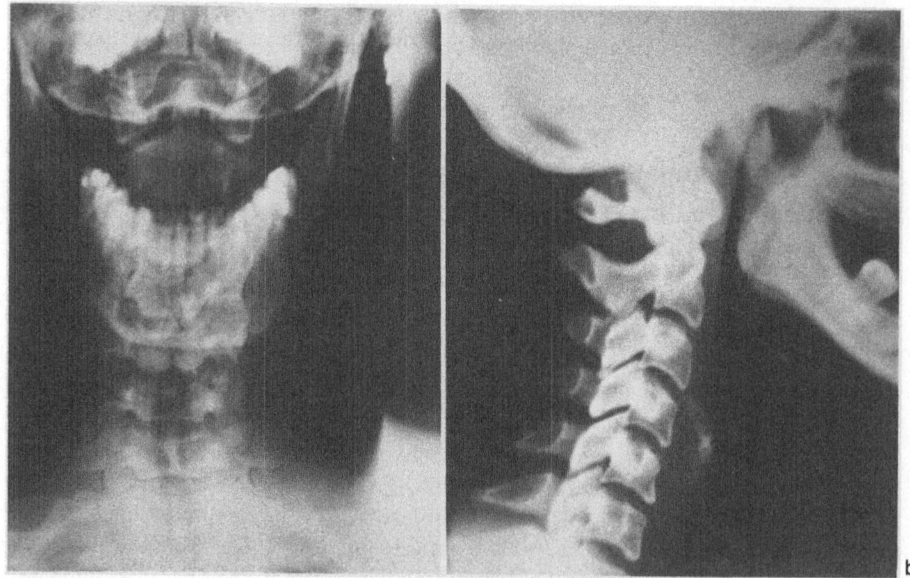

Abb. 4 a u. b. Die beiden Standardaufnahmen der HWS nach unserer Technik (Sandberg, Gutmann) in der Routinediagnostik

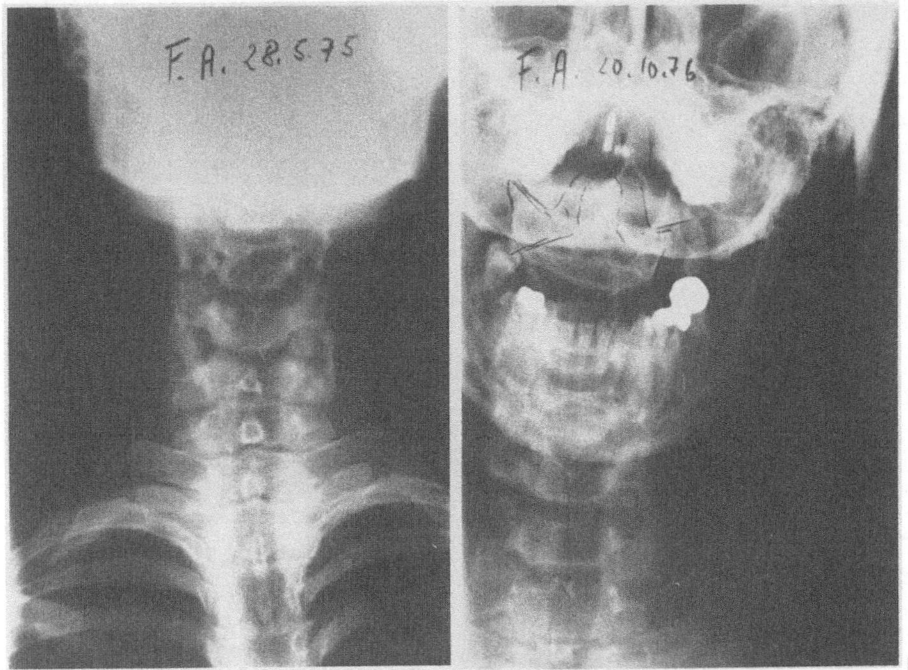

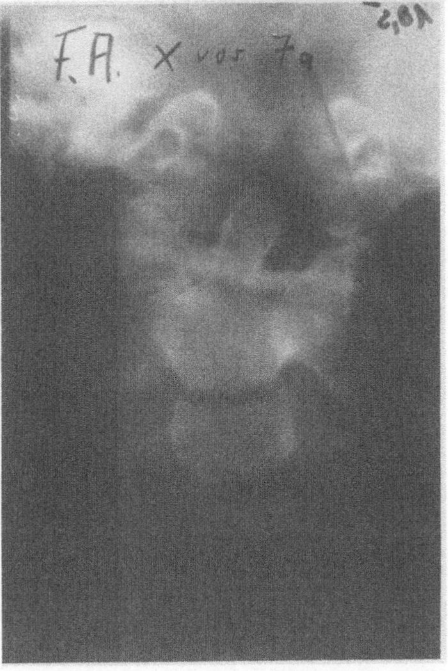

Abb. 5 a–c. Röntgenaufnahmen des gleichen Patienten. **a** Fremdaufnahme ohne Darstellung der Kopfgelenke. Man begegnet solchen völlig ungenügenden Aufnahmen leider heute immer noch, selbst in der Begutachtung von Schädel-HWS-Traumen. Ein Gutachter, der aufgrund dieser Aufnahme über den Zustand der Halswirbelsäule ein Urteil abgibt, kommt seiner Aufklärungspflicht grob fahrlässig nicht nach. **b** Aufnahme des gleichen Patienten mit Kopfgelenken. **c** Schichtaufnahme: Schwere angeborene oder im Wachstumsalter erworbene Dislokation des Schädels nach rechts mit sekundärer Deformierung des Dens

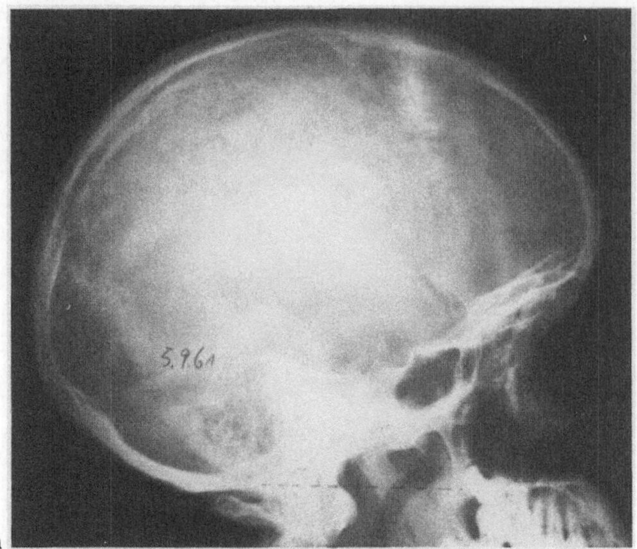

a

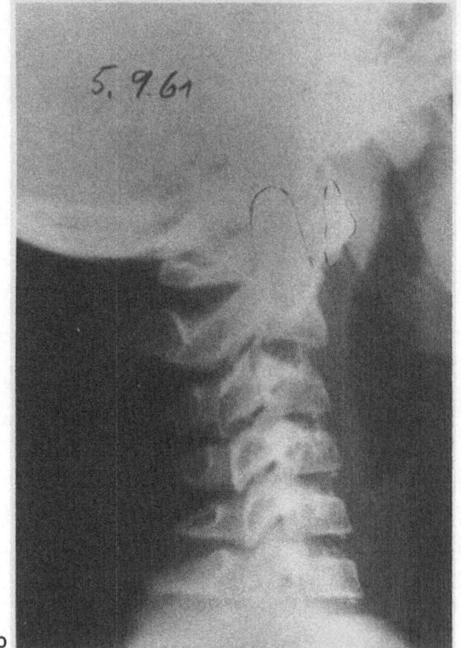

b

Abb. 6a–e. Fraktur des vorderen Atlasbogens bei einem Knaben nach Kopfsprung in ein flach Wasserbecken. Zuvor nicht erkannt trotz, auch bei ungenügender Aufnahmetechnik, eindeutig Verdachtsmomente. Spina befida des Arcus dorsalis C1. Diese Fraktur heilte in solider Ossifikati vollkommen aus (röntgenologische Verlaufskontrollen), so daß ihre Existenz nach Jahr und T nicht mehr nachvollzogen werden konnte. **a–c** Fremdaufnahmen, **d** u. **e** eigene Aufnahmen

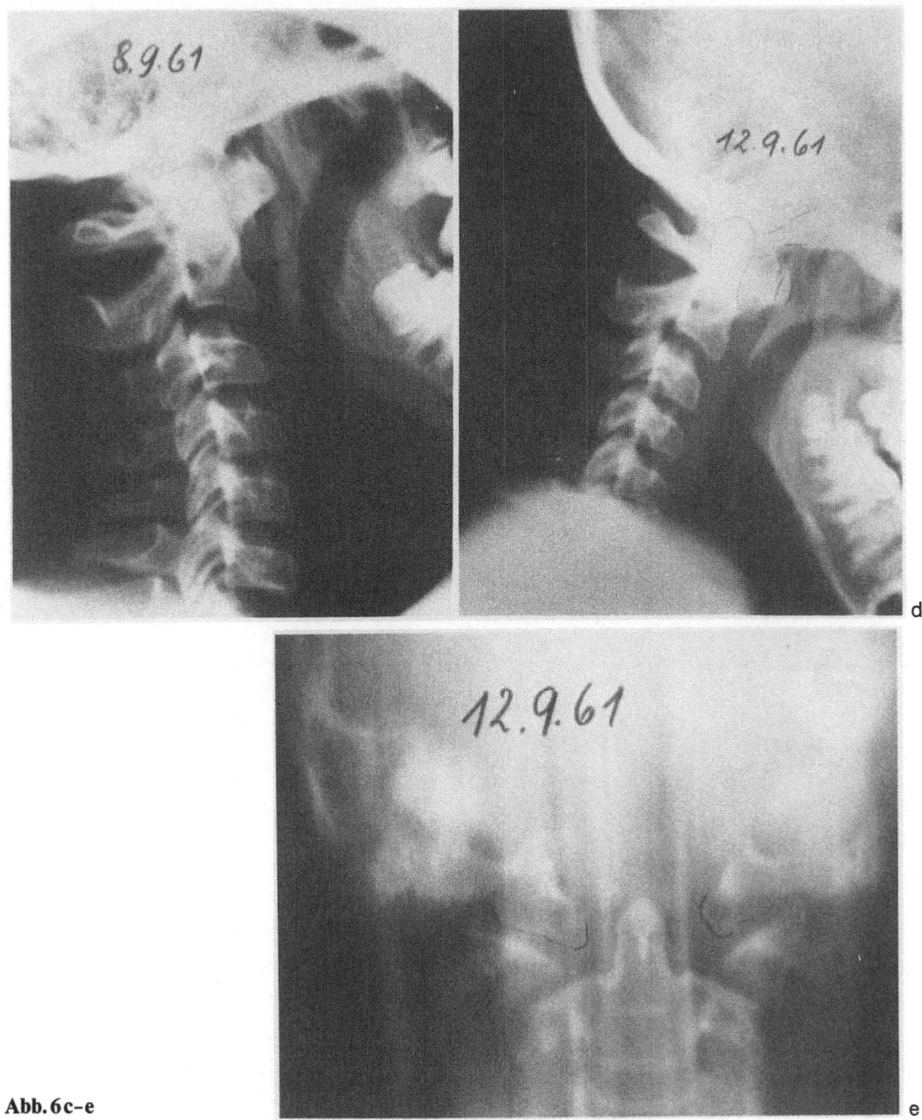

Abb. 6c–e

zungen erkannt werden, die nach unserem eigenen umfangreichen Material erstaunlich oft übersehen wurden, z. B. C1-Frankturen (Abb. 6a–e), Densfrakturen (Abb. 7a–c), Fremdkörper, schwere Fehlstellungen bis zu Subluxationen.

Lenden-Becken-Hüft-Bereich (Abb. 8–12)

Routinemäßig wird die funktionelle Einheit der LBH-Region in 2 Ebenen in aufrechter Haltung ohne zusätzliche Aufnahmen, z. B. ohne Beckenübersichtsaufnahme dargestellt, (Abb. 8a u. b). Die statische Gesamtsituation des aufrecht stehenden

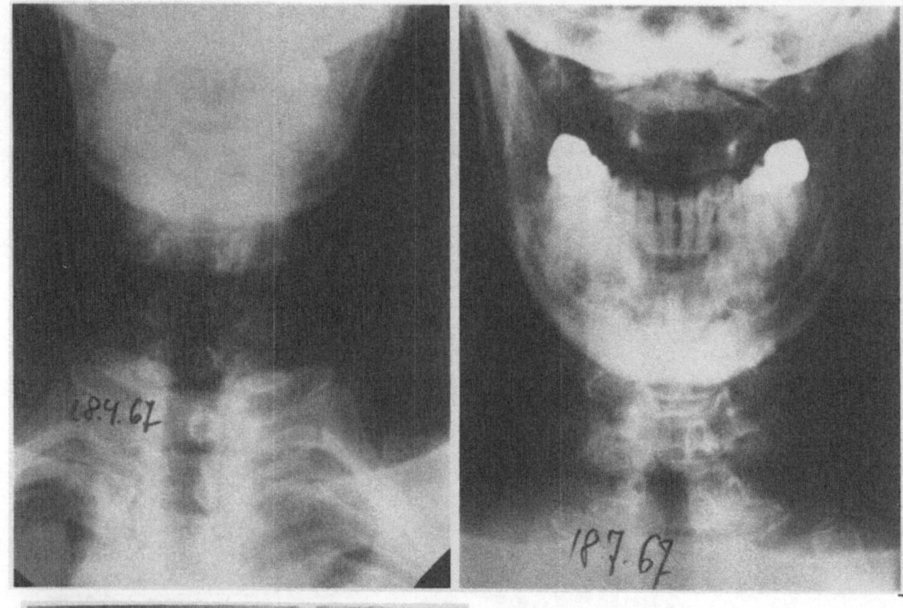

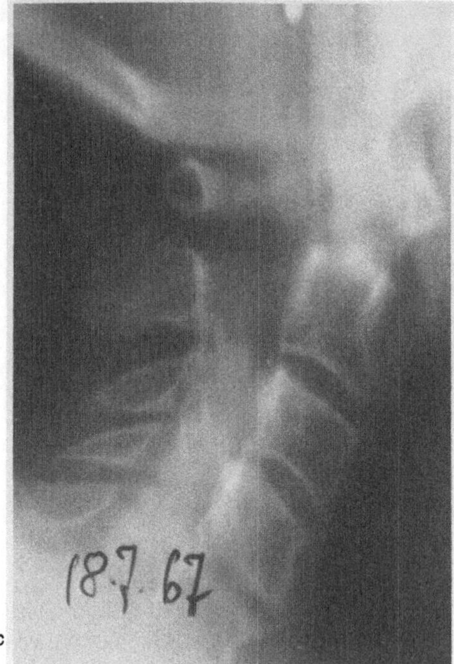

Abb. 7. a Zuvor aufnahmetechnisch übersehener Verdacht auf Densfraktur. **b** Unsere Aufnahme, **c** tomographische Bestätigung

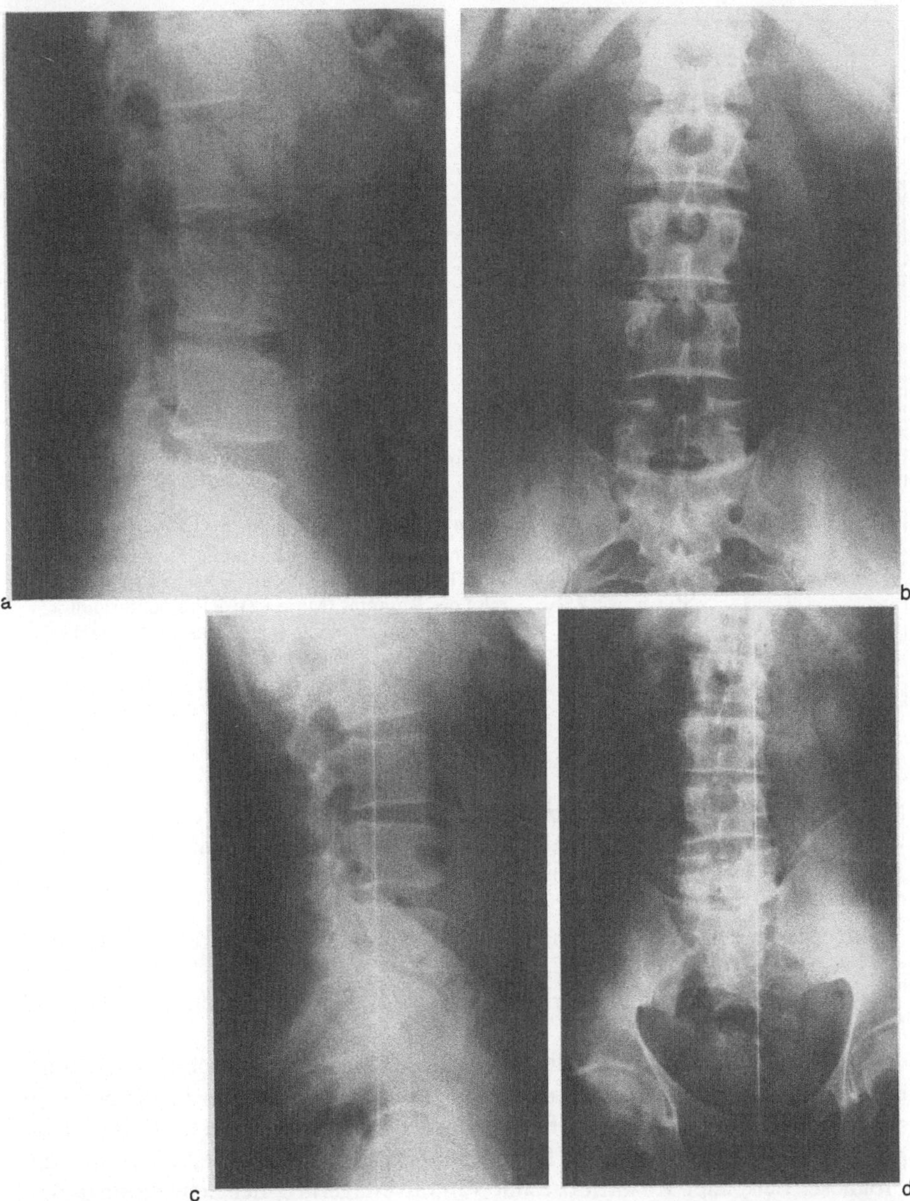

Abb. 8a–d. Röntgenaufnahmen des gleichen Patienten. **a** u. **b** LWS im Liegen in „üblicher" Technik. **c** u. **d** Lenden-Becken-Hüft-Region im Stehen: Der unvergleichlich größere Informationsgehalt dieser Technik springt sofort ins Auge und sollte die alte, immer noch fast ausschließlich geübte Aufnahmetechnik als obsolet erscheinen lassen

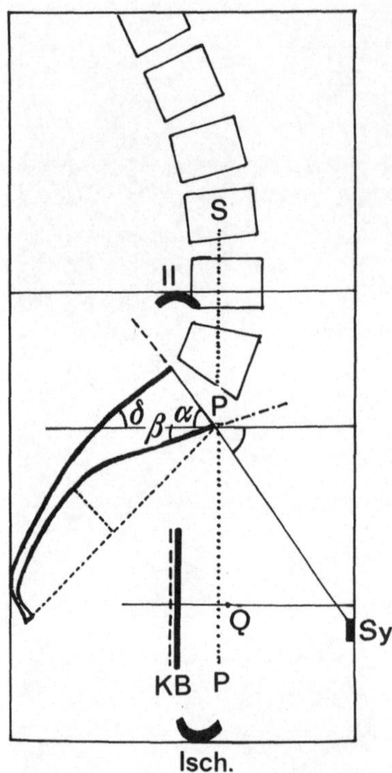

Abb. 9. LBH-Region seitlich nach unserer Technik (schematisch). *Il* Darmbeinkamm; *Sy* Symphyse; *Isch.* Tuber ischii; *K* Kopflot; *B* Basislot; *S* Schwerelot des Rumpfes (Mitte L3); *P* Promontoriumlot, zufällig identisch mit S; *Q.* gemeinsame Querachse der Hüftgelenke; *δ* dorsaler Neigungswinkel des Sakrums; *α* Kranialer Neigunswinkel des Sakrums; *β* ventraler Neigungswinkel des Sakrums. (Aus Gutmann 1981)

Menschen wird durch Einführung von Kopf- und Basislot dargestellt (Abb. 8 c u. d). Dadurch ist die Wirbelsäulenganzaufnahme, die sich wegen ihrer Strahlenbelastung und besonderen Kosten sowieso kaum einbürgern konnte, weitgehend überflüssig geworden.

Erforderliche BWS-Aufnahmen lassen sich mit der gleichen Technik durchführen.

Statische Probleme sind überhaupt nur mit dieser Aufnahmetechnik einwandfrei beurteilbar (Abb. 9).

Mit ihrer Hilfe wurde auch die höchst unterschiedliche Aufrichtung des Individuums zum Zweifüßlerstand erkannt (Abb. 10 u. 11 a, b) mit entscheidenden Konsequenzen für die unterschiedliche Beanspruchung von Material und Muskulatur, pathogenetische Überlegungen, Differentialdiagnose, differenzierte Therapie und Prognose. Beispiele: Koxarthrose mit Ventralverlagerung der Schwerpunkte und Verordnung einer Schuhsohlenerhöhung; statisch bedingter Kopfschmerz bei Basisasymmetrie, nicht nur infolge von Beinlängendifferenz, sondern v. a. auch bei Asymmetrie des Sakrums (Abb. 12) mit der therapeutischen Konsequenz nicht nur der Schuherhöhung, sondern auch der einseitigen Erhöhung der Sitzfläche; Drehgleiten mit der einfachen Konsequenz einer Absatz- und Sitzerhöhung auf der Seite der Gleitrichtung.

Durch die routinemäßige gleichzeitige Darstellung der Hüftgelenke und des Beckens werden bei klinisch als rein lumbal oder ischialgiform imponierenden Schmerzen im Gegensatz zur üblichen LWS-Aufnahme zwangsläufig Becken und

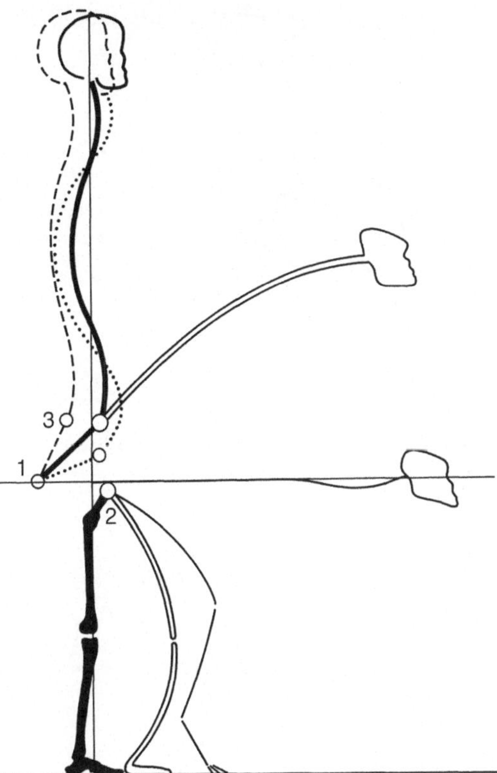

Abb. 10. Aufrichtungsstufen vom Vierfüßler über den Anthropoiden zum Menschen mit seinen unterschiedlichen Aufrichtungstypen (erkennbar an der Kreuzbeinneigung). Die Aufrichtungsregionen: *1* Sakrale bzw. sakroiliakale Aufrichtung; *2* femorale bzw. iliofemorale Aufrichtung mit Antetorsion des Schenkelhalses; *3* vertebrale bzw. lumbosakrale Aufrichtung. Die Umformung des Beckens ist nicht dargestellt

Hüftgelenk mit untersucht. Nicht selten zeigt sich schon allein mit Hilfe dieser Röntgenuntersuchung, daß die als rein lumbal gedeuteten Beschwerden von Veränderungen der Hüftgelenke ausgehen und nicht von den Bandscheiben, oder gar, daß nicht vermutete Karzinommetastasen in den Beckenknochen oder im Oberschenkelbereich für die Beschwerden verantwortlich zu machen sind.

Verbesserte Analyse biomechanischer Zusammenhänge bei mechanisch ausgelösten radikulären und vaskulären Störungen

An dieser Stelle erscheint es angebracht, ein Prinzip zu erläutern, das zum Verständnis mancher besonders erfolgreicher chirotherapeutischer Eingriffe unentbehrlich ist.

Es handelt sich um *die reziproke Beziehung zwischen örtlicher mechanischer Reizung und genereller Spannung in einem reizbaren und somit reagiblen System.* Nehmen wir das Beispiel einer Geigen- oder Klaviersaite. Sie ist grundsätzlich mechanisch reizbar und verfügt über ein Reaktionspotential der verschiedensten Tonlagen, dies aber nur, wenn sie sich in einer bestimmten Gesamtspannung befindet. Eine schlaffe Saite reagiert nicht auf mechanischen Reiz. Das gleiche gilt für die Nervenwurzel und den peripheren Nerv. Wie die Neurochirurgen wissen, ist ein

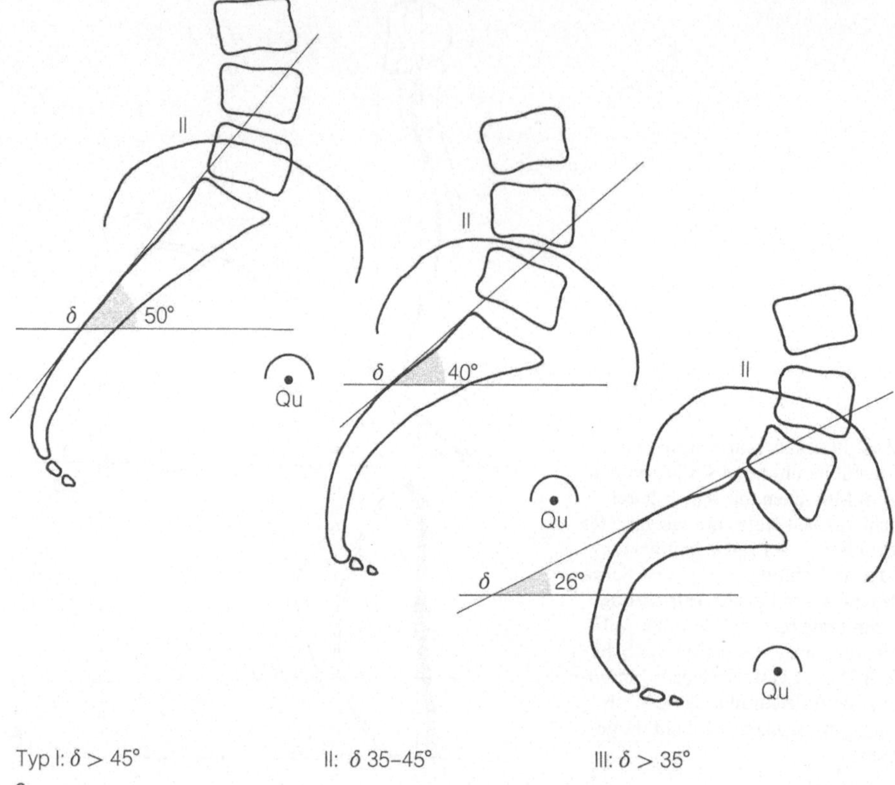

Abb. 11. a Die 3 LBH-Aufrichtungstypen des Menschen grob schematisch. *δ* dorsaler Neigungswinkel von S1 und S2, *Q* gemeinsame Hüftgelenkquerachse, *Il* Ilium. Mechanische Störungstendenzen: Steiltyp (Typ I): Vorzeitige und verstärkte Zermürbung der Bandscheibe L5/S1, Lockerung im Gefüge L5/S1, gelegentlich begleitet von einer Dislokation von L5, Instabilität lumbosakroiliakal; chronischer Kreuzschmerz, überwiegend, ja fast ausschließlich ligamentärer Genese. Neutraltyp (Typ II): Anfällig für Blockierung der kleinen Wirbelgelenke, mehr noch der Iliosakralgelenke. Zermürbung der Bandscheibe L5/S1, je nach permanenter Arbeitshaltung, häufig auch von L4/L5. Horizontaltyp (Typ III): Hauptlast i. allg. auf den Gelenken L5/S1, iliosakral und auf den Hüftgelenken. Osteochondrose, wenn überhaupt, dann häufiger bei L4/L5 und in höheren Etagen. Lumbosakralarthrose, Koxarthrose, Gonarthrose; Muskulatur des Beckens und der Beine ständig stark aktiviert, starke Belastung des iliolumbalen Bandapparats, chronischer Kreuzschmerz durch Facetten- und Ligamentüberlastung. **b** LBH-Aufrichtungstypen I, II und III (Röntgenpausen). Der Vergleich der angegebenen Winkelparameter zeigt, daß das Kreuzbein bei jedem Typ anders in das Becken eingefügt ist. Interessant ist die relative Konstanz des Beckenneigungswinkels (*5*). *1* Dorsaler Kreuzbeinneigungswinkel *δ*, *2* ventraler Kreuzbeinneigungswinkel, *3* Winkeldifferenz 1–2, *4* Iliumneigungswinkel, *5* Beckenneigungswinkel, *6* Beckenöffnungswinkel, *7* Schnittwinkel Becken-Kreuzbein-Neigung (5:1), *8* Schnittwinkel Ilium-Kreuzbein-Neigung (4:1)

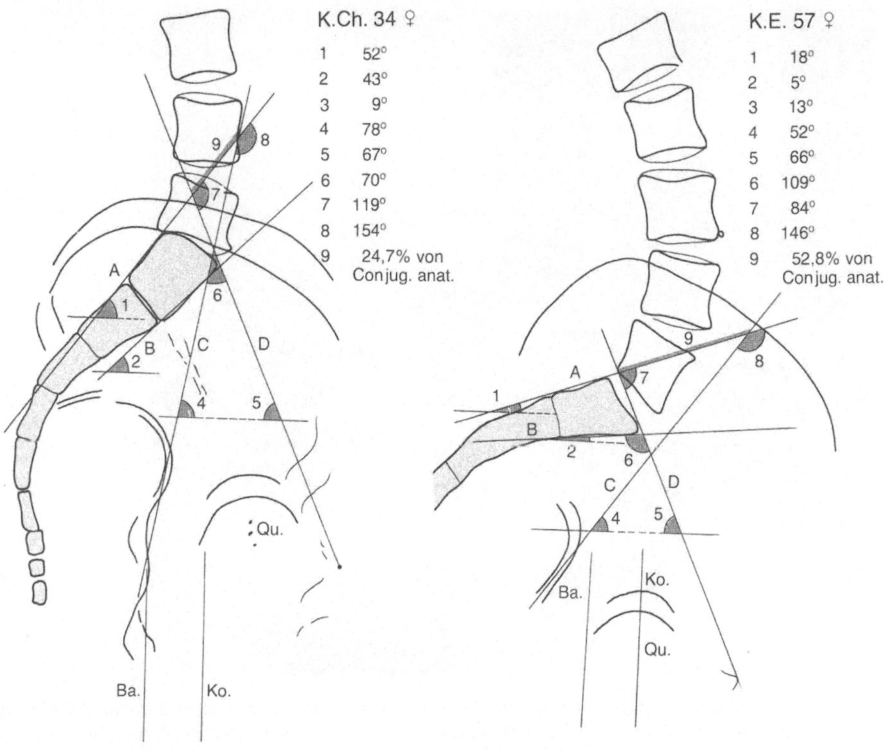

1. Dorsaler Kreuzbeinneigungswinkel Delta
2. Ventraler Kreuzbeinneigungswinkel
3. Winkeldifferenz 1.–2.
4. Ilium-Neigungs-Winkel
5. Becken-Neigungswinkel
6. Becken-Öffnungs-Winkel
7. Schnittwinkel Becken: Kreuzbeinneigung (5:1)
8. Schnittwinkel Ilium –: Kreuzbeinneigung (4:1)

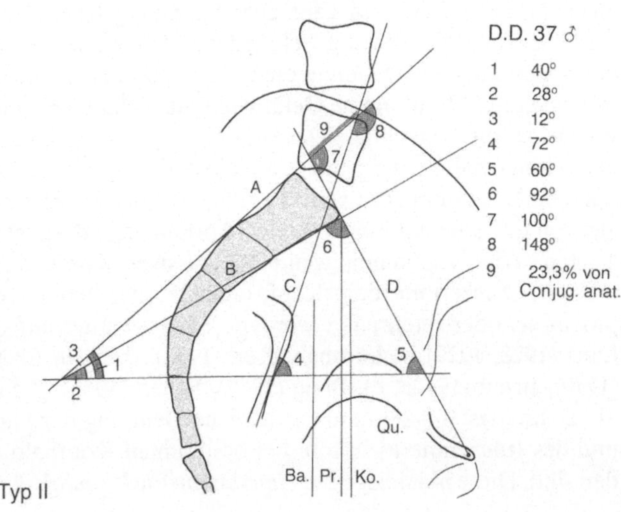

Abb. 11 b

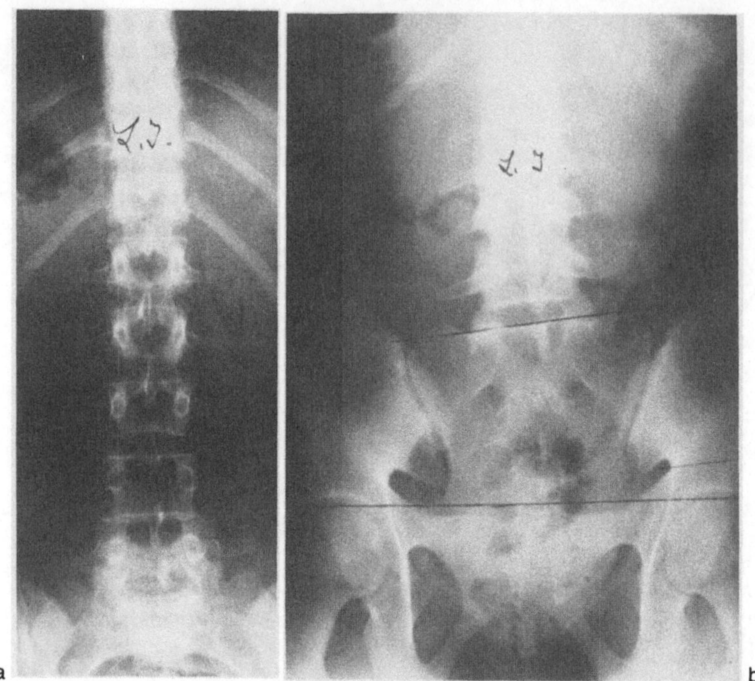

Abb. 12 a u. b. Röntgenaufnahmen der Lendenwirbelsäule. **a** im Liegen, **b** im Stehen mit Schrägprojektion tangential zur Deckplatte Sl. Deutliche Asymmetrie von Sl mit Schiefebene ohne lumbale Anpassungsskoliose. Klinisch: statischer Kopfschmerz; durch Erhöhung des linken Schuhes und Benutzung eines Sitzkissens links beschwerdefrei

schlaff über dem Prolaps liegender Nerv schmerzlos. Das Dehnungszeichen nach Lasègue macht uns dieses Prinzip der reziproken Beziehung zwischen örtlichem mechanischem Reiz und genereller Spannung besonders deutlich. Nicht anders verhält sich die Gefäßwand. Schneider (1953) hat nachgewiesen, daß die Erhöhung der Spannung oder Dehnung die Gefäßwand bis zu einem Grad sensibilisiert, der sie spastisch (via autonome Gefäßwandmuskulatur) reagieren läßt. Nur mit diesem Prinzip ist die augenblickliche Wirkung einer Manipulation von C1 oder C2 auf den schmerzhaft reagierenden lumbalen oder zervikalen Nerv oder auf die Sensibilität der A. vertebralis zu verstehen. Wir können es erleben, daß ein positiver Lasègue von 60° oder ein Finger-Boden-Abstand von 40 cm sich augenblicklich normalisieren. Dies v.a. dann, wenn bei passiver Kopfanteflexion, noch besser bei passivem Nicken mit dem Kopf, lumbale oder Schmerzen im Ischiadicusbereich provoziert oder intensiviert werden. Wir verweisen auf die Untersuchung von v. Lanz (1928, 1929), v. Lüdinghausen (1968), Breig u. El Nadi (1966), Kuhlendahl (1970), Jirout (1972a, b), Breig (1959), Felten (1958), Kunert (1963), durch welche die Dehnungsfähigkeit und tatsächliche Dehnung der Dura, ihrer Wurzelscheiden und des Rückenmarks in toto bei bestimmten Kopfhaltungen nachgewiesen worden sind. Diese *physiologische Hinrstamm-Rückenmark-Bewegung* (Breig 1959) wird noch viel zu wenig beachtet, ist aber für das Verständnis mancher chirotherapeutischer gezielter Eingriffe die entscheidende Grundlage. Die Dehnungsreserven dieser Strukturen sind nicht unendlich, sie können vermindert bis erschöpft sein, wenn an irgendeinem Punkt des gesamten Systems durch mechanische Einwirkungen, z. B. einen Tumor, dorsale spondylotische Randwülste, aber auch durch eine extreme Atlasfehlstellung in den 3 Raumebenen mit dadurch verursachter Verwringung der Dura, Knickung und Spannung der A. vertebralis, eine unphysiologische Vordehnung oder Vorspannung in dem betroffenem System entsteht. Dann wird schon bei physiologischen Bewegungen, z. B. der Anteflexion – (wir verweisen hier auf unsere Untersuchungen über die Verkleinerung des Winkels Clivus-Dens) oder der Rotation mit oder ohne Retroflexion, der übliche Dehnungsgrad überschritten; die Gesamtsensibilität sowie die Reagibilität am Ort der mechanischen Reizung (z. B. durch eine unkovertebrale Spondylose oder durch eine Lockerung mit Dorsalgleiten eines Wirbels) werden erhöht.

Zu diesem *Gesetz der reziproken Beziehung zwischen örtlichem Reiz und Dehnungsfazilitation* des Systems kommt das Prinzip der Fazilitation durch *Reizsummation der Nozizeptoren.* Ein an sich unterschwelliger, jedoch in unregelmäßigen Abständen sich wiederholender mechanischer Reiz verhindert die Rezeptorenadaptation (Adrian 1926, zit. nach Schweitzer 1937; Bowsher 1975; Mumford u. Bowsher 1976; Betz 1982 mündliche Mitteilung) und facilitiert durch Reizsummation (im wesentlichen über die Formatio reticularis) das gereizte reagible System. Er tut dies viel stärker als ein konsolidierter konstant einwirkender mechanischer Reiz, z. B. bei einer ausgeheilten Subluxationsfraktur. Solche minimalen, unregelmäßig sich wiederholenden Reize können ausgelöst werden durch vollständige segmental lokalisierte Blockierungen oder Lockerungen innerhalb eines ansonsten normobilen Systems. Hypermobile junge Frauen mit teilweisen Blockierungen in einem Segment leiden daher unter diesem minimalen Reiz wesentlich stärker als ältere Erwachsene mit weitgehend eingesteifter Halswirbelsäule.

In diesem Zusammenhang ist nun die funktionsanalytische Röntgendiagnostik der Wirbelsäule ein unentbehrlicher Helfer nicht nur zur Entdeckung, sondern mehr noch zur Qualifizierung der lokalen Irritation (oder auch Kompression) und der möglicherweise vorliegenden distalen Ursache vermehrter Spannung und Dehnungsfazilitation im System. Bei den radikulären Syndromen können und dürfen wir meist am Locus majoris irritationis manuell nicht eingreifen. Eingreifen können wir aber an der distalen Störung, die das System unter erhöhte Spannung setzt. Wir sprechen hier von der Möglichkeit, auch bei radikulären lumbalen oder zervikalen Syndromen oder bei biomechanisch funktionell ausglöster A.-vertebralis-basilaris-Insuffizienz chirotherapeutisch einzugreifen, zumindest die sonstige Therapie wirkungsvoll zu unterstützen. Aus unserem eigenen Modus procedendi haben wir daraus eine feststehende Regel abgeleitet: kein radikuläres oder vaskuläres Syndrom wird konservativ behandelt ohne röntgenologische funktionelle und gleichzeitig manuelle Analyse der oberen Halswirbelsäule.

In diesem Zusammenhang wird also der diagnostische Wert der funktionsanalytischen Röntgendiagnostik besonders deutlich. Denn hierbei werden biomechanisch-pathogenetische Zusammenhänge aufgedeckt, die dann chirotherapeutisch gezielt mit exakt gerichteten Impulsen angegangen werden können, was sowohl mechanisch entlastende als auch reflektorisch regulierende Effekte hat.

Relativierung der ätiologischen und pathogenetischen Bedeutung morphologischer, insbesondere degenerativer Veränderungen

Die degenerativen Veränderungen der Wirbelsäule sind bekanntlich a priori noch keine Krankheit, sondern schicksalhafter Materialverbrauch. Gleichwohl hat man ihnen in der Pathogenese klinischer Symptome eine Alibifunktion zugeschoben, allerdings eine recht unterschiedliche:

1. In der Beurteilung der Arbeitsfähigkeit, z. B. in der Rentenversicherung, gilt die Maxime, daß die degenerativen Veränderungen als solche nicht ausreichen zur Begründung der Berufs- oder Erwerbsunfähigkeit, da sie zumeist klinisch stumm seien.
2. In der Beurteilung von Unfallfolgen dagegen findet man in nahezu jedem Gutachten die Feststellung, daß vorgefundene unfallunabhängige noch so geringfügige degenerative Veränderungen für anhaltende posttraumatische klinische Symptome, für die man eine andere Erklärung nicht zu finden weiß, verantwortlich zu machen seien. Ich erinnere an die stereotype Formel: „Irgendwann wären sie sowieso fällig gewesen".
3. Schließlich übernehmen die degenerativen Veränderungen in der täglichen ärztlichen Praxis die Rolle eines stets verfügbaren Diagnosehelfers und Exkulpanten für therapeutischen Nihilismus: „An Ihrer schweren Osteochondrose oder Arthrose läßt sich nichts mehr ändern. Sie müssen sich also mit Ihren dadurch verursachten Beschwerden abfinden. Wir verschreiben allerdings zur Erleichterung das Übliche: Bäder, Massagen, Lockerungsgymnastik, Bestrahlungen."

Hier nun ist die funktionsanalytische Röntgen-Diagnostik in Verbindung mit der manuellen Diagnostik ein unentbehrlicher Wegweiser, und zwar sowohl in der *differenzierteren Begutachtung,* als auch in der Wiedergewinnung eines *therapeutischen Optimismus.* Es gelingt in den allermeisten Fällen, die fehlende Verbindung zwischen an sich klinisch stummen morphologischen Veränderungen und ihrer plötzlichen anhaltenden oder intermittierenden klinischen Manifestation aufzudecken, soweit diese pathogenetische Verbindung sich innerhalb der funktionellen Abläufe des Achsenorgans abspielt.

Insbesondere muß die Begutachtung aus ihrer unfruchtbaren Verankerung im morphologischen Detail gelöst werden. Ohne funktionsanalytische Röntgendiagnostik ist dies allerdings unmöglich. Im übrigen verlangt diese Diagnostik nichts anderes als jede andere Röntgendiagnostik auch: primär eine sorgfältige *Beschreibung* der Befunde.

So kann, um ein Beispiel zu bringen, dokumentiert werden: Der Kopf wird nach rechts geneigt gehalten, ist nicht rotiert; C1 steht in Rotationsstellung nach links; C2 ist nicht rotiert. Es besteht eine Asymmetrie der Kondylen. Keine Asymmetrie von C1 und C2.

Sekundär lautet dann die *Bewertung* etwa: Bei Kopfneigung nach rechts ohne gleichzeitige Rotation ist eine Rotation des Atlas unphysiologisch, im vorliegenden Fall mit an Sicherheit grenzender Wahrscheinlichkeit durch die Kondylenasymmetrie bedingt. Hier ist ein funktioneller Wetter-Winkel anzunehmen, der bei unkoordinierten Bewegungen und insbesondere bei Gewalteinwirkungen zu Gelenkblokkierungen prädisponiert. C2 müßte bei dieser Kopfhaltung nach rechts rotieren. Das Fehlen dieser Rotation könnte auf eine Blockierung hinweisen, um so mehr, als

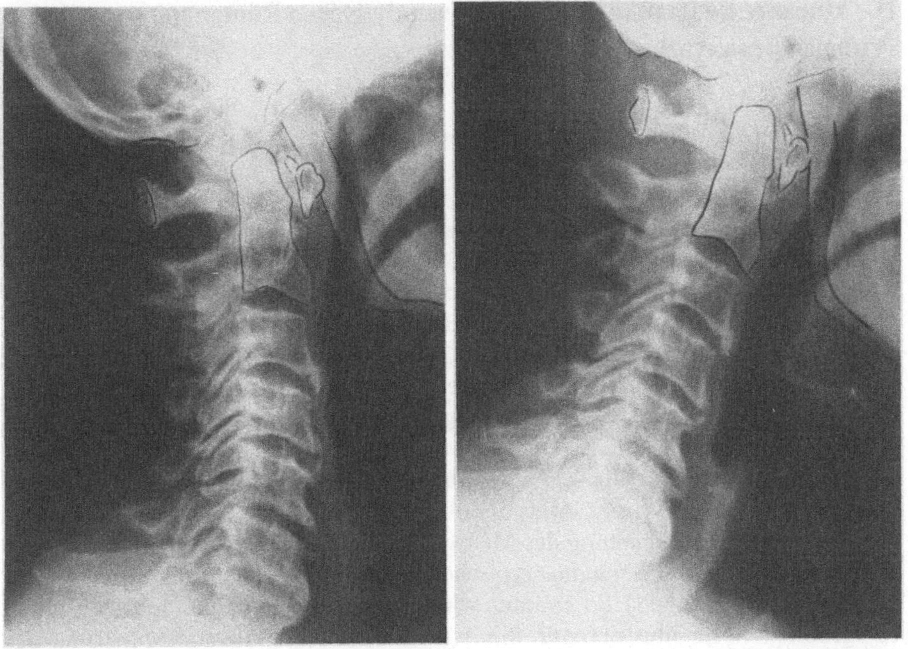

Abb. 13 a u. b. Beispiel einer gutachterlichen Fehlbeurteilung: übersehene Atlassubluxation. Dieser Patient (m. 61 J.) war bis zu seinem Unfall im Alter von 56 Jahren als Bauarbeiter voll arbeitsfähig. Seit einem Sturz auf den Kopf in eine Sandgrube (8 m) totale hochschmerzhafte Bewegungssperre des Kopfes. Sämtliche Gutachter übersahen die Atlassubluxation und stellten die Beurteilung auf die „schicksalsmäßigen" degenerativen Veränderungen der übrigen Halswirbelsäule ab. **a** Echte Atlassubluxation. Der Arcus ventralis hat seinen ursprünglichen Kontakt mit der Vorderfläche des Dens aufgegeben. Reaktive Verkalkung in der Membrana atlantooccipitalis (5 Jahre nach dem Unfall) **b** Kopfanteflexion. Völlige Fixierung zwischen Okziput, C1 und C2 bei vorhandener Beweglichkeit von C2 bis C6 trotz der degenerativen Veränderungen in diesem Bereich

C2 keine morphologische Asymmetrie erkennen läßt. Ausschlaggebend für die Diagnose der vorliegenden Funktionsstörung ist dann der manuelle Befund. Finden wir nämlich in unserem Fall eine Blockierung C1/C2 rechts, so muß dies in der Begutachtung eine röntgenologische Bewegungsprüfung erhärten. Für die Therapie ist sie nicht erforderlich.

Man kann allerdings in der Begutachtung auch auf den bewegungsdiagnostischen röntgenologischen Nachweis verzichten, wenn man zur Weiterführung der gutachterlichen Diagnostik eine Testmanipulation entsprechend dem vorliegenden Befund durchführt und deren positives oder negatives Ergebnis in die gutachterliche Stellungnahme einbezieht. Voraussetzung ist allerdings, daß z. B. in der Traumatologie alle Hinweise für eine traumatische Blockierung und deren Folgen sprechen. Daß es hier erhebliche Kontroversen insbesondere mit den berufsgenossenschaftlichen Gutachtern gibt, versteht sich fast von selbst, schmälert aber die klinische, d. h. auch gutachterliche Bedeutung der funktionsanalytischen Röntgendiagnostik in keiner Weise (Abb. 13 a u. b).

Die klinische Bedeutung der funktionsanalytischen Röntgendiagnostik der Wirbelsäule in einzelnen Beispielen

Verbesserung der biomechanischen Diagnostik im Bereich der Kopfgelenke

Relationsdiagnostik (Abb. 14a u. b): erst seit Einführung unserer a.-p.-Aufnahmetechnik der Kopfgelenke und der Halswirbelsäule ist die exakte Beschreibung und Definition der gegenseitigen räumlichen Beziehungen der Kopfgelenke möglich geworden. Zuverlässig vermögen wir so auch in der Routinediagnostik mit den Aufnahmen in den beiden Hauptebenen die Beziehungen zwischen Atlas und Okziput, Atlas und Axis, Axis und Okziput in den 3 Raumebenen zu bestimmen.

Außerdem ist mit Hilfe dieser Röntgentechnik das Studium normaler und pathologischer Bewegungsabläufe im Kopfgelenkbereich überhaupt erst möglich geworden. Hier sei an die intensiven diesbezüglichen Untersuchungen von Jirout, Lewit, Krausova erinnert. Wir selbst konnten die unterschiedlichen Bewegungsmechanismen zwischen Okziput, Atlas und Axis bei der Vorwärtsbeugung des Kopfes, der alltäglichen Arbeitshaltung des Menschen, abklären. Hierbei ergaben sich *neue Erkenntnisse* für *das Verständnis* typischer Pathomechanismen des *vertebragenen Kopfschmerzes* (Tabelle 1). So konnten wir das geradezu pathognomonische, allein röntgenologisch zu illustrierende klinische Bild des Anteflexionskopfschmerzes bzw. des Schulkopfschmerzes aufklären (Abb. 15 u. 16). Diese Erkenntnisse haben das bisher so schwierige Problem des Schulkopfschmerzes praktisch gelöst (Gutmann, 1968 b, 1973) und Eltern und Kindern unendliche Schwierigkeiten sowie oft monate- und jahrelange nutzlose psychotherapeutische Behandlungen erspart.

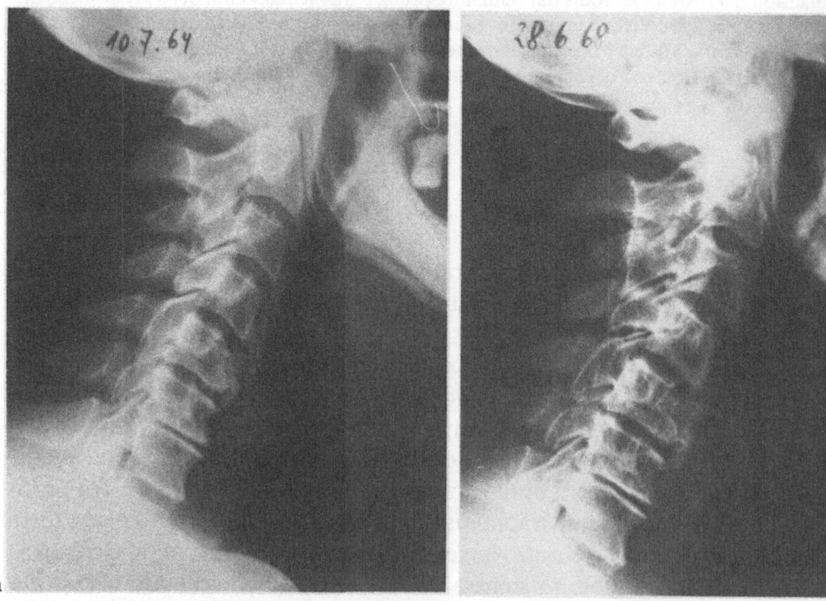

Abb. 14a u. b. Aufnahmen der Halswirbelsäule. **a** Vor einem Schädel-HWS-Trauma, **b** nach diesem Trauma. Traumatisch ausgelöste und manuell bestätigte Fehlstellung und Blockierung von C3/C4

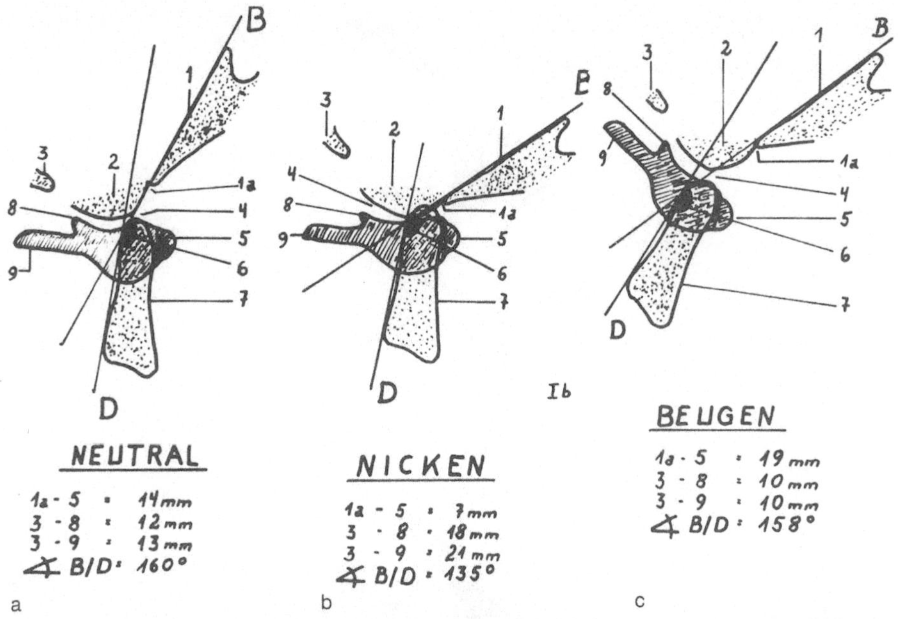

Abb. 15a–c. Bewegungsvorgänge zwischen Okziput, Atlas und Axis. *1* Clivus mit Basilarline nach *Wackenheim (B)*, *1a* Basion, *2* Condylus occipitalis, *3* Opisthion, *4* Atlantookzipitalgelenk, *5* Arcus ventralis C1, *6* Winkel Clivus-Dens (Winkel *B/D*), *7* C2: Wirbelkörper mit Dens tangente *(D)*, *8* Massa lateralis C1, *9* Arcus dorsalis C1

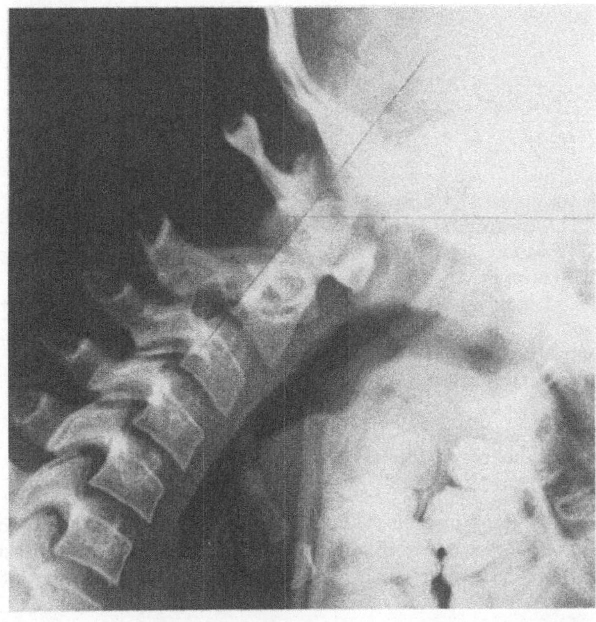

Abb. 16. Anteflexionskopfschmerz und gelegentlicher synkopaler Tonusverlust bei hypermobilem Atlas mit Insuffizienz des Lig. transversum atlantis und Verkleinerung des Winkels Clivus/Dens von 145° in Neutralhaltung auf 125° in Anteflexionhaltung. Typischer Befund bei „Schulkopfschmerz". (Aus Gutmann 1968 b)

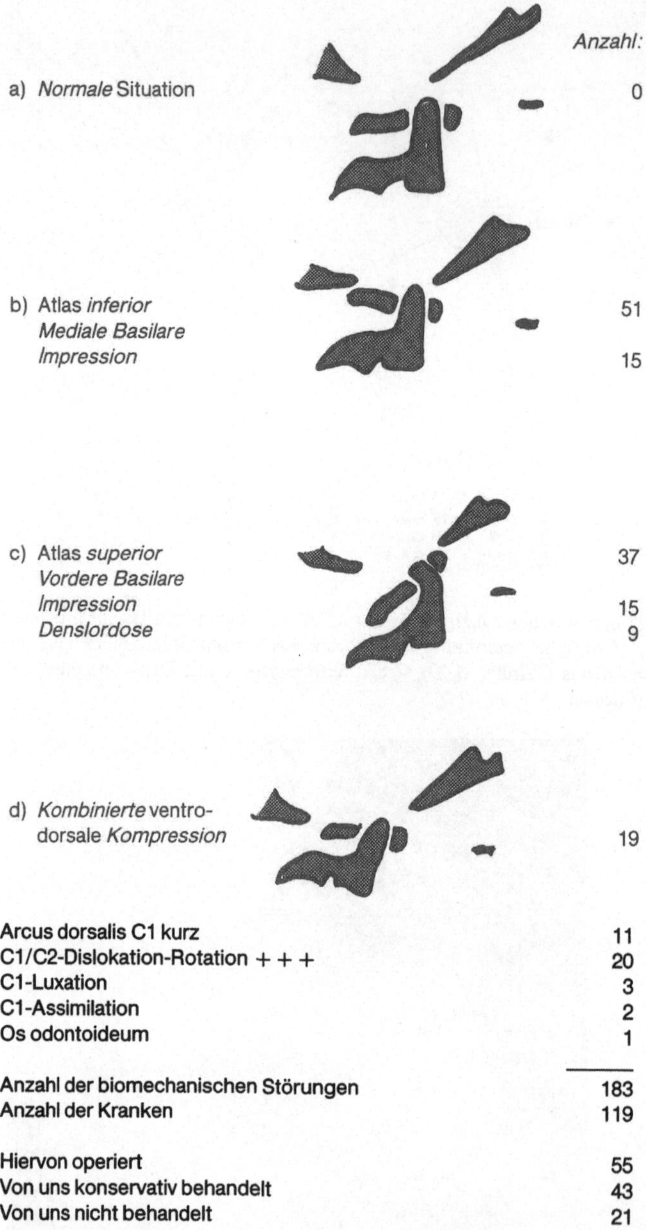

Abb. 17. Die typischen Röntgenbefunde bei subforaminalem Kompressionssyndrom mit Stenosierungskopfschmerz. (Aus Gutmann u. Rösner 1979). Inzwischen 92 Operationen, davon 52% + + + u. + +, 30% +, 17% O gebessert (Lichtblau u. Roesner 1984)

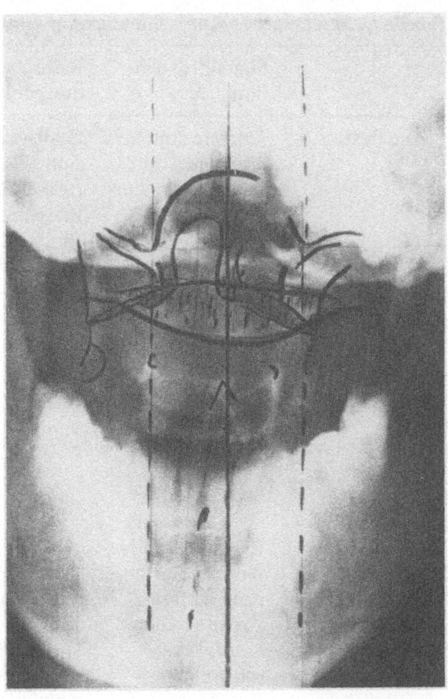

Abb. 18. Beispiel eines therapieresistenten schweren subforaminalen Kopfschmerzes. Die wesentlichen Konturen sind zu Demonstrationszwecken nachgezeichnet: schwere fixierte und irreversible Dislokation zwischen Okziput, C1 plus C2 mit Verwringung der Meningen und des subforaminalen Liquorraums

Darüber hinaus wurden Überlegungen und Forschungen angeregt, insbesondere in den Niederlanden, die horizontalen Schultische zu ändern und die alten Schrägpulte wieder einzuführen (Snijders 1974; Dul 1979). Unsere durch röntgenologische Studien der Biomechanik der Kopfgelenke gewonnenen Erkenntnisse wurden ergänzt durch die Beobachtungen von Höfling (1972), der als Augenarzt hinsichtlich der Benutzung von Schrägpulten zu dem gleichen Ergebnis kam. Hierin sehen wir im übrigen eine interessante Demonstration der engen funktionellen Beziehungen zwischen Kopfgelenken und Sehapparat.

Die *Windkesselfunktion der Kopfgelenke* bei der *Regulierung der Homöostase des intrakraniellen Druckes* wurde ebenfalls mit Hilfe der funktionsanalytischen Röntgendiagnostik der Kopfgelenke illustriert. Die Beobachtungen wurden für die pathogenetischen Vorstellungen, die Diagnose und die chirurgische Therapie des subforaminalen Kompressionssyndroms (Abb. 17 u. 18) nutzbar gemacht (Gutmann 1971 b, 1975, 1976; Gutmann u. Roesner 1979; Lichtblau u. Roesner 1984).

Ganz entscheidend hat die Röntgendiagnostik dazu beigetragen, die *biomechanisch bedingten und reflektorisch wirksamen Beziehungen zwischen Kopfgelenken einerseits und der LBH-Region* andererseits aufzudecken und therapeutisch zugänglich zu machen, worauf wir bereits hingewiesen haben.

Hier sei der gar nicht so seltene statische bzw. posturale Kopfschmerz (Gutmann 1971 a, 1975, 1976; Maex 1959, 1967) genannt, der nur mit Hilfe einer entsprechenden röntgenologischen Analyse der LBH-Statik aufgeklärt und erfolgreich behandelt werden kann.

Ebenso verweisen wir auf die nicht biomechanische, sondern reflektorische Fernwirkung von röntgenologisch aufgeklärten Relationsstörungen der Kopfgelen-

Tabelle 1. Vertebragener Kopfschmerz. (Aus Gutmann u. Biedermann 1984)

Typ	Signalprovokation	Kritische biomechanische Störung morphologisch	funktionell	Therapie
1. Anteflexion	Längere Anteflexion des Kopfes: Lesen, Schreiben (Schulkopfschmerz) Handarbeiten, Fließbandarbeit, Schlaf	Basilare Impression Atlasassimilation Platybasie Block C2/C3 Denslordose	Atlas in extremer Position fixiert (superior, inferior), Winkel Clivus-Dens verkleinert, Atlas mobil bei fixiertem Dens, atlantodentale Distanz vergrößert, Insuffizienz des Ligamentum transversum, auch Bewegung des Dens nach kranial	Chirotherapie (C1, C2 Mobilisation), schräge Arbeitsfläche, Schrägpult, Berufswechsel
2. Retroflexion (meist mit Schwindel) – Kephalalgia e subluxatione nach Kovacs –	Retroflexion des Kopfes, Lordosierung der HWS: Arbeiten über Kopf, Brustschwimmen Bauchschläfer, verstärkt bei gleichzeitiger Rotation des Kopfes	Arthrose Osteochondrose, Processus articularis superior prominent durch Hyperplasie, Horizontalisierung, Asymmetrie, arthrotische Auflagerung	Isolierte segmentale Hypermobilität (Osteochondrose), Dorsaldislokation, Rotation in falscher Richtung, Zwangsrotation, mechanische Kompression oder intermittierende Irritation der A. vertebralis, Retroflexionsblockierung C0/C1	Retroflexion meiden, Schlafhaltung ändern, Rükkenschwimmen, Berufswechsel, ventrale operative Entlastung der A. vertebralis, Chirotherapie C0/C1, *cave:* Spondylodese
3. Hypomobilität (Blockierung)	Gleichmäßige Haltung über längere Zeit: Schlaf, Arbeit, Schräghaltung des Kopfes (im Theater, beim Fernsehen etc). Besserung durch Bewegung im Frühstadium	Prädisponierend: Kondylenasymmetrie, Asymmetrie der Gelenke, Arthrose. Normale Anatomie schließt jedoch Blockierung nicht aus	Verringerung bis Aufhebung der Beweglichkeit in einer, mehreren, allen Richtungen, Inkongruenz der Gelenkflächen, mobile Relationsstörung, Unphysiologische Verschiebestellung (unphysiologisches Offset), primäre Muskelverspannung	Chirotherapie, Massage zur Lokkerung (zervikale Extensionsmassage), Arbeitsplatzkorrektur bei primärer Muskelverspannung

Tabelle 1 (Fortsetzung)

Typ	Signalprovokation	Kritische biomechanische Störung morphologisch	funktionell	Therapie
4. Hypermobilität („ligamentum painheadache" nach Lewit)	Längere Anteflexion, längere Retroflexion (besonders nach Schleudertrauma), längere aufrechte Haltung im Stehen oder Sitzen, längere einförmige Haltung (auch im Liegen). Bewegung bessert nicht unbedingt. Keine typische Provokation	Vorwiegend normale Anatomie, oft bei muskelschwachen Typen	*Primäre Hypermobilität* aller Segmente, Muskelschwäche, ligamentäre Distorsion (besonders nach Schleudertrauma). *Sekundäre Hypermobilität* einzelner Segmente in der Nachbarschaft von Blockwirbeln oder Wirbelblockierungen	Halsbinde nach Schanz (temporär), isometrisches Training, Sklerosierung interspinal, Chirotherapie der nachgewiesenen Wirbelblokkierung. *Cave:* Verwechslung mit muskulärer Wirbelfixierung als Schutzmechanismus (z. B. nach Schleudertrauma)
5. Subforaminale Stenosierung *Cave:* Prozesse der hinteren Schädelgrube	Plötzliche und anhaltende Erhöhung des intrazerebralen Liquordrucks durch Bücken, schweres Heben, Schreck, Angst, geistige Konzentration. Mit den Jahren stetig zunehmend, bis zu permanenter Intensität	Wie unter Anteflexion (1.)	Druck Arcus dorsalis. Meningopathia adhäsiva? Verlangsamung der zerebrospinalen Liquorpassage, Verlust der subforaminalen Windkesselfunktion vgl. auch unter Typ 1	Versuch mit Chirotherapie im Frühstadium, operative subforaminale Dekompression unter Schonung der Dura mater, entlastende Massage (Lymphdrainage nach Vodder)
6. Statischer (Haltungs-)Kopfschmerz, auch Migräne mit statischer Komponente	Längeres Stehen auf horizontalem Untergrund, längeres Sitzen, Besserung sofort bei Horizontallage	Asymmetrie der statischen Basis (Beine, Sakrum, untere Lendenwirbel)	Unvollkommene bis fehlende mechanische statische Kompensation (Skoliose) bei vermehrter muskulärer Geradehaltung mit terminaler muskulär fixierter Relationsstörung in Kopfgelenkbereich, Desintegration der posturalen und sensorischen Rezeptoreninformationen (L. Maex)	Gezielte Korrektur der Schuhe und der Sitzflächen gemäß dem statischen Röntgenbefund

Es sind alle Kombinationen möglich

ke auf den lumbalen Bereich und die hierdurch gegebene Möglichkeit, über die Behandlung der Kopfgelenke gewisse lumbale und statische Beschwerden von Kindern, Jugendlichen und jungen Erwachsenen entscheidend zu beeinflussen. Hierbei besteht der wesentliche differentialdiagnostische und differentialtherapeutische Beitrag der funktionsanalytischen Röntgendiagnostik darin, daß gemeinsam mit der manuellen Diagnostik pathogenetisch entscheidende Störungen aufgedeckt werden in Gebieten, die keinerlei oder keine nennenswerte regionale klinische Symptomatik aufweisen.

Aufdeckung von funktionsmechanisch bedingten Durchblutungsstörung der A. vertebralis

Mit Hilfe der funktionsanalytischen Röntgendiagnostik der Halswirbelsäule gelingt es, zwar nicht in allen, aber doch in zahlreichen Fällen gewisse Mechanismen, die zu Durchblutungsstörungen im A.-vertebralis- und A.-basilaris-Bereich beitragen, zu analysieren. Wesentlich gefördert wird diese Diagnostik durch die von uns vorgeschlagene Durchführung der Schrägaufnahmen der Halswirbelsäule bei Rückbeugung des Kopfes (Abb. 19a u. b). Mit dieser Technik gelingt es, Einengungen im Bereich des Zwischenwirbelkanals, Irritationen der A.-vertebralis-Gefäßwand und Kompressionen durch uncovertebrale Exostosen, arthrotisch vergrößerte Gelenkfortsätze, Dorsalgleiten des kranialen Wirbelpartners oder zwangsläufige Rotatio-

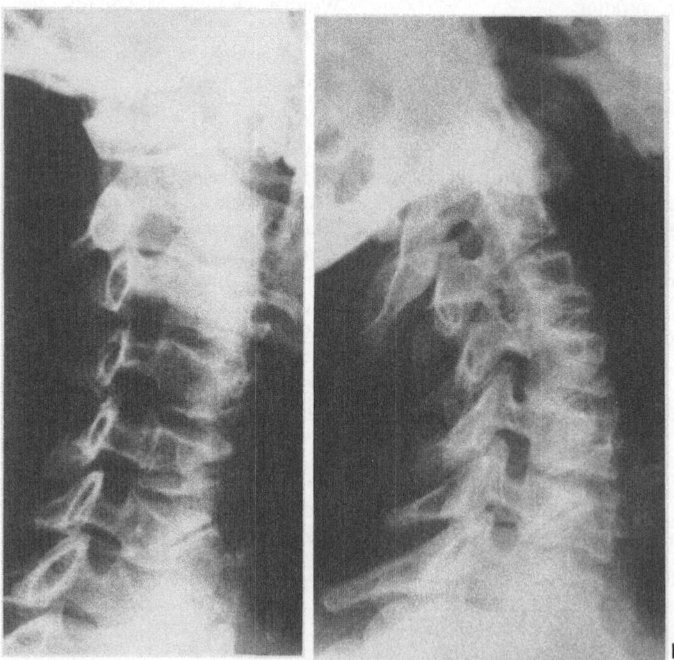

Abb. 19a u. b. Schrägaufnahme der HWS. **a** In Neutralhaltung des Kopfes. **b** Bei Retroflexion des Kopfes (von uns modifizierte Technik nach Buetti-Bäumel). Der Stenosierungsmechanismus wird erst jetzt deutlich

nen eines Wirbels aufzuklären, die in der Neutralhaltung nicht sichtbar werden. Andererseits konnten gewisse Mechanismen aufgedeckt werden, die nach ventralen Fusionsoperationen zu Irritationen der A. vertebralis führen müssen:

a) Lockerung im lordotischen Abschnitt oberhalb einer Fusion mit Ventralprominenz eines oberen Gelenkfortsatzes bei der Retroflexion;
b) Strangulation des Gefäßes zwischen den Spangen des Foramen costotransversarium zweier Wirbel, von denen der eine in starker Kipp- und Rotationsstellung fixiert ist.

Die von uns 1958 vorgeschlagene und von Tiwisina erstmals durchgeführte Angiographie der A. vertebralis in funktionellen Belastungshaltungen hat unsere röntgenologisch gewonnenen Vorstellungen vom Pathomechanismus gewisser Durchblutungsstörungen erhärtet. Erst bei bestimmten Kopfhaltungen konnten dadurch in manchen Fällen die mechanisch ausgelösten Gefäßkompressionen oder Gefäßspasmen nachgewiesen werden. Diese Methodik wurde von Jung und Kehr in Strasbourg übernommen und weiter ausgebaut. Sie hat Operationsindikation und Technik bei den vertebrobasilären Insuffizienzsyndromen ganz erheblich verbessert.

Das *Atlantookzipitale Blockierungssyndrom des Säuglings und des Kleinkinds* (zervikozephal-dienzephal-statisches Syndrom des Kindes, Gutmann 1968 c und 1984) sollte ohne röntgenologische Absicherung durch die a.-p.-Röntgenaufnahme der Halswirbelsäule, insbesondere der Kopfgelenke, nicht behandelt werden. Die röntgenologisch nachgewiesene Relationsstörung im Kopfgelenkbereich bestimmt Ansatz und Impulsrichtung des manuellen Eingriffs und gewährleistet mit einem einzigen Eingriff, nur in ganz wenigen Fällen mit mehreren manuellen Behandlungen des Atlas, nicht nur, daß das mit keiner anderen Maßnahme so sicher zu behandelnde Krankheitsbild geheilt, sondern auch ein ganzes verhängnisvolles Schicksal des Kindes abgewendet werden kann. Wir haben dieses Syndrom mehrfach beschrieben:

Angeborener oder durch Bagatelltraumen erworbener Schiefhals, Zwangshaltung des Kopfes mit sekundärer Deformierung des Gehirn- und Gesichtsschädels, Entwicklung einer Säuglingskoliose (Abb. 20), Störungen der posturalen und kinesiologischen Entwicklung, dienzephale vegetative Störungen des Schlaf-Wach-Rhythmus, der Konzentration, der Temperaturregulierung; schließlich ungeklärte Schmerzen im Bereich der ganzen Statik, die zumeist als „Wachstumsbeschwerden" unklarer Herkunft angesehen werden, häufig verbunden mit Gehstörungen, Neigung zum Stolpern und Hinfallen; verzögerte Aufrichtung zum Sitzen, Stehen und Laufen; schließlich in einigen Fällen Auftreten von zerebralen Krampfanfällen.

Es gibt kein klinisches Bild, das sich in der Kombination von manueller und funktionsanalytischer Röntgendiagnostik so sicher, mit so geringem Aufwand und mit so anhaltendem Erfolg behandeln ließe. Leider wird von dieser Möglichkeit noch viel zu wenig Kenntnis genommen, wie überhaupt das zu Beginn etwas mühevolle Studium der funktionsanalytischen Röntgendiagnostik noch viel zu wenig ernst genommen wird.

Mohr (1977/79) ist bislang der einzige Pädiater, der unsere Berichte und unser Verfahren nachgeprüft und in vollem Umfang bestätigt hat.

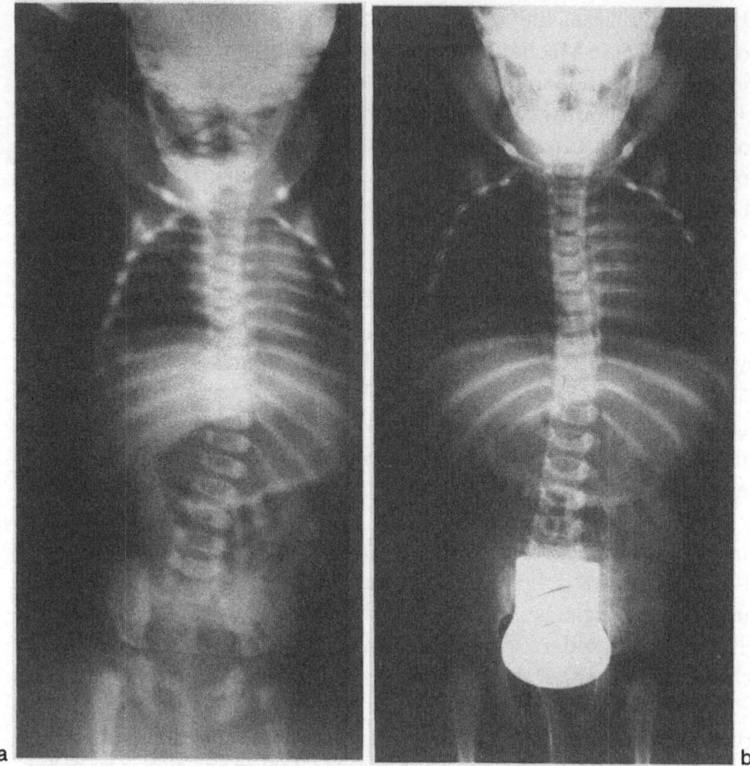

Abb. 20 a u. b. Säugling (3 Monate). **a** Vor Atlasbehandlung; **b** 13 Wochen nach einmaliger Atlasbehandlung. Die Besserung der Skoliose ist augenscheinlich. Klinisch verschwanden alle sonstigen Beschwerden: Kopfhalteschwäche, Kopfzwangshaltung im Schlaf, Schlafstörungen

Schluß

Fassen wir die klinische Bedeutung der funktionsanalytischen Röntgendiagnostik der Wirbelsäule aufgrund unserer 30jährigen klinischen und ambulanten Erfahrungen in ihren pathogenetisch, v. a. aber differentialtherapeutisch wesentlichen Aspekten zusammen, so sind folgende Vorteile festzuhalten:

1. Differenzierung zwischen morphologischem Störpotential und funktionellem vertebragenen Störungsvollzug.
2. Aufdeckung, Lokalisierung und Qualifizierung der örtlichen, segmentalklinisch-wirksamen biomechanischen Störung.
3. Aufdeckung einer zusätzlichen biomechanischen, häufig klinisch stummen Störung mit Fernwirkung (sei es auf reflektorischem, sei es auf biomechanischem Wege) in das gestörte Segment und seine reizempfindlichen Strukturen, die auf dem Gesetz der reziproken Beziehung zwischen segmentaler Irritation (Kompression) und genereller übersegmentaler Dehnungsfazilitation beruht.
4. Wesentliche Verbesserungen differenzierter Therapie:
   a) Wo ist manuelle Therapie überhaupt kontraindiziert?

b) Wo ist sie sinnlos?
c) Welche sonstige konservative Therapie kann in einem solchen Fall gezielt eingesetzt werden?
d) Bei indizierter Chirotherapie wesentliche Verbesserung in der Wahl des pathogenetisch führenden Segments, der Technik hinsichtlich Lokalisierung des manuellen Kontakts, der Richtung des Impulses und des dosierten Einsatzes manueller Kraft.

5. In der Begutachtung schließlich steht und fällt das gesamte Lehrgebäude von der Wirbelblockierung und ihren klinischen Folgen mit dem funktionsanalytisch-röntgenologisch abgesicherten Nachweis.
6. Auch in der Prognostik, in der prophylaktischen Berufs- und Sportberatung liefert uns die funktionsanalytische Röntgendiagnostik der Wirbelsäule wichtige Kriterien für die ungünstige bzw. optimale Inanspruchnahme unseres Achsenorganes. So ist uns bekannt geworden, daß in der DDR in der wissenschaftlichen Sportforschung und -beratung aus den von uns v. a. röntgenologisch gewonnenen Erkenntnissen der sehr unterschiedlichen Biomechanik der LBH-Region wesentliche Schlußfolgerungen gezogen werden.

So hat die funktionsanalytische Röntgendiagnostik der Wirbelsäule unsere pathogenetischen Erkenntnisse entscheidend erweitert und unsere Therapie unglaublich bereichert und verbessert. Nicht zuletzt hat sie die Ökonomie unseres ärztlichen Handelns rationalisiert, im Zeichen der überbordenden Gesundheitskosten kein geringes Argument.

Diese Bedeutung hat die funktionsanalytische Röntgendiagnostik natürlich nur, wenn man die Aufnahmetechnik beherrscht, d. h. v. a. exakt anwendet, und wenn man in der Bewertung der erhogenen Befunde von einer zuverlässigen Kenntnis der Wirbelsäulenfunktionen in ihrem physiologischen, pseudophysiologischen, unphysiologischen und pahtologischen Ablauf ausgehen kann, v. a. aber, wenn man den Röntgenbefund in das Mosaik des vorklinischen und klinischen Geschehens, sowie der Gesamtdiagnostik einordnet.

Literatur

Betz E (1984) Vortrag im Arbeitskreis „Arteria vertebralis“ 1982. In: Gutmann G (Hrsg) Die A. vertebralis. Traumatologie und funktionelle Pathologie. Springer, Berlin, Heidelberg, New York, Tokyo

Buetti-Bäuml C (1954) Funktionelle Röntgendiagnostik der Halswirbelsäule. Thieme, Stuttgart

Bowsher D (1975) Characteristics of central nonspecific somatosensory systems. In: Kornhuber HH (ed) Somatosensory system. Thieme, Stuttgart, pp 68–77

Breig A (1959) Zur Biomechanik des ZNS. Fortschr Neurol 27: 3–7

Breig A, ElNadi AF (1966) Biomechanics of the cervical spinal cord. Acta Radiol [Diagn] (Stockh) 4: 624

Decking D, Ter-Steege W (1975) Röntgenologische Parameter der Halswirbelsäule im seitlichen Strahlengang. (Die WS in Forschung u Praxis, Bd 64)

Dul J (1979) Untersuchung der Sitzhaltung bei der Büroarbeit (in holländischer Sprache). Ingenieur-Diplomarbeit, D-25, WB-OC, Technische Universität Twente, Enschede

Felten H (1958) Anordnung und Bedeutung der intraspinalen Rückenmarksaufhängung. (Die WS in Forschung u Praxis, Bd 5)

Gutmann G (1955) Lehrfilm über die funktionsanalytische Röntgenaufnahmetechnik von HWS und LBH-Region (zusammen mit HD Wolff). Archiv des Ärzte-Seminares, Hamm der DGMM

Gutmann G (1956) Einführung in die statisch-funktionelle Röntgendiagnostik der Wirbelsäule unter besonderer Berücksichtigung der Kopfgelenke und Halswirbelsäule. (Die WS in Forschung und Praxis, Bd 1, S 70–72)
Gutmann G (1960) Die Wirbelblockierung und ihr röntgenologischer Nachweis. (Die WS in Forschung u Praxis, Bd 15, S 83–102)
Gutmann G (1962) Halswirbelsäule und Durchblutungsstörungen in der Vertebralis-Basilaris Strombahn. (Die WS in Forschung u Praxis, Bd 25, S 138–155)
Gutmann G (1963) Das zerviko-diencephale Syndrom mit synkophaler Tendenz und seine Behandlung. (Die WS in Forschung u Praxis, Bd 26, S 112–132)
Gutmann G (1965 a) Die röntgenologische Objektivierung traumatischer funktioneller Schäden an der Halswirbelsäule nach Schädeltrauma. FAC Inform 1: 8–15
Gutmann G (1956) Zur Frage der konstruktionsgerechten Beanspruchung von Lendenwirbelsäule und Becken beim Menschen. Asklepios 9: 1–7
Gutmann G (1967) Die röntgenologische Diagnose der Wirbelblockierung. In: Geiger T, Gross D (Hrsg) Therapie über das Nervensystem, Bd 7. Hippokrates, Stuttgart
Gutmann G (1968 a) Osteochondrose der Halswirbelsäule, Trauma und Begutachtung. Manuel Med 6: 90–92
Gutmann G (1968 b) Schulkopfschmerz und Kopfhaltung. Ein Beitrag zur Pathogenese des Antiflexions-Kopfschmerzes und der Mechanik der Kopfgelenke. Z Orthop 105: 497–515
Gutmann G (1968 c) Das cervical-diencephal-statische Syndrom des Kleinkindes. Manuel Med 6: 112–119
Gutmann G (1969) Röntgendiagnostik der Occipito-cervical-Gegend unter chirotherapeutischen Gesichtspunkten. Röntgenblätter 22: 267–287
Gutmann G (1970 a) X-ray diagnosis of spinal disfunction. Manuel Med 8: 73–76
Gutmann G (1970 b) Spezielle Röntgen-Diagnostik zur Chiro-Therapie. Orthop Prax 6: 43–58
Gutmann G (1970 c) Statische Aspekte bei der Coxarthrose. Manuel Med 8: 111–120
Gutmann G (1970 d) Klinisch-röntgenologische Untersuchungen zur Statik der Wirbelsäule. In: Wolff HD (Hrsg) Manuelle Medinzin und ihre wissenschaftlichen Grundlagen. Fischer, Heidelberg, S 109–126
Gutmann G (1971 a) Der zervikale Kopfschmerz. Allg Med 47: 996–1007
Gutmann G (1971 b) Beitrag zur quantitativen und qualitativen Analyse des Röntgenbildes der HWS im seitlichen Strahlengang. Manuel Med 9: 49–55
Gutmann G (1973) Veränderungen der Halswirbelsäule aus der Sicht des Begutachters. 11: 124–133
Gutmann G (1975) Die Röntgendiagnostik der Wirbelsäule unter funktionellen Gesichtspunkten. Ergebnisse und Impulse für Klinik u Praxis. Manuel Med 13: 1–13
Gutmann G (1976) Kopfgelenke und Kopfschmerz. Schweiz Rundsch Med Praxis 65: 1059–1072
Gutmann G (1979) Das subforaminale Kompressionssyndrom. In: Neumann HD, Wolff HD (Hrsg) Theoretische Fortschritte und praktische Erfahrungen der manuellen Medizin. 6. Kongr Feder intern Mediz Man, Baden-Baden, Konkordia, Bühl, S 281–288
Gutmann G (1980 a) Manuelle Medizin und Röntgen-Diagnostik. Manuel Med 18: 26–28
Gutmann G (1980 b) Der subforminale Stenosierungskopfschmerz. Vortrag auf dem Symposium Vertebrologie. „Spine and its contents." Prag
Gutmann G (1980 c) Das ligamentäre Schmerzsyndrom – Grenzen seiner krankengymnastischen Behandlung. Krankengymnastik 32: 261–264
Gutmann G (1981) Die Halswirbelsäule. Funktionsanalyt Röntgendiagnostik der HWS und der Kopfgelenke. In: Gutmann G (Hrsg) Funktionelle Pahtologie u Klinik der Wirbelsäule Bd 1/1. Fischer, Stuttgart, New York
Gutmann G (1984) Das cervical-diencephal-kinesiologische Syndrom. In: Gutmann G, Biedermann H Die Halswirbelsäule. Fischer, Stuttgart, New York, S 212–224
Gutmann G (Hrsg) (1985) Die A vertebralis. Traumatologie und funktionelle Pathologie. Springer, Berlin, Heidelberg, New York, Tokyo
Gutmann G, Biedermann H (1984) Die HWS, Bd I/2. Teil. Allgemeine funktionelle Pathologie und klinische Syndrome. Fischer, Stuttgart, New York
Gutmann G, Hultsch E (in Vorbereitung) Die Lenden-Becken-Hüft-(LBH-)Region. Teil 1: Funktionsanalytische Röntgendiagnostik; Teil 2: Kreuzschmerz und Coxarthrose. Beitrag zur Pathogenese und differenzierten Therapie. Fischer, Stuttgart
Gutmann G, Roesner J (1979) The subforaminal stenosis headache. Acta Neurochir (Wien) 50: 201–215

Gutmann G, Véle F (1978) Das aufrechte Stehen. Forschungsbericht Land Nord-Rhein-Westf Med Nr 2796. Westdeutscher Verlag, Opladen

Höfling G (1972) Schlechte Haltung beim Schreiben. Ursache und ihre Beseitigung. Hippokrates, Stuttgart

Jirout J (1967) Studien der Dynamik der Halswirbelsäule in der frontalen und horizontalen Ebene. ROEFO 106: 236

Jirout J (1972 a) The effect of mobilisation of the segmental blocade on the sagittal component of the reaction on lateroflexion of the cervical spine. Neuroradiology 3: 210–215

Jirout J (1972 b) The influence of postrual factors on the dynamics of the cervical spine. A comparison of the reaction of vertebrae on lateroflexion in sitting and in recumbency. Neuroradiology 4: 239–244

Kuhlendahl H (1970) Analyse der Biomechanik von Halswirbelsäule und Rückenmark. In: Trostdorf E, Stender HS (Hrsg) Wirbelsäule u Nervensystem. Thieme, Stuttgart

Kunert W (1963) Wirbelsäule, vegetatives Nervensystem und innere Medizin. Enke, Stuttgart

Lanz T von (1928) Zur Struktur der Dura mater spinalis. Verh Anat Ges 37: 78–87

Lanz T von (1929) Über die Rückenmarkshäute. Roux Arch Entwicklungsmechanik 118: 253–307

Lewit K (1964 a) Funktionelle Röntgendiagnostik der Wirbelsäule – Eine Frage der Interpretation. (Die WS in Forschung u Praxis, Bd 28, S 23 und Bd 33, S 147)

Lewit K (1964 b) Die röntgenologische Untersuchung der Kopfgelenke. Röntgenblätter 17: 317–329

Lewit K (1970) Blockierung von Atlas-Axis und Atlas-Okziput im Röntgenbild und Klinik. Orthop 108: 43–50

Lewit K (1974) Röntgenkriterien der Wirbelsäulenstatik in der Seitenansicht. Acta Chir Orthop Traumatol Cech 41: 209–216

Lewit K, Krausová L (1962) Beitrag zur Flexion der Halswirbelsäule. ROEFO 97: 38–44

Lewit K, Krausová L (1963) Messungen von Vor- und Rückbeuge in den Kopfgelenken. ROEFO 99: 538–543

Lewit K, Krausová L, Kneidlova D (1967) Mechanismus und Bewegungsausmaß in den Kopfgelenken bei passiven Bewegungen. Orthop 103: 323–333

Lichtblau P, Roesner J (1984) Der operierte unerträgliche Kopfschmerz. Ergebnisse der Resektion des hinteren Atlasbogens. Klinik Journ 10: 23–26

Lüdinghausen MH von (1966) Der Epiduralraum der menschlichen Wirbelsäule und sein Inhalt. Dissertation, Universität München

Lüdinghausen MH von (1968) Die Fixierung von Rückenmark und spinalen Wurzeln im Foramen magnum und im Wirbelkanal. Manuel Med 6: 49–112

Maex L (1959) La migraine et le syndrome cervical comme symptomes d'un syndrome de la statique. Belg Tijdschr Rheum 5: 186

Maex L (1967) Posturale headache and migraine. Headache 6: 204

Mohr U (1977/79) Kopfgelenkblockierungen beim Kleinkind (zervikal-statisches Syndrom nach Gutmann). Manuel Med 15: 45

Mumford JM, Bowsher D (1976) Pain and protopathic sensibility. A review with particular reference to the teeth. Pain 2: 223–243

Ramisch R (1974) Aussagewert des Röntgenbildes der HWS im seitlichen Strahlengang beim sitzenden Patienten und Korrelation von vermessenen Parametern. Inaugural-Dissertation, Universität Münster

Schneider M (1953) Durchblutung und Sauerstoffversorgung des Gehirns. Dtsch Ges Kreislaufforsch 19: 3–25

Schweitzer A (1937) Die Irradiation autonomer Reflexe. Karger, Basel

Ter-Steege W (1974) Halbautomatische Auswertung von HWS-Röntgenaufnahmen im seitlichen Strahlengang mit einem Koordinatenschreiber. Inaugural-Dissertation, Universität Münster

Snijders C (1974) Schulmöbel-Haltungsschaden-Kopfschmerz. Tech Hog, Eindhoven

J. JIROUT

Das Röntgenverfahren bei der Erforschung von Dynamik und Gelenkspiel der Halswirbelsäule und der Kopfgelenke

Das Röntgenverfahren wurde seit jeher als diagnostisches Hilfsmittel verwendet. Es ist damit zu einer unumgänglichen Untersuchungsmethode in der klinischen Praxis der Wirbelsäulenleiden geworden. Weniger häufig diente es zur Erforschung der Haltungs- und Bewegungsdynamik der normalen Wirbelsäule, mit dem Ziel diese Erkenntnisse auch in der Prävention, Diagnostik und Behandlung der pathologischen Zustände zu verwenden. Die Röntgenuntersuchung der Wirbelsäule eignet sich aber vorzüglich zu diesem Zweck, mindestens ebenso gut wie andere Untersuchungsmethoden.

Die Dynamik der Wirbelsäule wurde bisher besonders an anatomischen Präparaten studiert, und zwar an knöchernen Präparaten mit künstlichen Verbindungen der Knochenstrukturen, aber auch an Wirbelsäulen mit erhaltenen Muskeln und Bändern. Diese Studien gestatten eine sehr anschauliche, dreidimensionale, räumliche Vorstellung von den gegenseitigen Beziehungen der Knochenstrukturen. Ihr grundsätzlicher Nachteil besteht aber darin, daß sie die Dynamik toter Gewebe darstellen, denen das Zusammenspiel der lebendigen weichen Strukturen und der normal gefüllten Gefäße fehlt und die ohne entsprechende Belastung und ohne Beziehung zu anderen Wirbelsäulenabschnitten und zu benachbarten Körperteilen, wie z. B. Becken und Hüftgelenken, bewegt werden.

Viele Autoren versuchten, die Wirbelsäule durch künstliche Modelle nachzuahmen und so ihre Haltungs- und Bewegungsdynamik zu studieren. Hier muß betont werden, daß auch die besten Modelle nicht imstande sind, die Beschaffenheit der Gewebe völlig nachzuahmen. Und selbst wenn dem so wäre, gilt auch hier, daß es sich nicht um lebendiges Gewebe handelt und damit eine verzerrte Vorstellung über das Verhalten der WS beim lebenden Menschen entstehen würde. Darüber hinaus werden diese Modelle aufgrund der bisherigen mehr oder weniger mangelhaften Kenntnisse konstruiert. Deswegen sind sie wenig für die Entdeckung bisher unbekannter Merkmale der Dynamik geeignet.

Die Röntgenaufnahme hat den Nachteil eines *zweidimensionalen* Bildes, das größere Ansprüche an das räumliche Vorstellungsvermögen des Betrachters stellt. Das Röntgenbild ist aus übereinander projizierten Strukturen und ihren Verschattungen und Aufhellungen zusammengesetzt. Die Befunde sind häufig unübersichtlich. Darüber hinaus sind die Stellungsveränderungen der Wirbel, die sichtbar und meßbar sind, das Ergebnis der Mit- und Gegenwirkung verschiedener Kräftekomponenten. Wenn an gewissen Punkten die entgegengesetzt wirkenden Kräfte sich im Gleichgewicht befinden, entsteht keine Stellungsänderung und wir bekommen den falschen Eindruck, als passiere dort gar nichts. Wenn aber eine der Kräfte überwiegt, dann stellt sich ein sicht- und meßbarer Effekt ein. Die Analyse solcher u. U. unsichtbaren Einflüsse ist sicher nicht leicht. Wir brauchen aber nicht zu befürchten, daß irgendwelche wesentlichen Komponenten künstlich entfernt wurden, sondern sind immer imstande, sie durch richtige Analyse zu entdecken. Am Röntgenbild studieren wir die Dynamik der lebendigen Wirbelsäule im Zusammenhang mit den benachbarten und funktionell zusammenhängenden Strukturen, unter entsprechender Belastung durch die Schwerkraft und bei verschiedenen Lageveränderungen des Körpers.

Aus diesem Grunde haben wir uns zu den Röntgenstudien entschlossen. Eine wesentliche Eigenschaft der erforschten Wirbelsäulenstrukturen, die sich bei der Auswertung der Röntgenbilder als besonders wichtig erweist, ist ihre auch unter normalen Verhältnissen sehr große morphologische sowie funktionelle Variabilität. Einzelne Befunde taugen fast gar nichts. Die allgemein geltenden Gesetzmäßigkeiten können nur durch die statistische Signifikanz untermauert werden. Dazu müssen größere Gruppen von Versuchspersonen untersucht werden. Es ist auch einleuchtend, daß die normale Dynamik der Wirbelsäule an gesunden Personen studiert werden sollte. In Wirklichkeit ist aber dieser Weg nicht gangbar, denn es ist nicht möglich, größere Gruppen von Menschen, die noch nie an Wirbelsäulenschmerzen gelitten haben, zusammenzustellen. Solche Personen sind verhältnismäßig selten und sind meist nicht bereit, sich untersuchen zu lassen. Darüber hinaus haben wir festgestellt, daß auch die Dynamik einer derzeit noch gesunden Person schon pathologische Merkmale aufweisen kann, die sich erst im späteren Verlauf klinisch manifestieren. Deswegen wurden größere Gruppen von neurologisch Kranken untersucht, und zwar solche, wo die Erkrankung normalerweise die Dynamik der Wirbelsäule nicht beeinträchtigen sollte, wie z. B. bei Migränen, Epilepsien, Neurosen u. ä. Wir gingen davon aus, daß die möglichen pathologischen Merkmale durch die statistische Bearbeitung beseitigt werden könnten und nur die Elemente der normalen Dynamik übrigbleiben würden.

Aus technischen Gründen konnte die Röntgenkinematographie nicht benutzt werden. Die kleinen Bilder einer kinematographischen Serie müssen vergrößert werden, um etwas messen zu können. Damit werden aber die Umrisse der Knochenstrukturen verwischt, so daß genaue Messungen unmöglich werden. Deswegen wurden alle Messungen an den Standardaufnahmen der Wirbelsäule (Größe 1:1) durchgeführt. Die Stellungsunterschiede der Wirbel zwischen der Neutralhaltung und der Endphase einer Bewegung wurden abgelesen. Somit untersuchen wir nicht den Bewegungsablauf selbst, sondern nur die durch Bewegung erreichte Stellung. Wir sind der Meinung, daß auch mit Hilfe dieser Methode Bilder gewonnen werden können, von denen mit einer gewissen Zuverlässigkeit auf die Bewegungsprozesse geschlossen werden darf.

Die durch eine Bewegung der Halswirbelsäule: Ante-Retroflexion, Rotation, Seitbeuge erreichten Stellungsveränderungen wurden an jedem Wirbel gemessen. Die gewonnenen Zahlen wurden v. a. vom Gesichtspunkt der Dynamik aus bewertet; wir hatten nicht die Intention, die numerische Grenze zwischen normaler und anormaler Beweglichkeit festzustellen, sondern wir beobachteten, ob und in welcher Richtung die Werte von Segment zu Segment anwuchsen oder sich verminderten.

Bei Seitneigung der HWS wurden z. B. die synkinetischen ventralen und dorsalen Kippungen der Wirbel mit Hilfe der kranialen und kaudalen Verschiebungen der Dornfortsätze in bezug auf die Wirbelkörperstrukturen in Millimetern gemessen. Wenn nun z. B. in den oberen Halssegmenten eine Ventralkippung entsteht, welche beim Axis am größten ist und sich stufenweise von Segment zu Segment nach kaudal vermindert, wogegen in den unteren Halssegmenten eine sich nach kranial vermindernde Dorsalkippung zustande kommt, darf geschlossen werden, daß dieser Befund als Ergebnis der Einwirkung zweier entgegengesetzter Kräftekomponenten entsteht. Auf diese Weise haben wir verschiedene Kräftekomponenten identifizieren können, die am Mechanismus der Synkinesen, d. h. des Gelenkspiels der HWS beteiligt sind.

Wir haben erkannt, daß das Summationsbild der Rotation oder der Seitneigung der HWS hauptsächlich von 4 Komponenten bestimmt wird: dem kranialen Zug der kraniozervikalen Muskelgruppe, dem kranialen Zug des Lig. nuchae, dem kaudalen Zug der zervikothorakalen Muskeln und der kaudalgerichteten Resistenz des Bandapparats des zervikothorakalen Übergangs. Da die gegenseitigen Beziehungen dieser Komponenten individuell sehr verschieden sind, ist auch das Ergebnis ihres Zusammenspiels sehr verschieden.

Wenn der kraniale Zug der kraniozervikalen Muskelgruppe überwiegt, wird z. B. die stärkste Ventralkippung in den oberen Halssegmenten beobachtet, und je stärker die Einwirkung ist, desto weiter reicht sie nach kaudal. Somit liegt dann die Nullzone, wo die entgegengerichteten Kräfte im Gleichgewicht stehen und wo keine Stellungsveränderungen zu sehen sind, verschieden hoch. In den unteren Halssegmenten besteht eine Dorsalkippung der Wirbel. Umgekehrt, wenn der kraniale Zug des Nuchalbandes überwiegt, entstehen Ventralkippungen der unteren Halssegmente, die sich nach kranial vermindern, so daß die Nullzone individuell verschieden hoch liegt und einige der oberen Halswirbel dorsal gekippt sein können.

Die Rotationssynkinese des Axis wird nach kaudal bis in die obere Brustwirbel-

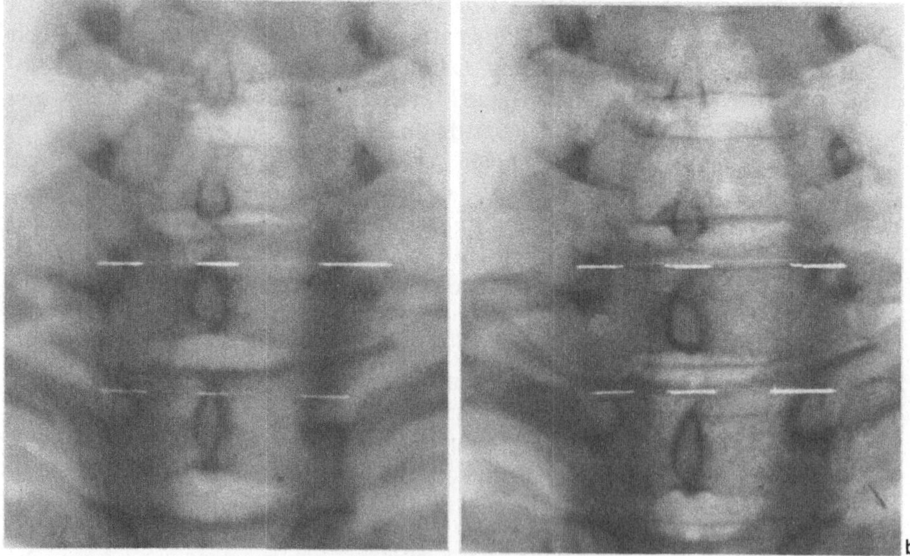

Abb. 1 a u. b. In der Neutralhaltung nach Rückkehr aus der maximalen Seitneigung (**b**) können im Vergleich zur Neutralhaltung vor der Seitneigung (**a**) deutliche Dorsalkippungen der C7- bis Th2-Wirbel beobachtet werden

säule übertragen. Damit wird die Seitneigung des HWS von Synkinesen in der sagittalen und horizontalen Ebene begleitet, ergänzt, unterstützt und erleichtert.

Zu den bemerkenswerten Eigenschaften der Mechanik der HWS-Gelenkspiels, die durch unsere Forschungen erkannt wurden, gehören ferner:

1. Die suprasegmentale Übertragung der Kräftekomponenten: Eine leichte Rückbeugung des Kopfes, welche die Stellung der benachbarten Wirbel noch nicht beeinträchtigt, führt aber z. B. zu einer ausgiebigen Ventralkippung der entfernten unteren Halswirbel.
2. Die Tendenz zum Verharren in der durch die Synkinese erreichten Stellung: Diese Tendenz, nach Rückkehr in die Neutralhaltung zu persistieren (Abb. 1), ist ein bedeutendes Phänomen, das vermutlich die mechanische Grundlage der segmentalen Blockierungen darstellt.
3. Die starke Beteiligung der Wirbelsäulendynamik an den üblichen Alltagsbewegungen wie z. B. Heben und Tragen von Lasten. Diese Beteiligung weist auf eine gewisse pathogenetische Beziehung hin.

Die Studien über die oben erwähnten neuen Parameter der HWS-Dynamik vor und nach der Manipulation von segmentalen Blockierungen zeigten, daß die Synkinesen der Seitneigung in der Sagittalebene nicht nur die größte Tendenz zur Persistenz aufweisen, sondern daß sie auch diejenige Kräftekomponente sind, welche durch den Eingriff meistens günstig beeinflußt werden (Abb. 2 u. 3). Damit wäre die Blockierung eine Bewegungseinschränkung im Bereich dieser Synkinesen.

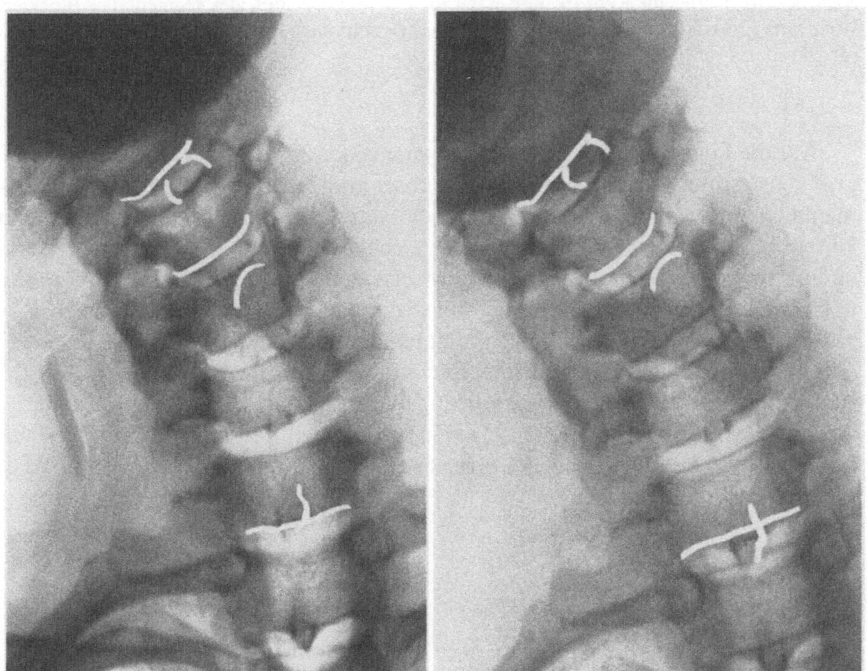

Abb. 2 a u. b. Seitneigung vor (**a**) und nach (**b**) der Manipulation der segmentalen Blockierung. Nach dem Eingriff stehen die oberen Halswirbel mehr nach ventral, die unteren mehr nach dorsal gekippt

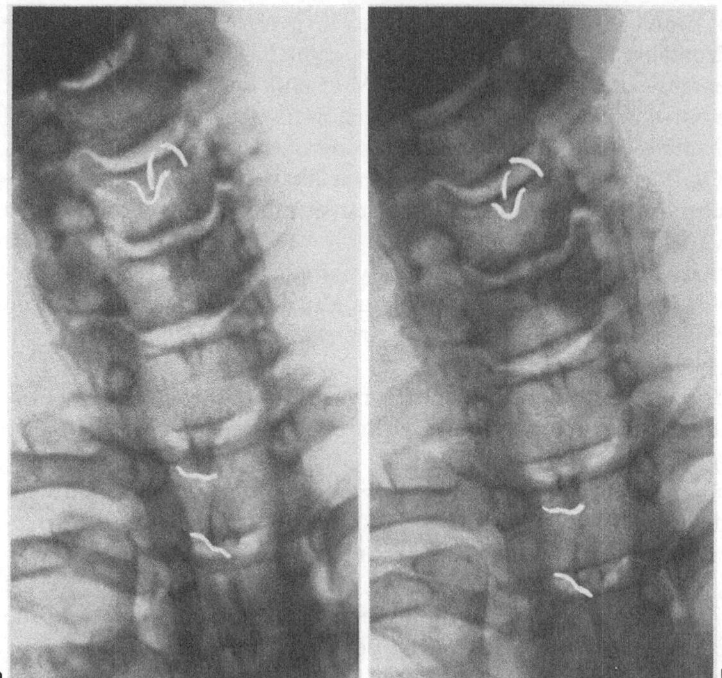

Abb. 3a u. b. Seitneigung vor (**a**) und nach (**b**) der Manipulation der segmentalen Blockierung. Nach dem Eingriff (**b**) stehen die oberen Halswirbel mehr nach ventral, die unteren mehr nach dorsal gekippt als vor dem Eingriff

Auf die Lockerung des Bewegungssystems der HWS durch den manuellen Eingriff reagiert das ganze System unmittelbar, und zwar nach dem Prinzip der segmentalen Alternanz. Damit ist es möglich, eine verbesserte segmentale Beweglichkeit zu erreichen ohne den gesamten Ausschlag der HWS-Seitneigung wesentlich zu überschreiten. Diese Ergebnisse beweisen zweifelsohne, daß die Einwirkung einer monosegmentalen Blockierung auf die ganze HWS reflektorischer Art ist und sich damit im Bereich der intersegmentalen Muskulatur abspielt.

Ich hoffe, die Stellung des Röntgenverfahrens für die Erforschung der Wirbelsäulendynamik durch meine Ausführungen dargelegt zu haben. Die Bedeutung der auf diese Weise erreichten Kenntnisse für die Prävention, Diagnostik und Behandlung der Wirbelsäulenleiden ist offensichtlich. Weitere Forschungen auf diesem Gebiet sind vorgesehen.

H. ERDMANN

Biomechanische Voraussetzungen des Hexenschusses

Innerhalb der bandscheibenbedingten lumbalen Schmerzsyndrome sind wir gewohnt, 2 Untergruppen zu unterscheiden, nämlich die im lumbalen Bereich lokalisiert bleibende *akute Lumbago* und das diesen Bereich überschreitende, durch Ausstrahlung ins Bein hervorstechende *ischialgische Syndrom* (Tabelle 1). Diese grundsätzliche Unterscheidung zwischen lumbalgischen und ischialgischen Schmerzsyndromen mag eine bewußt vereinfachende Arbeitsbasis sein - Tilscher spricht in diesem Zusammenhang von einer „Grobunterteilung" -, sie hat sich jedenfalls in der praktischen ärztlichen Tätigkeit seit Reischauers Zeiten, d. h. also seit über 30 Jahren ausgezeichnet bewährt und sollte deshalb auch weiter beibehalten werden.

Im Hinblick auf die akute Lumbago hat die oben gegebene pathognomonische Unterscheidung allerdings auch ihre Konsequenzen. Wenn schon klargestellt ist, daß der Bandscheibenvorfall beim Zustandekommen der akuten Lumbago keine Rolle spielen soll, sondern irgendetwas anderes, dann wird jeder Arzt sofort fragen: Was ist denn dann in diesen Fällen schuld? So einfach die Angelegenheit im Falle der radikulären Ischias aussehen mag, weil hier der Bandscheibenvorfall in den meisten Fällen den krankmachenden Faktor ausmacht, so schwierig wird es, den *mechanischen Störungsfaktor* zu benennen, der im Falle des akuten Hexenschusses die Rolle der ausschlaggebenden Schmerzquelle zu übernehmen hat.

Die Rolle der Wirbelbogengelenke

Es ist hinreichend bekannt, daß die Blockierung in einem bestimmten lumbalen Bewegungssegment als das wesentliche Störungsmoment angesehen wird, und zwar deshalb, weil das Phänomen der Blockierung 3 wichtige Beobachtungen ohne weiteres zur Deckung bringt:

Tabelle 1. Differentialdiagnose Lumbago/Ischias

Ischiassyndrom	Akute Lumbago
Leitsymptom: Schmerz, ausstrahlend in ein Bein Die nervalen Symptome haben radikulären Charakter Raumbeeengender Prozeß im Wirbelkanal (oder im Zwischenwirbelkanal) zu unterstellen, Bandscheibenvorfall in der Regel vorhanden	Leitsymptom: Lokaler Rückenschmerz, begleitende Beinschmerzen fakultativ Die nervalen Symptome sind nicht radikulär Kein raumbeengender Prozeß im Wirbelkanal, meist Insufficientia intervertebralis, Bandscheibenvorfall nicht vorhanden

a) Den Umstand, daß das entsprechende klinische Symptom mitunter *plötzlich* eintritt und durch manuelle Lösung ebenso schnell wieder beseitigt werden kann.
b) Den Umstand, daß Nervenwurzel-Reizerscheinungen bei der Lumbago für gewöhnlich *fehlen*. Die Blockierung als klinisches Symptom braucht keine zusätzliche mechanische Tangierung von Rückenmarkswurzeln. Die Blockierung eines Wirbelbogengelenks erzeugt schon für sich allein einen lebhaften Rückenschmerz.
c) Die Besonderheit, daß mit dem akuten Rückenschmerz immer auch eine quälende *Bewegungsunfähigkeit* in Richtung bestimmter Bewegungsexkursionen verbunden ist, also das „restricted movement", das natürlich sofort an die Meniskuseinklemmung im Kniegelenk erinnert.

Da diese Dinge seit dem Erscheinen des schönen Buches von Zukschwerdt, Emminger, Biedermann und Zettel hinreichend dargestellt sind, muß ich nicht näher ins Detail gehen. Eben diese Autoren haben auch speziell die Rolle der *Wirbelbogengelenke* als entscheidend herausgehoben und außerdem den Grundvorgang erläutert, welcher der Entwicklung einer individuellen Hexenschußneigung vorauszugehen pflegt, nämlich die schleichende Qualitätsminderung des mechanischen Haftapparats im lumbalen Bewegungssegment. In biomechanischer Hinsicht bildet diese Qualitätsminderung, die Junghanns (1979) als eine Sonderform der Insufficientia intervertebralis bezeichnet hat, in aller Regel den Grundstock bzw. die Ausgangsbasis, aus der heraus die chronisch-rezidivierende Hexenschußneigung zustande kommt, jene Störanfälligkeit also, durch die sich der Lumbagopatient von seinen vorteilhafter ausgestatteten Altersgenossen zu unterscheiden pflegt. Die akute Lumbago ist damit der fakultative, von Zeit zu Zeit eintretende Katastrophenfall, der gelegentlich wie ein Blitz aus heiterem Himmel einschlagen kann. Wenn der diskoligamentäre Spannungsausgleich im einzelnen Bewegungssegment erst einmal qualitativ angeschlagen oder gar liquidiert ist, dann sind ungewollte Falschbewegungen im Bewegungssegment möglich. Das betroffene Bewegungssegment verklemmt sich, die beteiligten Wirbelbogengelenke werden durch das ungewollte Dérangement im Segmentkomplex unversehens verkantet, mechanisch malträtiert oder verprellt. Das Wirbelbogengelenk nimmt übel und damit beginnt die Situation des akuten Hexenschusses.

Zusätzliche biomechanische Gesichtspunkte

Bis hierhin ist die pathogenetische Vorstellung vom Zustandekommen des akuten Hexenschusses so plausibel, daß eine Wiederholung des bereits Bekannten als überflüssig erscheinen könnte. Tatsächlich sind aber ergänzende biomechanische Überlegungen und Beobachtungen unerläßlich, und zwar deshalb, weil die eben vorgetragene Erklärungsweise für die Hexenschußentstehung einen bedenklichen Haken hat. Sie kann nämlich 2 wichtige Besonderheiten zunächst nicht verständlich machen:

a) den episodischen Charakter bzw. den flüchtigen Ablauf der akuten Schmerzzustände,
b) die erhöhte Störanfälligkeit, die gerade für die lumbale Region der Wirbelsäule in dieser Beziehung konstatiert werden muß.

Hier müssen wohl doch noch zusätzliche Beobachtungen herangezogen werden, um etwas, was prima vista unerklärlich zu sein scheint, unserem Verständnis zugänglich zu machen. Eben darüber soll hier berichtet werden.

Das episodische Auftreten der Hexenschüsse

Das degenerative Geschehen im Haftapparat des intervertebralen Bewegungssegments ist ein chronisches, über Jahre hin weiterlaufendes prozeßhaftes Leiden; die entsprechende Qualitätsminderung des Haftapparats ist mithin ein Dauerzustand. Die Progredienz des Zermürbungsvorgangs (Abb. 1) ist von Fall zu Fall verschieden, auf jeden Fall ist der allmähliche *Schwund des Quelldrucks* im Bandscheibenkörper und die Liquidierung des diskoligamentären Spannungszustandes der hervorstechende biomechanische Tatbestand des Grundleidens und steht mehr oder weniger bald am vorläufigen Ende der pathogenetischen Kette. Nur eine Auswahl von Menschen ist in dieser Hinsicht disponiert. Wer allerdings zum Hexenschuß neigt, der weiß jedenfalls nach kurzer Erfahrung Bescheid: Auch wenn ich im Augenblick schmerzfrei bin und seit Monaten keinen Hexenschuß mehr durchgemacht habe, ich muß mich in acht nehmen! Ich muß unkoordinierte Falschbewegungen möglichst vermeiden. Bei schwerergradigen Hebeleistungen muß ich v. a. Beine, Becken und Rumpf auf dieses willentlich eingeleitete Aktionsprogramm sorgfältig einstellen, damit nichts passiert. Dabei weiß ich aus schmerzlicher Erfahrung, daß die Mehrzahl der bisher erlittenen Hexenschüsse bei ganz banalen tägli-

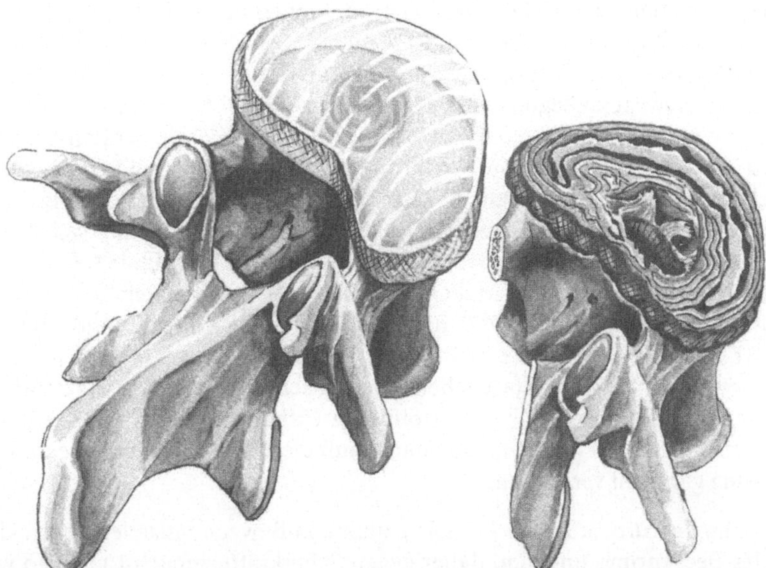

Abb. 1. Halbschematische Darstellung des Bandscheibenverschleißes. *Links* normale Verhältnisse. Bandscheibenkörper von angemessener Höhe, Turgor erhalten, die knöchernen Kanten der Wirbelkörperdeckplatte sind stumpf und glatt. *Rechts* Bandscheibenkörper verschlissen, Bandscheibenhöhe herabgesetzt, innere Aufléderung, Turgor erloschen, die Kanten der Wirbelkörperdeckplatte sind durch Randlippen aufgeworfen und entstellt

chen Verrichtungen oder Bewegungsgelegenheiten aufgetreten sind, die mit „schwerem Heben“ gar nichts zu tun hatten[1]. Das oft angeschuldigte „schwere Heben“ ist also keineswegs die Conditio sine qua non, ohne deren Vorhandensein derartige Falschbewegungen etwa hätten vermieden werden können.

Vor allem stellt sich ja die Frage: Warum bin ich in den Pausen zwischen den einzelnen Lumbagoanfällen fast beschwerdefrei? Oft Monate lang? Die Qualitätsminderung, von der oben die Rede war, ist ja ein *Dauerzustand*. Welche Manifestationsfaktoren müssen denn noch hinzukommen, damit sich die latent schwelende Hexenschußneigung in Form von gelegentlichen Explosionen dramatisch äußert?

Die biomechanische Antwort auf diese Fragen kann nur lauten: Dem lebendigen Organismus stehen verschiedene Schutzvorkehrungen, gewissermaßen *Sicherungseinrichtungen* zur Verfügung, die den Mißstand der Insufficientia intervertebralis über längere Zeit ausreichend zu kompensieren vermögen. Diese Sicherungseinrichtungen sind imstande, den fortdauernden Materialfehler im Bewegungssegment lange Zeit auszugleichen und damit akute Versagenszustände zu verhindern. Aber sie funktionieren eben auch nicht immer und sind v. a. im Hinblick auf ihre tatsächliche protektive Wirksamkeit an bestimmte Grundbedingungen geknüpft.

Sehen wir uns also einige dieser Sicherungseinrichtungen genauer an.

a) Im Bewegungssegment L5/S1: Das unterste Bewegungssegment in der Reihe ist, biomechanisch gesehen, mit einem besonders hohen Beanspruchungsrisiko belastet. Es liegt nämlich auf der Grenze zwischen der lumbalen Wirbelkette, die in sich beweglich ist, und dem langgestreckten Kreuzbeinkörper, der in sich starr bzw. unbeweglich ist. Außerdem befindet sich der Bandscheibenraum des untersten Bewegungssegments bei vielen Menschen im Stehen in einer physikalisch auffallenden Position: Die Ebene des Bandscheibenkörpers bzw. der Deckplatte von S1 ist schräg gestellt, nach vorn unten abschüssig. Dies vermittelt zunächst den Anschein, dieses Bewegungssegment müsse zwangsläufig einer besonderen *Scherbelastung* ausgesetzt sein. Man könnte ja von einer schiefen Rutschebene sprechen. In der Tat ist das Bewegungssegment L5/S1 in den meisten Fällen mit einem verstärkten Sicherungsapparat ausgestattet. Der Wirbel L5 wird durch kräftige Bandmassen rechts und links nach hinten hin fixiert. Die Ligg. iliolumbalia verbinden den Wirbel L5 durch Vermittlung der beiden Querfortsätze fest mit dem Beckenring. Weitere Bandzüge, die vom Beckenkamm ausgehen, umfassen die Vorderwand des Bandscheibenkörpers L5/S1 nach Art einer Kinnschleuder und sind daher geeignet, alle jene Scherkräfte wirksam aufzufangen, die sich in transversaler Richtung bzw. in Richtung der Rutschebene theoretisch (d. h. wenn die als Sperriegel wirksamen Wirbelbogengelenke nicht ohnehin vorhanden wären) an der Bandscheibenmasse auswirken könnten. Demnach muß die Bandscheibenmasse diese Scherbelastung gar nicht verkraften.

b) Auf der Strecke L1 bis L4: Die genannten Bewegungsstellen liegen alle oberhalb des Beckenrings und sind daher gegen Scherkräfte zunächst nicht so wirkungsvoll abgesichert wie L5 auf der Kreuzbeindeckplatte. Sie bleiben indessen in dieser Beziehung doch nicht ganz ohne mechanischen Schutz. Hier wirkt sich nämlich die

[1] Gerade der Gesichtspunkt der Austauschbarkeit solcher Gelegenheiten im Hinblick auf den eingetretenen Erfolg spielt in der Unfallbegutachtung eine wichtige Rolle

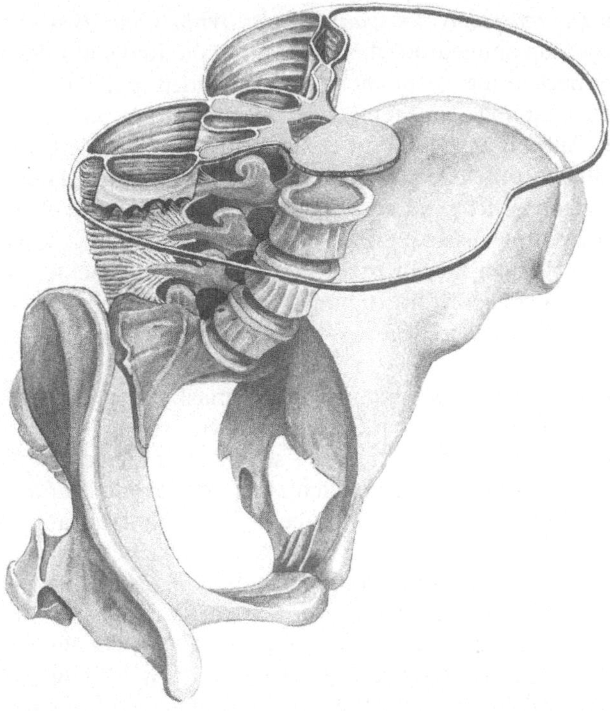

Abb. 2. Die Muskellogen der autochthonen Rückenstreckermuskeln. Das oberflächliche Blatt der Fascia lumbodorsalis setzt an der Dornfortsatzreihe an, das tiefe Blatt jeweils an den Querfortsätzen. Ventral davor - halbschematisch - die Logen für den M. quadratus lumborum von rechts und links. Halbschematischer Transversalschnitt durch den Rumpf auf Höhe des 2. Lendenwirbels

Fascia lumbodorsalis hilfreich aus. Wir unterscheiden ein oberflächliches und ein tiefes Blatt der Fascia lumbodorsalis (Abb. 2). Zwischen den beiden Blättern existiert ein köcherförmiger langgestreckter Hohlraum, der nach unten hin spitz zuläuft. Er birgt in seinem Inneren die Masse der Erector-trunci-Muskeln. Die beiden Blätter der Faszie wirken nicht etwa nur als Bremszüge, indem sie exzessive Vorwärtsbeugungen der Lendenwirbelsäule bremsen, sie liefern vielmehr zugleich auch eine wirksame ligamentäre Fesselung gegen Scherkraftimpulse, die sich in *transversaler* Richtung auswirken könnten - jetzt allerdings zuständig für die Wirbel L1-L4, die räumlich oberhalb des Beckenrings gelegen sind. Der Querdurchmesser der Muskelmasse, die in dem aponeurotischen Köcher untergebracht ist, vergrößert sich bei aktiver Kontraktion, das von den Muskeln eingenommene Volumen wird mächtiger. Auf diese Weise wirkt sich der Massenkörper der Muskeln nach Art eines Dehnungskeils auf den Raum der aponeurotischen Scheide aus. Dieser Effekt steigert die Zirkulärspannung in der Wand der fibrösen Muskelscheide, wobei man übrigens charakteristischerweise eine Ausbeulung des oberflächlichen Faszienblatts unter der deckenden Haut deutlich tasten kann. Voraussetzung für diesen Wirkungsmechanismus als Dehnungskeil ist natürlich, daß sich die eingeschlossene Muskelmasse tatsächlich im entscheidenden Moment funktionell auf Hochspannung befindet.

c) Die muskuläre Verspannung der Wirbelsäule: Bisher war nur von Bandmassen bzw. von aponeurotischen Strukturen die Rede, mit denen der Wirbelsäulensockel im Beckenring verspannt ist. Dabei handelt es sich aber nur um passive Formen der Verspannung. Der Biomechaniker spricht von „passiv tätigen Strukturen". Die aktive Aufrichtung der Wirbelsäule muß durch andere Strukturen geleistet werden, nämlich durch die Wirbelsäulenhaltemuskulatur. Hiermit ist nicht etwa nur der Erector trunci gemeint, sondern es sind alle Muskelzüge angesprochen, die vom Beckenring ausgehen und von dieser Verspannungsbasis aus nach kranial die Wirbelsäule oder den Brustkorb erreichen. Man beachte, daß hierzu auch die Bauchmuskeln gehören, überhaupt alle Muskelmassen, die in der vorderen und der seitlichen Bauchwand liegen.

d) Die Bauchblase: Wenn von der muskulären Verspannung der Wirbelsäule im Beckenring die Rede ist, fällt es zunächst schwer zu begründen, inwiefern diese als Schutzeinrichtung oder gar als schonendes Element zu Gunsten der Bandscheiben wirksam sein soll. Schließlich *nimmt* der axiale *Druck* in der Wirbelkörper-Bandscheiben-Reihe ja *zu,* wenn die Spannmuskulatur auf Hochdampf arbeitet. Trotzdem bildet die konstruktive Ausgestaltung der Verspannungsmuskulatur eine häufig übersehene Einrichtung, die sehr wohl geeignet ist, die mechanische Belastung der lumbalen Bandscheiben entscheidend herabzusetzen: die *Bauchblase.*

Der betreffende Mechanismus ist von großer Bedeutung beim Gewichtheben: Der Hebende atmet zunächst tief ein, dann schließt er die Stimmritze, bringt das Zwerchfell in maximal mögliche Inspirationsstellung und bewirkt so eine bewußte Druckerhöhung im Bauchraum. Natürlich funktioniert dies nur, wenn auch alle Muskelzüge, die die Wand der Bauchblase zusammensetzen, auf maximale Spannleistung hin innerviert sind. Zu den verschiedenen Wandabschnitten der Bauchblase gehören die Erector-trunci-Muskeln, weiterhin das Zwerchfell oben, der Quadratus lumborum hinten und der muskuläre Beckenboden unten. Nur dann, wenn sie *alle zu gemeinsamer Arbeit* zusammenwirken, funktioniert die Bauchblase.

Man hat mit den Mitteln der geometrisch-physikalischen Berechnung an entsprechenden Modellen ausgerechnet, was die Bauchblase beim Gewichtheben zu bringen vermag: Wenn sich ein Mann beispielsweise aus dem Stand heraus nach vorn beugt und ein Gewicht von 90,7 kg beidarmig und frei in Kniehöhe hält, dann beträgt die theoretisch errechnete Drucklast, die im rechten Winkel zur Bodenplatte der Bandscheibe L5/S1 drückt, nach den Berechnungen von Morris et al. 939,4 kg. Rein theoretisch würde die Drucklast diesen extrem hohen Wert erreichen, wenn es die Bauchblase nicht gäbe. Berücksichtigt man dagegen die Wirkung der Bauchblase bzw. diejenige des Bauchhöhleninnendrucks und die stabilisierende Wirkung der prallgespannten Bauchblasenwand, so wird die Bandscheibe L5/S1 wesentlich weniger belastet. Dann beträgt die Drucklast nur 672,7 kg. Auch dabei handelt es sich nur um theoretische Berechnungen, d. h. solche unter der Voraussetzung, daß weitere, ebenfalls entlastende Parameter nicht vorhanden seien. Alles spricht dafür, daß es in der Tat *weitere* mechanische Einrichtungen gibt, welche die Bandscheibe L5/S1 zusätzlich entlasten, so daß in der praktischen Wirklichkeit auch dieser reduzierte Wert von 672,7 kg bei weitem nicht erreicht wird. In der Regel dürfte der Maximalwert von 500 kg nur ausnahmsweise, also nur unter ganz besonderen und nur kurzfristigen Bedingungen jemals erreicht werden.

Abschließend wollen wir einen kurzen Blick auf die *Störanfälligkeit* der verschiedenen Sicherungseinrichtungen werfen und die Gelegenheiten ins Auge fassen, bei denen sie ungewollt versagen können.

a) Ligamentäre Verspannung auf Höhe von L5: Nicht alle Menschen verfügen über ein voll wirksames Lig. iliolumbale bzw. über die wünschenswerte Bänderfesselung des 5. Lendenwirbels im Beckenring. Je höher sich der 5. Lendenwirbel über das Niveau der Verspannungsbasis, nämlich des Beckenrings erhebt, um so eher geht er der in der richtigen Zugrichtung verlaufenden Bänderfesselung verlustig und umgekehrt. Diejenige Struktur des Beckenrings, die als brauchbare Meßebene für die Erfassung der räumlichen Beziehungen gelten kann, ist die Formation der *Beckeneingangsebene.* Je nach der relativen Position des Wirbels L5 zu dieser Beckeneingangsebene unterscheiden wir einen Promontoriumtiefstand, einen normalen Promontoriumstand und einen Promontoriumhochstand. Der Promontoriumhochstand ist für die Bänderfesselung des Wirbels L5 verständlicherweise ungünstig.

b) Fascia lumbodorsalis: Der Dehnungskeil im aponeurotischen Köcher der Fascia lumbodorsalis funktioniert nur, wenn die entsprechende Muskelfüllung ihre volle Expansionsfähigkeit erreicht. Die Erector-trunci-Muskeln müssen auf Höchstspannung eingestellt und die lumbale Wirbelsäule möglichst in einer aufgerichteten, also leicht lordotisch gekrümmten Position gehalten sein. Bei maximaler Kyphosierung der Lendenwirbelsäule im Augenblick des schweren Hebens funktioniert die Einrichtung des muskulären Dehnungskeils nicht.

c) Muskuläre Verspannung: Alle Einflüsse, die geeignet sind, das nervale Reglersystem für die Aktivierung und Kontrollierung der muskulären Spannleistungen zu stören oder zu unterbrechen, bilden ein Risiko für die muskuläre Verspannung der Wirbelsäule im Beckenring und lassen die Neigung zum akuten Hexenschuß entstehen. Hier sind zu nennen: psychische Ermüdung, die ja bekanntlich mit einer Herabsetzung der Aufmerksamkeit einhergeht, muskuläre Ermüdung bei einem pausenlos fortlaufenden Arbeitseinsatz und damit gekoppelte Minderung der muskulären Reaktionsbereitschaft; eigene Unachtsamkeit bei verwindenden Rumpfbewegungen, unfreiwilliges Ausgleiten auf glattem Boden, mangelhafte Standfestigkeit beim Arbeiten auf unebenem und ungefestigtem Erdreich; hinzu kommen die unvorhersehbaren Ablenkungen durch Zwischenrufe, durch plötzlich auftauchende Gefahrmomente usw. Die Traumatologie kennt weitere Beispiele der plötzlichen Fehlbelastung bei Hebearbeiten mit Mehrpersoneneinsatz und spricht in diesen Fällen vom „unkoordinierten Ruck“. Auch dies sind Gelegenheiten, die häufig am Startpunkt eines neuen Hexenschusses stehen.

d) Einsatz der Bauchblase: Es läßt sich denken, daß ähnliche Störmomente, wie sie eben für das Paradigma der muskulären Verspannung allgemein genannt wurden, ebenso auch für den Einsatz der Bauchblase zuständig sind. Die Bauchblase kann nur funktionieren, wenn die Stimmritze im entscheidenden Augenblick auch wirklich geschlossen bleibt. Auch die Bauchblase bewährt sich am besten, wenn der Rumpf in aufrechter Haltung und die Lendenwirbelsäule in leicht lordotischer Position gehalten wird.

Insgesamt zeigen die angeführten Beispiele, daß es vielerlei Situationen gibt, welche geeignet sind, den schonenden Effekt der beschriebenen Sicherungseinrichtungen außer Kraft zu setzen. Wenn nun schon einmal das Manko der Qualitätsminderung in einem bestimmten lumbalen Bewegungssegment besteht und der Träger dieser angeschlagenen Wirbelsäule zu gelegentlichen Hexenschüssen neigt, dann erklären diese Beispiele auch den episodischen Charakter der Hexenschüsse.

Die erhöhte Störanfälligkeit der lumbalen Wirbelsäule

Es gibt 2 Gründe für die erhöhte Disposition gerade der Lendenwirbelsäule für den Eintritt akuter Verblockungszustände.

a) Das spezielle Bewegungsmuster der Wirbelbogengelenke im Lendenabschnitt: In der Lendenwirbelsäule stehen die Gelenkspalten der Wirbelbogengelenke zwar nahezu senkrecht zur mittleren Tragebene des zugehörigen Wirbelkörpers, sie divergieren aber nach dorsal hin, etwa in der Form (Abb. 3) von 2 aufgeschlagenen Flügeltüren. Bei der Vor- und Rückwärtsbeugung ist das zugehörige Bewegungsmuster relativ leicht zu verstehen; die teleskopartigen Gleitbewegungen der miteinander korrespondierenden Gelenkfortsätze lassen solche Bewegungsausschläge zu. Bei der Vorwärtsbeugung gleiten die artikulierenden Gelenkfacetten aneinander vorbei mit Abstandserhöhung des intervertebralen Raums, bei Rückwärtsbeugung treten sie zunächst in Paßstellung zurück und gleiten bei forcierter Rückwärtsbeugung dann noch weiter zurück, ggf. auch dann im Sinne eines umgekehrten „telescoping". Problematisch wird es erst, wenn wir die Rotation um die Längsachse der Rumpfsäule betrachten. Wo soll die Rotationsachse liegen bzw. der *Drehpunkt,* wie

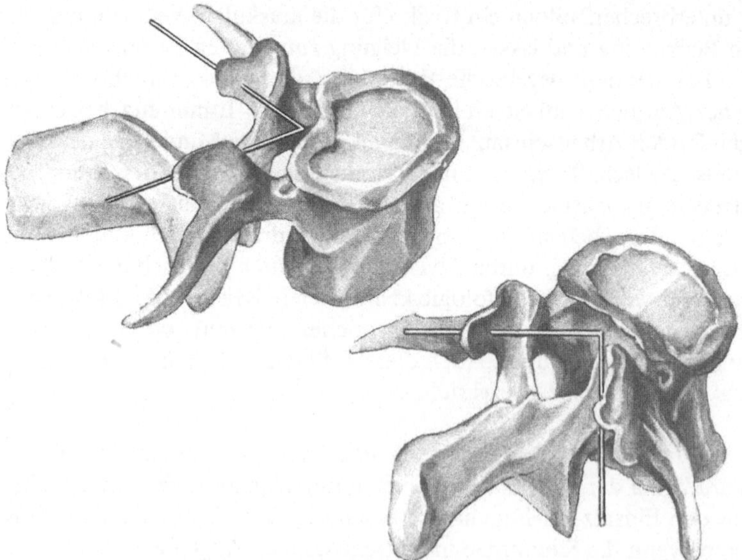

Abb. 3. Grundform des Lendenwirbels. Dargestellt ist die räumliche Anordnung der Gelenkfacetten der Wirbelbogengelenke im Verhältnis zur sagittalen Mittelebene der Wirbelkörperreihe. Beachte, daß die Gelenkfacetten gemuldet sind

wir die Stelle auf dem Transversalschnitt durch die lumbale Wirbelsäule nennen? Dorsal im Bereich des Dornfortsatzes kann der Drehpunkt nicht liegen. Dies würde ja bedeuten (Abb. 4), daß der Wirbelkörper vorn im Bereich der Wirbelkörperreihe eine scherende Dreh-Gleit-Bewegung vornehmen müßte, und zwar im Hinblick auf den langen Hebelarm (vom dorsal angenommenen Drehpunkt aus nach ventral bis zum vorderen Wirbelkörperrand) mit einer unvorstellbaren Dreh-Gleit-Exkursion. Diese Mutmaßung ist also unrealistisch.

Praktisch bedeutet dies, daß sich der Drehpunkt eben nicht geometrisch bestimmen läßt, d.h. nicht durch Auswertung der am anatomischen Präparat ermittelbaren Gleitfläche der Gelenkfortsatzfacetten. Die rein geometrische Rekonstruktion des angeblichen Drehpunkts führt zu falschen biomechanischen Schlußfolgerungen, der Drehpunkt muß weiter vorn sitzen. Die geometrische Ermittlung des Drehpunkts eignet sich nur für sog. formschlüssige Gelenke. Musterbeispiel: das Hüftgelenk. Aus der Form der Hüftpfanne und der komplementären Form des Hüftkopfs läßt sich der Drehpunkt geometrisch bestimmen. Aber die Wirbelbogengelenke der Lendenwirbelsäule funktionieren eben nicht „formschlüssig" sondern „kraftschlüssig". Dies bedeutet: Die außerhalb des Gelenkraums wirksamen Kräfte der gelenküberziehenden Muskelmassen und die passive Verformbarkeit der Wirbelkörperreihe (einschließlich der bewegungshemmenden Längs- und Verstärkungsbänder der Wirbelsäule) bestimmen gemeinsam die Richtung der Gelenkausschläge in den lumbalen Bewegungssegmenten. Daß es dabei im Falle der Rotation zu Abhebelungen zwischen den Knorpelfacetten und auch zu temporären plastischen Verformungen der Knorpelschicht kommen muß, ist einleuchtend. Ob es dabei auch kurzfristig Situationen des aufgehobenen Flächenschlusses (Abb. 5) gibt, ist nicht bekannt. Insgesamt wirken diese „kraftschlüssigen" Bewegungsexkursionen im Wirbelbo-

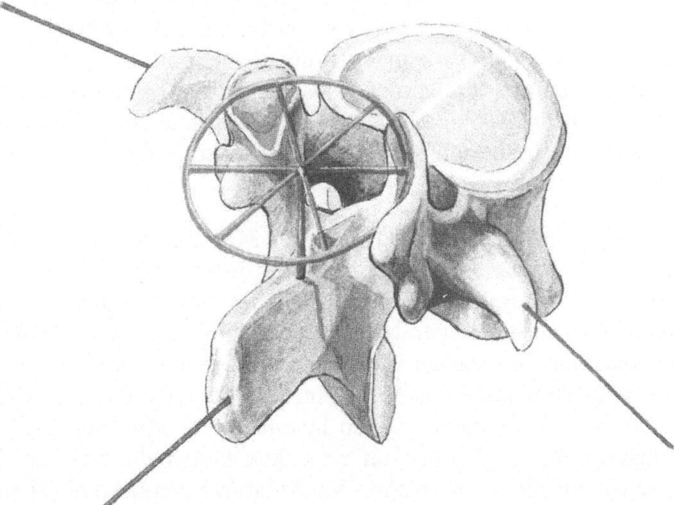

Abb. 4. Die Gelenkfacetten als Teilabschnitte aus einem zylindrischen Hohlkörper. Die geometrisch ermittelte Zentralachse des Zylinders steht auf dem oberen Grat der Dornfortsatzwurzel, etwa 1 cm dorsal des Wirbelkanals. Hier kann die tatsächliche Drehachse für Rotationen im lumbalen Bewegungssegment jedoch nicht liegen

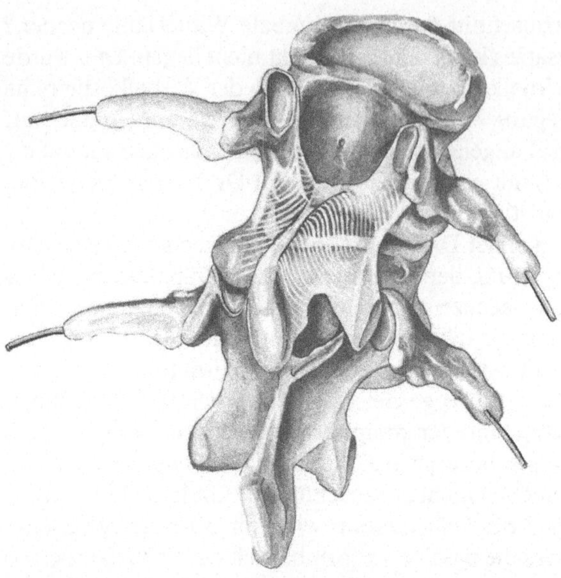

Abb. 5. Rotation nach rechts. Die Rotation des oberen Wirbels auf dem unteren ist kombiniert mit einer Seitneigung nach rechts. Die Gelenkfacetten in den Wirbelbogengelenken rechts und links geraten zwangsläufig in eine verkantete Position, links in Distraktion nach oben und Klaffstellung, rechts in teleskopartige Verschiebestellung nach unten und Klaffstellung

gengelenk, wenn wir uns ausschließlich an die Facettenstellung der rein knöchernen Gelenkfortsatzfiguren halten, geradezu als *Inkongruenzstellungen*. Solche Inkongruenzstellungen (Abb. 5) gehören jedenfalls zum Grundmuster des Bewegungsspiels in „kraftschlüssig" funktionierenden Gelenken. Damit sie aber auch reversibel bleiben und nicht etwa zu bleibenden Verklemmungen führen, ist das „kraftschlüssige" Bewegungsspiel um so mehr auf den intakten Zustand des diskoligamentären Spannungsausgleichs angewiesen. Eben dies ist ein Grund, der uns erklärt, warum die Wirbelsäule überhaupt, v. a. aber der lumbale Abschnitt der Wirbelsäule eine erhöhte Disposition zum Eintritt gelegentlich einsetzender akuter Verblockungen aufweist.

b) Die angehobene Leistungsstufe der Muskulatur: Eine leicht einsehbare biomechanische Gesetzmäßigkeit läßt sich so formulieren: Je mehr die Form der Tragsäule von der Grundform des geraden Stabes abweicht und je beweglicher der betreffende Wirbelsäulenunterabschnitt in sich ist, um so mehr wird die Aufgabe der Stützleistung den starren Elementen, also den Knochen, teilweise weggenommen und stattdessen auf andere Elemente übertragen, die in sich bildsam sind; und zwar entweder auf die passiv tätigen ligamentären Strukturen der Rumpfsäule (Sicherungseinrichtungen) oder auf den aktiv tätigen Faktor der Gesamtkonstruktion, nämlich auf die verspannende Muskulatur. Eben deshalb ist auch der *Muskelmantel* der Wirbelsäule gerade im Lendenteil in erhöhter Weise massiert. Die Anhäufung von Muskelmasse in diesem Teil der Rumpfsäule ist der Ausdruck eines erhöhten Leistungsanspruchs an die Muskeln in dieser Region. Die Muskeln wiederum sind jene Strukturen, die auf örtliche Malträtierungen in einzelnen Wirbelbogengelenken der Lendenwirbelsäule mit einem reflektorischen Hartspann reagieren. Und dies ist der andere Grund, warum die Disposition zu gelegentlichen Hexenschüssen gerade in der lumbalen Region am stärksten ausgeprägt ist.

Literatur

Cihak R (1981) Die Morphologie und Entwicklung der Wirbelbogengelenke. (Die WS in Forschung und Praxis, Bd 87, S 13–28)

Erdmann H (1960) Zur Statik des symmetrischen Assimilationsbeckens. (Die WS in Forschung und Praxis, Bd 15, S 103–130)

Farfan HF (1979) Biomechanik der Lendenwirbelsäule. (Die WS in Forschung und Praxis, Bd 80)

Junghanns H (1979) Die WS in der Arbeitsmedizin, Teile I 2–I 6. (Die WS in Forschung und Praxis, Bd 78, S 13–101)

Kummer B (1981) Biomechanik der Wirbelgelenke. (Die WS in Forschung und Praxis, Bd 87, S 29–34)

Niethard FU (1981) Die Form-Funktionsproblematik des lumbosakralen Überganges. (Die WS in Forschung und Praxis, Bd 90)

Putz R (1981) Funktionelle Anatomie der Wirbelgelenke. (Anatomie, Normale u. Pathologische, Stuttgart, Bd 43)

Rettig H (1959) Patho-Physiologie angeborener Fehlbildungen der Lendenwirbelsäule. Orthop [Suppl] 91

Schede F (1961) Grundlagen der körperlichen Erziehung, 4. Aufl Enke, Stuttgart

Zaunbauer W (1974) Normale Haltung und normale Beweglichkeit der Wirbelsäule. In: Diethelm L, Heuck F, Olsson O, Strnad F, Vieten H, Zuppinger A (Hrsg) Röntgendiagnostik der Wirbelsäule. Springer, Berlin Heidelberg New York (Handbuch der medizinischen Radiologie, Bd VI/1, S 114–140)

A. Brügger

Syndrome des oberen Körperviertels im Rahmen des sternosymphysalen Syndroms

Als Beitrag zum Verständnis der Funktionskrankheiten des oberen Körperviertels soll die Bedeutung der reflektorisch arthromuskulären Bewegungsstörungen, die im Rahmen des sternosymphysalen Syndroms für das Zustandekommen der Schmerzen des Nacken-Schulter-Arm-Gebiets und des Nacken-Kopfgebietes verantwortlich sind, abgehandelt werden.

Das sternosymphysale Syndrom ist das *Kernsyndrom der Funktionskrankheiten*. Es zeichnet sich klinisch aus durch das Auftreten einer Vielfalt von Schmerzen im Bereich des Rückens, des Nacken-Schulter-Arm-Gebiets sowie des Beckengürtels und der Beine.

Im Rahmen dieses Beitrags kann auf die Komplexität des sternosymphysalen Syndroms nicht gebührend eingegangen werden. Dagegen sollen die Schmerzen im Bereich des Nacken-Schulter-Arm-Gebiets sowie des Nackens und Hinterkopfs aus Sicht der Mechanismen dargelegt werden, welche den Funktionskrankheiten zugrunde liegen.

Unter *Funktionskrankheiten* (Brügger 1962, 1971, 1977) soll jene Gruppe von Krankheiten verstanden sein, die sich durch eine schmerzhafte Behinderung der Funktion, z.B. einer Armbewegung, oder der Einnahme einer bestimmten Körperhaltung, z. B. der Sitzhaltung, bemerkbar machen. Dabei zeigt sich, daß verschiedene Gewebe, v.a. aber Muskeln, Sehnen und Gelenke dann schmerzen können, wenn sie mittelbar oder unmittelbar an einer Bewegung beteiligt werden, auch wenn kein entsprechendes pathologisch-anatomisches Substrat nachweisbar ist.

Die Funktionskrankheiten sind daher von den „Substratkrankheiten" (Zellularpathologie) abzugrenzen, die sich auf lokalisierbare krankhafte Vorgänge beschränken, z. B. auf örtliche Gewebsschädigungen, auf eine bakterielle Monoarthritis u. a. Ebenso sind sie von jenen Krankheiten abzugrenzen, die auf krankhafte humoralpathologische Veränderungen zurückgehen, wie dies z. B. für die postinfektiöse Polyarthritis acuta zutrifft.

Wie kommen bei den Funktionskrankheiten die schmerzhaften Bewegungsstörungen, z. B. der Halswirbelsäule und des Armes, zustande?

Das Gehirn kennnt keine Muskeln, es kennt nur Bewegungen!

Grundlage für das Verständnis dieser Funktionskrankheiten bildet diese Tatsache, die bereits von John Hughlings Jackson (1834–1911) im vergangenen Jahrhundert vermerkt worden ist. Jackson faßte seine Erkenntnisse zusammen im Ausspruch:

„Nervenzellen kennen keine Muskeln, sie kennen nur Bewegungen". Guillaume Benjamin Amand Duchenne de Boulogne legte 1865 in seinem Hauptwerk *Physiologie des mouvements* dar: „L'action isolée d'un muscle n'éxiste pas à l'état normal".

Patrik Haglund hielt 1923 fest: „In dem System von Gelenken, das die Haltungs- und Bewegungsorgane des menschlichen Körpers bildet, kann man kein Gelenk in seiner Funktion von dem System in dessen Gesamtheit isolieren, am wenigsten von benachbarten Gelenkeinheiten. Es ist keine Haltung möglich, die nicht zu den Haltungen anderer Gelenke in Beziehung steht."

Zentralnervös gesteuerte Hemmung von Bewegungsabläufen

Behindert eine Störung einen Muskel, der an einem komplexen Bewegungsablauf beteiligt ist, wird der *gesamte* Bewegungsablauf gehemmt, sobald der Störherd dabei gereizt wird. Die Bewegungsbehinderung zieht daher stets ein ganzes System von Muskeln und Gelenken in Mitleidenschaft, und zwar derart, daß durch die Bremsung der Muskeln der Reizherd geschont wird. Die Bremsmechanismen werden v.a. durch die Aktivitäten der Nozizeptoren ausgelöst und erfassen die einschlägigen Muskeln des somatomotorischen Systems. Dieser Umstand begründet unseren Begriff des *nozizeptiven somatomotorischen Blockierungseffekts* (Brügger 1962, 1971, 1977). Der Blockierungseffekt führt zur Adynamie und Hypotonie jener Muskeln, die den Reizherd durch ihre Kontraktion beeinträchtigen, während jene Muskeln, die den Reizherd schonen, verspannt und damit hyperton werden. Sowohl die adynamen hypotonen als auch die hypertonen Muskeln werden während ihrer gegenläufigen Aktion reflektorisch schmerzhaft. Seit 1955 bezeichnen wir diese schmerzhaft reflektorischen Funktionsveränderungen der Muskulatur als Tendomyose (Brügger 1958) und unterscheiden die adynamen, mit Hypotrophie einhergehenden hypotonen Tendomyosen von den hypertonen Tendomyosen, bei denen die Entspannung schmerzhaft ist. *Der nozizeptive somatomotorische Blockierungseffekt ist ein übergeordnetes Prinzip des Organismus,* dank dem der Organismus die Fähigkeit erhält, Schäden auf zentralnervösem Wege zu begegnen.

Der komplexe Reflexbogen besteht aus einem afferenten und einem efferenten Teil, zwischen denen im Zentralnervensystem die eingehenden Informationen über die geweblichen Störherde zu einer systematischen Abwehr organisiert werden. Man hat daher den afferenten vom efferenten reflektorischen Teil zu unterscheiden (Abb. 1).

Heute ist es allgemein üblich, den Störherd dort zu suchen, wo sich die Schmerzen melden. Im Falle der Funktionskrankheiten liegt jedoch eine reflektorisch schmerzhafte Behinderung der Bewegungsfunktion vor. Die Bewegungsbehinderung geht dabei von einer Störung aus, die von einem bestimmten, oft eng umgrenzten Störherd stammt, der sich nicht am Ort der reflektorischen adynamen hypotonen Tendomyosen befindet. Der Störherd liegt im pathoplastischen Teil des arthrotendomyotischen Reflexbogens, d.h. in der Afferenz, die sich manifestierenden Schmerzen dagegen im reflektorischen Teil, d.h. in der Efferenz. Da die reflektorischen Muskelschmerzen in den Vordergrund treten, werden i.allg. die Behandlungsmaßnahmen an diesen Ort geführt. Man ist z.B. geneigt, bei der schmerzhaften Schultersteife, die als Periarthritis humeroscapularis bezeichnet wird, den Bereich des behinderten Muskels Deltoideus und des Supraspinatus therapeutisch

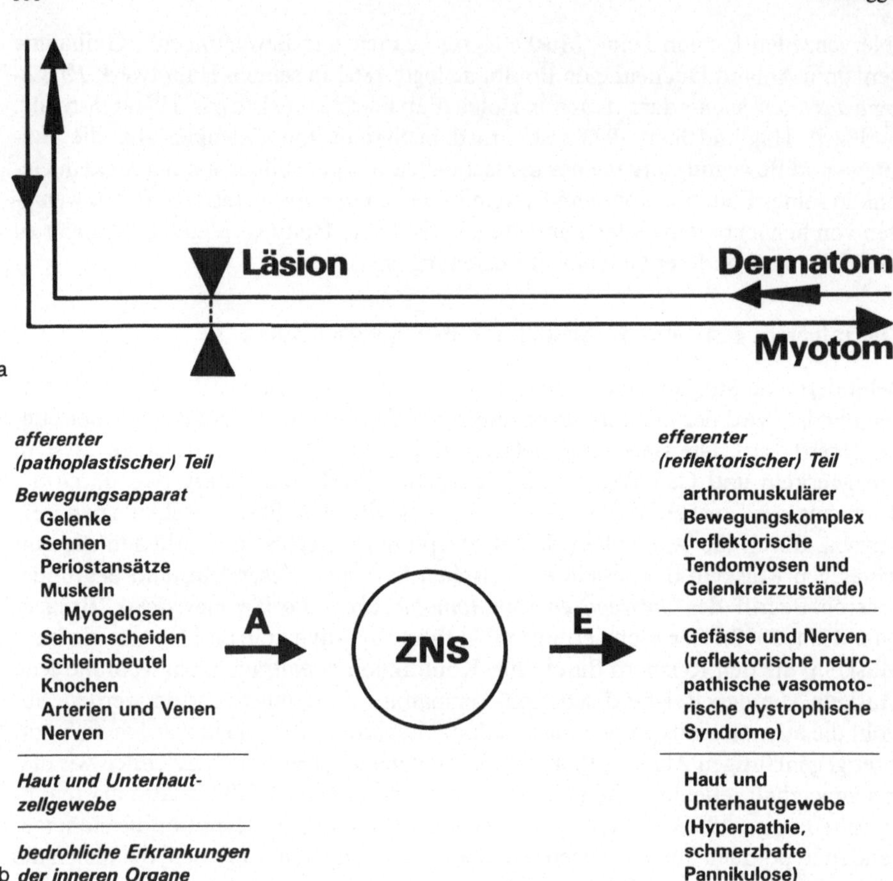

Abb. 1. a Entstehung der radikulären (und segmentalen) Syndrome. **b** Zustandekommen der Funktionskrankheiten durch ein komplexes System von Reflexmechanismen (A: afferente Einwirkungen; ZNS: Verarbeitung der Afferenzen zu einer organisierten Abwehr bzw. Schonung der Störherde im Zentralnervensystem; E: efferente Wirkungen auf das somatomotorische System des Bewegungsapparats, gekoppelt mit entsprechenden neurovegetativen Reflexmechanismen)

anzugehen. In Wirklichkeit gehen die Störungen aber i. allg. von den gegenzüglerischen Muskeln aus, besonders M. subscapularis, aber auch M. pectoralis und gelegentlich M. latissimus dorsi. Der M. deltoideus und der M. supraspinatus befinden sich dann im efferenten Teil des Reflexbogens, die adduktorisch wirksamen Muskeln, von denen die Störung ausgeht, bilden den afferenten Teil der Reflexmechanismen. Die Verkennung dieser pathophysiologischen Tatsachen ist ein grundlegender Irrtum der zeitgenössischen Medizin, die sich mit dem sog. Weichteil- und dem degenerativen Rheumatismus befaßt. Dies ist auch der Grund, weshalb das Ergebnis der entsprechenden Behandlungen dann unberechenbar, mehr zufällig und oft schlecht ist.

In Unkenntnis dieser Fakten wird der Mißerfolg der Behandlung oft einer belanglosen Bandscheibenverschmälerung, pathophysiologischen Veränderungen, z. B. der Spondylosis deformans, einem sog. Morbus Scheuermann, in die Schuhe geschoben. Auch gibt es Ärzte, die nicht ausreichend mit den psychophysischen Zusammenhängen vertraut sind und ihre Unkenntnis mit dem schillernden Schlagwort der „Psychosomatik“ als Krankheitsursache zu verdecken versuchen.

Solche Alibidiagnosen nützen den Kranken gar nichts. Sie verbauen jedoch den Zugang zu besseren Erkenntnissen und hindern jene, die an ihren irrationalen Vorstellungen kleben bleiben, den Fortschritt zu erkennen.

Vielfalt der Störfaktoren

Etwa 30 Jahre lang, d. h. bis etwa 1950, beherrschte die Lehre von den Herdinfektionen die Medizin. Herdinfektionen sollten auch die meisten schmerzhaften Erkrankungen des Bewegungsapparats erklären. Sie bewirkten z. B. eine vermeintliche „Myositis musculi gastrocnemii partis lateralis“ bei Patienten, die an schmerzhaften Lumboischialgien mit sensiblen Ausfällen im Dermatom von S 1 und Fehlen des Achillessehnenreflexes litten.

Man kann nicht ernsthaft bestreiten, daß Herdinfektionen gelegentlich ein System von Geweben, z. B. das synoviale Gewebe, in Mitleidenschaft ziehen. Vor der Aera der Antibiotika stellte sich als Nacherkrankung der Streptokokkenangina nicht selten (als allergisch-hyperergische Reaktion auf die Streptokokkentoxine) eine akute Polyarthritis, eine Glomerulonephritis, gelegentlich auch die infektiöse Chorea minor ein. Es handelte sich dabei um schwere Krankheiten, die auch den Bewegungsapparat miterfaßten.

Später, nach beharrlichem Widerstand, hat auch die so oft nachhinkende konventionelle sog. Schulmedizin akzeptiert, daß Bandscheibenvorfälle radikuläre Reiz- und Ausfallerscheinungen durch Kompression der Nervenwurzeln oder auch des Segmentnervs hervorrufen. Doch mit dem Eifer des endlich zur besseren Einsicht Bekehrten, wurde diese neue klinische Tatsache auf viele Krankheitsstörungen übertragen, die mit dem radikulären Syndrom nicht mehr in Einklang zu bringen waren. Hierher gehörten auch zahlreiche Nacken-Schulter-Armschmerzen oder Lumboischialgien, denen die Kriterien des radikulären Syndroms fehlten. Dieser Umstand bewegte uns dazu, Ende der 50er Jahre den Begriff des „pseudoradikulären Syndroms“ als Gegenstück dem radikulären Syndrom entgegenzustellen. Heute wissen wir, daß es sich bei diesen pseudoradikulären Syndromen in einem überwiegenden Teil der Fälle um reflektorische, schmerzhafte, arthrotendomyotische Behinderungen von Bewegungen handelt, die durch den nozizeptiven somatomotorischen Blockierungseffekt ausgelöst werden. Ein klassisches Beispiel für die Verkennung von Ursache und Wirkung bildet die Epicondylitis humeri lateralis. Hier werden die Dorsalextensoren von Hand und Fingern oft hypoton tendomyotisch mit einer besonderen Schmerzhaftigkeit der Sehnenansätze im Bereich des Epicondylus lateralis. Die Wirkung dieser Reflexmechanismen ist eine schmerzhafte Bremsung der Dorsalextension der Hand. Sie tritt häufig im Anschluß an eine übermäßige Tätigkeit der Flexorengruppe der Hand und Finger auf, z. B. nach Gartenarbeit. Dabei kommt es zu mechanisch-entzündlichen Veränderungen der Flexorengruppe, wie dies Obolenskaja u. Goljanitzki bereits 1927 im Experiment provozieren konnten. Die Entspannung der schmerzhaft verspannten Flexorengruppe führt zu reflektorischen hypertonen Tendomyose der Dorsalextensoren der Hand. Eine intensive Lockerungsmassage und Dehnung der Hand- und Fingerflexoren kann dann zum schnellen Rückgang der Epikondylitis führen. Der pathoplastische Teil liegt hier in der Flexorengruppe, während die Schmerzen der Handextensoren in der Efferenz liegen und damit reflektorischer Natur sind. Die Behandlung des pathoplastischen Teils führt daher zur schnellen Heilung, die Behandlung im Bereich des efferenten Teils bleibt jedoch ineffizient.

Das *sternosymphysale Syndrom* ist ein äußerst komplexes Phänomen, das die Untrennbarkeit der „isolierten Aktion" (Duchenne) von den Bremsmechanismen innerhalb des nozizeptiven somatomotorischen Blockierungseffekts dokumentiert. In Abb. 2a erkennt man die verbreitete krumme Rückenhaltung: Sie führt zu Biegespannungen der Wirbelsäule, zur Verkürzung zahlreicher Muskeln, z. B. des Glutaeus maximus, der ischiokuralen Muskulatur, v. a. des Rectus abdominis, u. a. m. Ebenso kommt es zu einer erhöhten Belastung der sternoklavikularen und der sternokostalen Gelenke, weil das Gewicht des Oberkörpers mittels Rippen und Klavikula auf das Sternum übertragen wird. Die aufrechte Körperhaltung wird erzielt, indem der Abschnitt zwischen dem 5. Brustwirbel und dem Kreuzbein lordosiert wird. Zu diesem Zwecke ist die Dehnung des M. rectus abdominis erforderlich. Gleichzeitig muß das Becken aufgerichtet werden. Da bei längerer Einnahme einer krummen Rückenhaltung die Abdominalmuskulatur verkürzt wird und diejenigen Muskeln, welche das Becken aufrichten (v. a. M. glutaeus maximus und Ischiokuralmuskeln), ebenfalls in einen verkürzten Zustand übergehen, wird die Einnahme der aufrechten Körperhaltung durch diese Muskelkontrakturen behindert. Es wird dadurch die Aufrichtung des Thorax bzw. die Lordosierung des thorakolumbalen Bereichs reflektorisch und schmerzhaft behindert. Deshalb treten Schmerzen in der

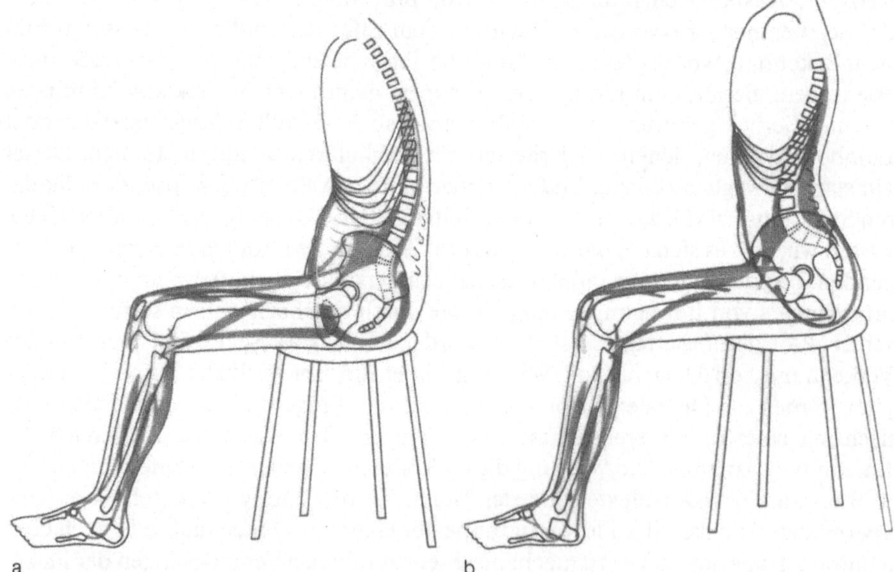

Abb. 2. a Krumme Rückenhaltung beim Sitzen (sternosymphysale Belastungshaltung). **b** Aufrechte Körperhaltung. Man beachte die Verkürzungen zahlreicher Muskeln in der sternosymphysalen Belastungshaltung, die in einen Kontrakturzustand übergehen können und dadurch die Einnahme einer aufrechten Körperhaltung behindern. (Aus Brügger 1980)

Lendengegend auf, ebenso im Bereich jener Beinmuskeln, die an der Beckenkippung (-aufrichtung) beteiligt sind. Hier finden sich reflektorische hypotone Tendomyosen. Während des ganzen bewegungsbedingten Dehnungsvorgangs der verkürzten Muskeln treten schmerzhafte Bremsimpulse der Lendengegend auf. Sobald aber die aufrechte Körperhaltung eingenommen ist, gehen diese Schmerzen wieder zurück. Beim umgekehrten Vorgang des Bückens verkürzt sich die Abdominalmuskulatur. Oft findet sich eine Schmerzhaftigkeit des tendoperiostalen Übergangs im Symphysenbereich. Durch die Kontraktion der Abdominalmuskulatur wird daher das Bücken behindert. Infolgedessen entstehen reflektorische hypertone Tendyomyosen der Lendengegend. Es tritt ein schmerzhafter Hartspann auf, und der Kranke hat Mühe, die Lendenwirbelsäule zu krümmen. Beim Aufrichten aus der krummen Haltung tritt eine hypotone Tendomyose, beim Bücken aus der aufrechten Körperhaltung dagegen eine hypertone Tendomyose mit Hartspann des M. erector trunci in Erscheinung. In jedem Fall ist das Krankheitsbild Ausdruck einer systematischen Behinderung einer bestimmten Bewegung.

Bedeutung des Schulterhochstandes für das Zustandekommen der reflektorischen Schmerzen im Nacken-Arm-Bereich

Jeder Manualtherapeut weiß aus Erfahrung, daß es ihm oft gelingt, durch seine spezifische Therapie die Schmerzen im Nacken-Schulter-Arm-Gebiet für eine längere oder kürzere Zeit zur Rückbildung zu bringen. Jeder Manualtherapeut kennt auch jene Röntgenbilder der Halswirbelsäule, auf denen beispielsweise ein Dornfortsatz seitlich von der Medianlinie liegt und damit eine leichte Rotationsstellung eines einzelnen, manchmal mehrerer Wirbel zeigt. Gelingt es durch einen entsprechenden manualtherapeutischen Eingriff, die Fehlstellung zu korrigieren, können die bestehenden Nackenschmerzen oder die Nacken-Schulter-Arm-Schmerzen plötzlich verschwinden.

Wie sind diese Phänomene in die Prinzipien des nozizeptiven somatomotorischen Blockierungseffekts einzubetten und wie kommt die rotatorische Fehlstellung der Wirbel zustande? Diese Frage läßt sich heute befriedigend beantworten.

Dazu ist die Wirkung des Schulterhochstandes auf die Statik der Halswirbelsäule zu prüfen.

Funktion der Halswirbelsäule

Auf der Halswirbelsäule ruht der Kopf. Die Halswirbelsäule hat eine Tragfunktion für den Kopf und muß außerdem den Kopf in die verschiedenen Richtungen bewegen können.

Der Schultergürtel ruht auf dem Thorax. Die einzige knöcherne Verbindung zwischen dem Arm und dem Thorax bildet die Klavikula, die mittels des Sternoklavikulargelenkes am Sternum ansetzt. Die Armbewegungen erfolgen nicht nur im Schultergelenk, sondern auch durch Drehung der Skapula, wodurch der Bewegungsumfang des Armes, insbesondere bei der hohen Armhebung vergrößert wird.

Wird die Schulter leicht hochgezogen, dann ruht sie nicht mehr auf dem Brustkorb. Vielmehr hängt sie dann mittels des Trapezius und anderer Muskeln am Okziput. Dadurch wird das Gewicht des Kopfes aber vergrößert. Die Halswirbelsäule erhält eine zusätzliche Tragfunktion, nämlich die Aufgabe, nunmehr auch den Schultergürtel mit dem Armgewicht zu tragen, und muß unter erhöhter Druckbeanspruchung noch die Bewegungen des Kopfes mitmachen.

Wird der Schultergürtel einseitig hochgehoben, dann wird die Tragfunktion der Halswirbelsäule asymmetrisch. Es kommt dann zu einer asymmetrischen Anspannung auch der kleinen Muskeln, die die Bewegungssegmente beeinflussen. Zu diesen gehören beispielsweise die Mm. rotatores. Dadurch kommt es auch zu einer leichten Rotation im Bewegungssegment, die im Röntgenbild sichtbar, mit großer Erfahrung auch palpatorisch feststellbar ist. Länger anhaltende Fehlstellungen führen zu Kontrakturen dieser Drehmuskeln der Halswirbel. Jede Bewegung, die diesen Verspannungen entgegenwirkt, ruft ihrerseits reflektorische Verspannungen zum Schutz auf. Es ist insbesondere der M. trapezius, der sich als großer Muskel schützend über der Halswirbelsäule ausbreitet. Da dieser Muskel aber auch gleichzeitig an der Armbewegung teilnimmt, indem er die Rotation der Skapula mitmacht, führen schmerzhafte Bewegungsbehinderungen dieses Muskels auch zu Tendomyosen der gesamten Muskulatur, welche an der Armbewegung beteiligt ist. Es handelt sich um reflektorische Tendomyosen des Nacken-Schulter-Arm-Gebiets, die durch einen Störfaktor im Bereich des Bewegungssegments aufrecht erhalten werden.

Behinderung der Kopfbewegung im Zusammenhang mit der Funktionsstörung des Trapezius

Der M. trapezius hat wesentlichen Anteil an der Rotation des Kopfes. Die Kopfbewegungen sind Teil der Zuwendung zu anderen Individuen. Sie sind stets mit den Augenbewegungen synchronisiert. Davon kann man sich leicht überzeugen, wenn man den Kopf nach der einen, die Augen gleichzeitig nach der anderen Seite zu bewegen versucht. Die Unterbrechung des Synchronisierungseffekts der Bewegung gelingt erst nach entsprechendem Training.

Die Behinderung der Kopfbewegung, an der die Tendomyose des Trapezius wesentlichen Anteil hat, führt daher oft zu Nacken-Stirn-Kopf-Schmerzen, wobei die Schmerzen auch hinter den Augen lokalisiert werden. Es handelt sich hierbei um reflektorische Tendomyosen der Augenmuskeln. Dies erklärt auch, weshalb Nacken-Schulter-Arm-Schmerzen oft mit Stirn-Kopf-Schmerzen einhergehen.

Wirkung des manualtherapeutischen Eingriffs

Gelingt es, durch eine manualtherapeutische Maßnahme die Störung des Bewegungssegments wieder zur Rückbildung zu bringen, dann entfällt für den M. trapezius die Schutzfunktion, und die reflektorischen Schmerzen des Nacken- und des Armgebiets verschwinden.

Solange jedoch der Kranke immer wieder seinen Schultergürtel hochzieht, kommt es auch immer wieder zu reflektorischen Störungen innerhalb des Bewegungssegments durch die Muskelverspannungen, weil die Halswirbelsäule eine unphysiologische Tragfunktion auszuführen hat.

Einordnung der manualtherapeutisch beeinflußbaren schmerzhaften Erkrankungen des Bewegungsapparats in die Gruppe der Funktionskrankheiten

Störungen der Bewegungen innerhalb eines Bewegungssegments, was immer die Ursache hierzu sein mag, führen zwangsläufig zu einer systematischen Schonhaltung aller Muskeln, die an der Bewegung des behinderten Bewegungsabschnitts teilnehmen. Die Schonhaltung wird durch eine systematische reflektorische Bewegungsbehinderung erzielt, wobei die Muskeln, welche die Bewegung ausführen, hypoton tendomyotisch, die Muskeln aber, die der Bewegung entgegenwirken, reflektorisch hyperton tendomyotisch werden. Unter diesem Blickwinkel lassen sich die Krankheitsstörungen des Bewegungsapparats, die einer Manualtherapie zugänglich sind, besser begreifen. Gleichzeitig wird auch auf jene Maßnahmen hingewiesen, die neben den manualtherapeutischen notwendig sind, um einen nachhaltigen Erfolg zu erzielen. Dazu gehören die Korrekturen der statischen Fehlstellungen, beispielsweise der krummen Rückenhaltung, bei der die Wirbelsäule auf Biegung beansprucht wird, die großen Körperhöhlen eingeengt werden und die Halswirbelsäule in eine falsche Lordose gerät, wobei sich gleichzeitig auch der Trapezius verkürzt.

Die Vorstellung, daß Nacken-Schulter-Arm-Schmerzen oder Lumboischialgien immer Ausdruck von segmentalen Störungen sind, vermag in dieser Exklusivität nicht zu befriedigen. Ein nicht unerheblicher Teil dieser Schmerzphänome ist der Niederschlag von reflektorischen schmerzhaften Bewegungsbehinderungen, die durch den nozizeptiven somatomotorischen Blockierungseffekt ausgelöst werden. Diese Gruppe der reflektorischen tendomyotischen Erscheinungen ist den Funktionskrankheiten zuzuordnen.

Wenn man auch der Überwertung der Störungen von Segmentnerven nicht zu folgen vermag, so läßt sich doch zwangslos die manualtherapeutische Wirkung bei den Funktionskrankheiten verstehen.

Deshalb bedeutet die manuelle Therapie eine wichtige und wertvolle therapeutische Möglichkeit, die Funktionskrankheiten nachhaltig zu bessern, sofern sie ausreichend die zahlreichen komplexen pathoplastischen Faktoren der Reflexmechanismen des nozizeptiven somatomotorischen Blockierungseffekts bei der Diagnose und im Behandlungsplan berücksichtigt.

Zusammenfassung

Bei jedem Schulterhochstand ruht das Gewicht des Schulter-Arm-Gebiets nicht auf dem Thorax, sondern hängt mittels Trapezius am Okziput. Die Halswirbelsäule erhält dadurch eine zusätzliche Tragfunktion. Dies führt zu reflektorischen Verspannungen sämtlicher Muskeln, die die Halswirbelsäule stabilisieren und/oder an den Bewegungen der Halswirbelsäule teilnehmen. Bei einseitiger Betonung des Schulterhochstandes kommt es auch zu einer asymmetrischen Beanspruchung der entsprechenden Muskeln. Die immer mitwirkenden Mm. rotatores können dabei zu kleinen Rotationsstellungen der Wirbel gegeneinander führen. Durch solche Umstände werden die Bewegungen und Kopfhaltungen reflektorisch beeinflußt. Es können dabei reflektorische Muskelschmerzen (Tendomyosen) auftreten, wobei sämtliche Muskeln betroffen werden, die an den Bewegungen der Halswirbelsäule und des Schultergürtels beteiligt sind. Die auf diesem Wege entstehenden reflektorischen Nacken-Schulter-Arm-Schmerzen müssen keineswegs durch lokale krankhafte morphologische Veränderungen hervorgerufen werden. Vielmehr sind diese Störungen den Funktionskrankheiten zuzuordnen, bei denen es sich um zentralnervös gesteuerte schmerzhafte Behinderungen einer Funktion (hier der Tragfunktion und der Bewegungsfunktion der Halswirbelsäule, die mittels Trapezius und der Skapuladreher auch mit den Armfunktionen gekoppelt ist) handelt. Die kleinen Muskeln der Halswirbelsäule können in einen Kontrakturzustand übergehen und nun ihrerseits als Störfaktor für die Funktionen der Halswirbelsäule und der mit ihr zusammenhängenden Armbewegungen wirken. Die im Zusammenhang damit entstehenden „Gelenkblockierungen" oder Muskelkontrakturen können durch manualtherapeutische Beeinflussungen gelockert werden, so daß Nacken-Schulter-Arm-Schmerzen verschwinden, wenn sie durch die sekundär entstandenen Störungen der Bewegungen innerhalb der Bewegungssegmente verursacht wurden.

Literatur

Brügger A (1958) Über die Tendomyose. Dtsch Med Wochenschr 83: 1048
Brügger A (1962) Pseudoradikuläre Syndrome. Documenta Geigy. Acta Rheumatol 19
Brügger A (1971) Das sternale Syndrom. Huber, Bern Stuttgart Wien
Brügger A (1980) Die Erkrankungen des Bewegungsapparates und seines Nervensystems, 2. Aufl Fischer, Stuttgart New York

H. Tilscher

Möglichkeiten und Grenzen der manuellen Medizin in der konservativen Orthopädie

Einleitung

Bei seiner Niederlassung findet sich der junge Facharzt für Orthopädie und orthopädische Chirurgie mit einem ihm ungewohnten Patientengut konfrontiert. Die Ursache, nämlich daß die Ausbildungsstätten für Orthopädie rein chirurgisch orientierte Kliniken sind, ist bekannt.

Doch wie groß der Bedarf an vorwiegend konservativer ärztlicher Hilfe ist, zeigt die Tatsache, daß die Störungen des Stütz- und Bewegungsapparats in Österreich die meisten Krankenstandstage kosten und ein wichtiger Grund für das frühzeitige Ausscheiden aus dem Erwerbsleben sind. Dies und die weitreichende Einbeziehung von Störungen des Bewegungsapparats in die verschiedensten medizinischen Disziplinen ist der Grund, warum sich Internisten als „Rheumatologen“, Anästhesisten als „Algesiologen“, Neurologen als „Neuroorthopäden“ sowie „Physikalische Mediziner“ und „Allgemeinpraktiker“ um die Anliegen von Patienten mit Erkrankungen des Bewegungsapparats kümmern.

Der steigende Bedarf der Orthopäden an manualmedizinischem Wissen, stellvertretend an konservativer orthopädischer Ausbildung, zeigt sich auch in der zunehmenden Zahl von Orthopäden in entsprechenden Kursen für manuelle Medizin, ganz im Gegensatz zum Anfang der 70er Jahre, als es v. a. Allgemeinpraktiker waren, die wieder einmal als Pioniere in den sog. Randgebieten eine Erweiterung ihres therapeutischen Rüstzeugs suchten.

Patienten, die für die konservative orthopädische Betreuung (Tilscher et al. 1983) in Frage kommen, kann man in 2 große Gruppen teilen, nämlich in *ambulante* und *stationäre.*

Beim stationär aufgenommenen Patienten sind die Beschwerden oft therapieresistent und neigen zu Rezidiven. Er weist in der Mehrzahl der Fälle gegenüber den sog. banalen, aber immer noch sehr intensiven Beschwerden des ambulanten Patienten eine viele Jahre lang dauernde Anamnese auf. Außerdem haben bei ihm oft *zerstörte* und nicht *gestörte* Funktionen zu den Beschwerden geführt. Unterschiede liegen auch im medizinischen Vorgehen. Der niedergelassene Arzt sucht – so wie sein ambulanter Patient – den möglichst raschen Therapieeffekt, wobei die Diagnose in den meisten Fällen in der Definition der Schmerztopik liegt, wie Lumbalgie, unteres Zervikalsyndrom, Dorsalgie, Schulter-Arm-Syndrom, und sich damit begnügt. Anders die Klinik: Hier herrschen die Überreste aus den großen Zeiten der Wiener medizinischen Schule, die in der Diagnostik der Erkrankungen ihr höchstes Ziel suchte, die Therapie aber – wie in vielen Entlassungsbriefen ersichtlich – nur in einigen wesentlichen Zeilen berücksichtigt.

Manuelle Diagnostik

Es ist verständlich, daß der orthopädische Kliniker die von ihm operativ zu beeinflussende Pathomorphologie sucht, weshalb sein diagnostisches Rüstzeug außer der Anamneseerhebung, gewissen Laboruntersuchungen und groben klinischen Funktionsprüfungen v.a. das Röntgenbild zur Diagnosestellung verwendet. Ähnlich einseitig handeln auch internistisch ausgebildete Rheumatologen mit ihrem Hang zur Laboruntersuchung.

Die manuelle Medizin brachte in ihrer Diagnostik wesentliche Impulse, besonders durch das Denken in Funktionen, womit die Untersuchung des Patienten letzten Endes ein *Prüfen von Normalfunktionen* bedeutet, *um die Fehlfunktion zu finden.* 1969 wurde mit Gerstenbrand an der Wiener Neurologischen Universitätsklinik eine neuroorthopädische Ambulanz gegründet mit vorwiegend manualmedizinischen Aktivitäten. Dabei wurde der Ausdruck „Neuroorthopädie" geprägt (Tilscher et al. 1981). In der im Jahre 1971 gegründeten Abteilung für konservative Orthopädie und Rehabilitation, Orthopädisches Spital Wien, wurden bis Ende 1981 5689 Patienten stationär aufgenommen, wovon 4391 – also rund 75% der Patienten – wirbelsäulenkrank waren.

2075 hatten als wichtigste Diagnose Lumboischialgien, 1001 Patienten Zervikalsyndrome, 672 hatten Lumbalgien etc. (Tabelle 1). Die übrigen 23% der Patienten litten vornehmlich an Störungen der Extremitätengelenke (Tilscher et al. 1983). Die schweren degenerativen Veränderungen ausgenommen, hatten lediglich 13,41% schwerste pathomorphologische Veränderungen (Tabelle 2). Die zu dieser Gruppe

Tabelle 1. Verteilung der Patienten nach der Schmerztopik

	Aufenthaltsgrund	Nebendiagnose
Lumboischialgien	2075	140
Zervikalsyndrome	1001	192
Lumbalgien	672	358
Panalgesien	353	10
Dorsalgien	199	179
oberes Quadrantensyndrom	79	23
Kokzygodynien	12	33
	4391	

Tabelle 2. Häufigkeit schwerer pathomorphologischer Veränderungen der Wirbelsäule

Osteoporotische Einbrüche	48
Spondylitis, Spondylodiszitis	90
M. Bechterew	61
Tumoren	40
M. Scheuermann	36
Status nach Diskusoperation (davon 10 HWS)	314
Degeneration	?
Gesamt	589 (13,41%)

gehörenden Patienten nach Bandscheibenoperationen waren bereits ein- oder mehrmals operiert worden. Schwere degenerative Veränderungen, denen zumindest eine Krankheitspotenz zugebilligt werden muß, nahmen im Bereich der Wirbelsäule von kranial nach kaudal an Häufigkeit zu.

Bei der Diagnostik der Patienten bewährt sich in zunehmendem Maße die Dreiteilung der diagnostischen Aufgaben (Tabelle 3): Zunächst ist die *topische Diagnose* zu nennen, d. h. den *Ort der Schmerzen zu dokumentieren,* weil daraus eine Möglichkeit besteht, Differentialdiagnosen zu stellen. Die *Strukturanalyse* gestattet, *Ort und Art der Störung zu eruieren,* wobei gewisse orthopädische Erkrankungen wie Spondylitis, Morbus Bechterew, Neoplasmen einer weitgehend spezifischen Therapie zugeführt werden können.

Die *Aktualitätsdiagnose berücksichtigt* das im Vordergrund der Beschwerdesymptomatik stehende und *den Patienten am meisten störende Symptom* und hat in vielen Fällen reflextherapeutische Maßnahmen zur Folge, durch welche reflektorische

Tabelle 3. Dreiteilung der Diagnostik

1. Schmerztopik: Wo?
a) Anatomische Regionen
z. B. okzipital, nuchal, dorsal, lumbal, sakral, panalgetisch
b) Neurologische Regionen
Segmental: z. B. C_7, L_5
peripher: Medianusbereich, Bereich des N. cutaneus femoris lateralis
c) Computergerecht
okzipital: 1 - 13 - 01
okzipital: 01

2. Strukturanalyse: Was?
a) Gestörte Strukturen
↑ Trauma
-itis
-ose
-om
Neuro-
Psycho-
↓ Viszero-
b) Zerstörte Strukturen

3. Aktualitätsdiagnose: Wie?

a) Schmerz	Intensität	stark – schwach
	Qualität	brennend, stechend
	Modus	Anfall, dauernd
	Auslösung	Belastung, Ruhe
	Struktur	Hautschmerz
		Muskelschmerz
		Gelenkschmerz
		Bänderschmerz
		Nervenwurzelschmerz
b) Bewegungsstörung		Einschränkung, Schwäche
c) Empfindenstörung		Sensibilität
d) Psychische Störungen		Antrieb, Angst
e) Vegetative Störungen		Schlaf, Verdauung
f) Schwindel		

Äußerungen einer zerstörten Funktion in für den Patienten wichtiger Weise beeinflußt werden können (Tilscher u. Eder 1983 a).

Die Möglichkeit der manuellen Medizin, segmentale Funktionsstörungen der Wirbelsäule zu beurteilen, bringt auch Möglichkeiten, ihre pathomorphologischen Veränderungen aufzudecken. Als Beispiel sei der Fall eines jungen Mädchens genannt, das unter der topischen Diagnose „Zervikalsyndrom" eingeliefert wurde. Bei der klinischen, d.h. manuellen Untersuchung wies sie eine deutliche Bewegungseinschränkung der Kopfgelenke in allen Richtungen auf. Die Revision der mitgebrachten und als unauffällig beschriebenen HWS-Röntgenbilder zeigte eine schwere Subluxation von C1 über C2 im Rahmen eines sog. Hadley-Syndroms.

Die manuellen Untersuchungsmethoden haben uns die Bedeutung von Funktionsstörungen des Gelenks ohne pathomorphologische Veränderungen nahegebracht. So konnten wir feststellen, daß eine große Anzahl von stationären Patienten mit deutlichen Zeichen von depressiven Zuständen behandelbare Befunde am Bewegungsapparat hatten, deren Therapie allerdings erst in Kombination mit entsprechenden Psychopharmaka eine seit langer Zeit vermißte, deutliche Besserung des Beschwerdebildes brachte (Tilscher et al. 1978). Diese behandelbaren Befunde am Bewegungsapparat beobachteten wir auch bei rund der Hälfte von 31 Patienten, die wegen eines sog. Herzangstsyndroms auf einer Station für Verhaltensstörungen aufgenommen worden waren (Oberhummer et al. 1979).

Das Wissen von der Hypermobilität machte uns die Kreuzschmerzen bei ehemaligen Spitzensportlern verständlich (Tilscher 1979). Getrübt wurde allerdings die Begeisterung über das Wissen der segmentalen Funktionsstörung durch die allmähliche Erkenntnis, daß nicht alles was blockiert ist auch schmerzt.

Die Funktionsstörungen im Bereich der Iliosakralgelenke zeigten nach reflextherapeutischer Behandlung bei 43% von Lumbalgiebeschwerden, 34% der Lumboischialgien ohne neurologische Ausfälle und fast der Hälfte der Lumboischialgien mit neurologischen Ausfällen keine Besserung der Beschwerdesymptomatik (Tilscher u. Steinbrück 1977). Diagnostik und Behandlung von Iliosakralgelenkstörungen sind heute noch im Fluß.

Mit der schmerzhaft verspannten Muskulatur bzw. ihren Insertionen im Knochen befassen sich weitere manuelle diagnostische Methoden, wie Schmerzpalpation, Verkürzungstests und Provokationstests.

Bereits Mitte der 70er Jahre, als die Lehre vom schmerzhaften Bandsystem zu dominieren schien, zeigten unsere anatomischen Studien, daß der sog. D-Punkt nach Hackett keineswegs dem schmerzhaften Iliosakralband entspricht, sondern dem schmerzhaften medialsten Ursprung des M. glutaeus medius (Abb. 1).

Unsere Studien, die durch die Boltzmann-Gesellschaft in Form einer Forschungsstelle, später eines Instituts für konservative Orthopädie und Rehabilitation gefördert wurde, führten auch zur Aufhellung des sog. skapulokostalen Syndroms nach Mumenthaler und Schliack. Es konnte festgestellt werden, daß die interskapulovertebralen Maximalpunkte besonders bei radikulären Läsionen im Plexus cervicobrachialis dem Ansatz des verspannten M. iliocostalis pars cervicalis entspricht und nicht einer Myalgie des M. rhomboideus (Tilscher u. Bogner 1979; Tilscher et al. 1975). Die dominante Bedeutung der Muskulatur für die Entstehung von Kopfschmerzen wurde etwas relativiert, als im Rahmen eines Tests die medikamentöse Beeinflussung von Muskelverspannungen zwar einen deutlichen Zusammenhang

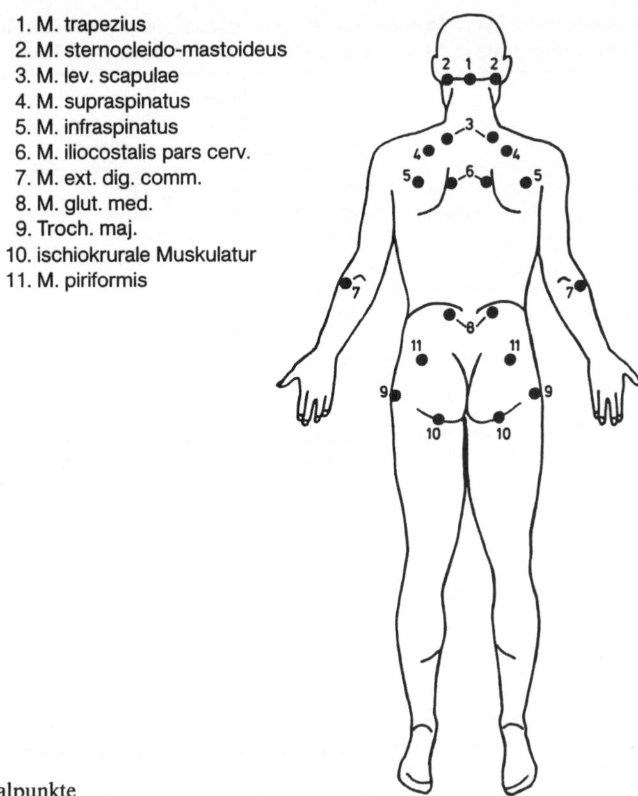

Abb. 1. Muskuläre Maximalpunkte

mit Besserungen des Kopfschmerzes erkennen ließ, andererseits aber bei verzögertem Heilungsverlauf das Bestehen von Blockierungen als Ursache der Beschwerden festgestellt werden mußte (Tilscher et al. 1982).

Die Bedeutung der Muskulatur für die Fehlhaltung und die daraus resultierenden Beschwerden wurde durch folgende Untersuchung ebenfalls etwas in Frage gestellt: Untersucht wurden sozusagen Modelle der posturalen Fehlhaltung, nämlich 27 Spastiker. Beim Vergleich von 5 Spastikern mit Wirbelsäulenschmerzen 22 Spastikern ohne vertebragene Beschwerden konnte außer einer deutlicheren Verkürzung des M. rectus femoris und einer geringgradigeren des M. iliopsoas keine wesentliche Differenz festgestellt werden (Tilscher et al. 1977).

Von unseren 4391 Wirbelsäulenpatienten wurden entsprechend den laufenden Aufnahmezahlen 100 Krankengeschichten von Patienten mit Zervikalsyndromen, 50 Krankengeschichten von Patienten mit Lumbalgien und 100 Krankengeschichten von Patienten mit Lumboischialgien bearbeitet. 89% der Zervikalsyndrompatienten hatten segmentale Bewegungsstörungen, 37% Pathomorphologien im Sinne der schweren Degeneration (Tabelle 4); 68% der Lumbalgiepatienten hatten segmentale Funktionsstörungen, 40% Pathomorphologien (Tabelle 5); 65% der Lumboischialgiepatienten hatten segmentale Funktionsstörungen, 49% röntgenologisch faßbare pathomorphologische Veränderungen (Tilscher et al. 1981) (Tabelle 6).

Tabelle 4. Häufigkeit segmentaler Funktionsstörungen, pathomorphologischer (degenerativer) Veränderungen sowie die durchschnittliche Anamnesedauer bei Zervikalsyndromen

	n	Segmentale Bewegung eingeschränkt	Segmentale Bewegung vermehrt	Pathomorphologie	Anamnesedauer (Durchschnitt)
Oberes Zervikalsyndrom	25	17	3	7	11,4 Jahre
Unteres Zervikalsyndrom	37	35	4	13	6,8 Jahre
Oberes und unteres Zervikalsyndrom	38	26	4	17	6,2 Jahre
Gesamt	100	78 (78 + 11 = 89%)	11	37	

Tabelle 5. Häufigkeit von segmentalen Funktionsstörungen, pathomorphologischen (degenerativen) Veränderungen sowie die durchschnittliche Anamnesedauer von Lumbalgiepatienten

n	Segmentale Bewegung eingeschränkt	Segmentale Bewegung vermehrt	Pathomorphologie	Anamnesedauer
50	25 (50%) (25 + 9 = 68%)	9 (18%)	20 (40%)	7,5 Jahre

Tabelle 6. Häufigkeit von segmentalen Funktionsstörungen, pathomorphologischen Veränderungen sowie die durchschnittliche Erkrankungsdauer von Lumboischialgiepatienten

	n	Segmentale Bewegung eingeschränkt	Segmentale Bewegung vermehrt	Pathomorphologie	Anamnesedauer
Mit neurol. Ausfällen	49	28	1	21	8 Jahre
Ohne neurol. Ausfälle	51	30	6	28	8,3 Jahre
Gesamt	100	58 (58 + 7 = 65%)	7	49	

Ein Übergang zwischen Diagnostik und Therapie ist die sog. Probebehandlung. Durch Normalisierung der Funktionsbefunde und Erleichterung der Beschwerden auf eine gezielte Therapie hin soll damit die ursächliche gestörte Struktur nachgewiesen werden.

Manuelle Therapie

Allein die Anamnesedauer, aber auch der Prozentsatz an pathomorphologischen Veränderungen im Sinne der Degeneration ließ bereits erwarten, daß bei den stationär aufgenommenen Patienten die manuelle Therapie wahrscheinlich keine Triumphe feiern würde. Prinzipiell muß festgestellt werden, daß bei vielen stationären

Patienten aufgrund der polyfaktoriellen Genese ihrer Beschwerden durch den Handgriff allein keine dauernde Besserung eintreten kann. Dies gilt aber nicht nur für stationäre Patienten, und es sollte bei den entsprechenden Kursen betont werden, daß die manuelle Medizin eine Form von Reflextherapien ist, die nicht in allen Fällen die erwartete Heilung bringt (Tilscher et al. 1981). Besonders die Hypermobilität, ob sie nun generalisiert, abschnittsweise oder segmental im Sinne der Instabilität ist, stellt für die Rehabilitation eine Aufgabe von größerer Komplexität. Hypermobilität, aber auch die segmentale Funktionseinschränkung als Ergebnis einer multifaktoriellen Genese kann dann mit dauerndem Erfolg gebessert werden, wenn alle Störfaktoren, die zu ihrer Entstehung beigetragen haben, therapeutisch ins Kalkül gezogen werden. Es handelt sich dabei um Störfaktoren, die entweder nicht beeinflußbar, durch den Arzt beeinflußbar oder nach Beratung durch den Patienten selbst beeinflußbar sind (Tilscher u. Eder 1983b). Bei der kritischen Prüfung der im Rahmen von Kursen für manuelle Medizin gelehrten Behandlungstechniken mußten wir feststellen, daß gewisse Techniken für die Behandlung an den peripheren Gelenken und für das Glenohumeralgelenk in den meisten Fällen nicht indiziert sind.

Extrakapsuläre Läsionen wie die Periarthropathia humeroscapularis sind für manualmedizinische Gelenkbehandlungen im Sinne des translatorischen Gleitens nicht geeignet, die akute Schultersteife ebenfalls nicht. Auch der Tennisellbogen widersteht in den meisten Fällen manualmedizinischen Aktivitäten allein ebenso wie die schmerzhafte Gonarthrose. Gut reagieren unseren Erfahrungen nach das Hüftgelenk sowie die Gelenke im Hand- und Fußbereich.

Im Bereich der Wirbelsäule erwiesen sich Manipulationsbehandlungen in reiner Traktion sowohl im HWS- als auch im LWS-Bereich in den meisten Fällen als technisch undurchführbar. Mit der Zahl der Techniken zur Beeinflussung des Iliosakralgelenks verhält es sich wie mit den Operationstechniken: je mehr Modifikationen angegeben werden, um so weniger nützt die einzelne.

Stationäre Patienten sind in der Mehrzahl auch ältere Patienten. Das Alter sowie die vorhandene Pathomorphologie lassen nicht zuviel Hoffnung auf den Erfolg der Manipulation. Auch das Auftrainieren der Muskulatur scheitert daran, daß die Muskeln vieler älterer Menschen ganz einfach nicht mehr auftrainierbar sind. Bei unseren stationären Patienten wurden außer der manuellen Therapie andere Möglichkeiten der Reflextherapie, z.B. die Infiltrationstherapie, verwendet, aber auch physikalische Maßnahmen. Durch einen Entlassungsfragebogen wird jeder einzelne Patient befragt, was ihm am meisten geholfen haben könnte. Wegen der Komplexität der Behandlung wußte ein Großteil der Patienten darauf keine gezielte Antwort. Fast ein Viertel konnte Antwort geben: 801 Patienten hatten auf die therapeutische Lokalanästhesie gut angesprochen und nur 316 auf die manuelle Therapie, weiter auf Unterwasserheilgymnastik und dann auf Elektrotherapie (Tabelle 7). Es muß hinzugefügt werden, daß die Infiltrationstherapie, Blutgerinnungsstörungen oder Leberfunktionsstörungen bzw. Allergien ausgenommen, fast keine Kontraindikationen zeigt und deshalb beim älteren Menschen Manipulationen vorzuziehen ist. Trotzdem können hier zum Vergleich für das Ansprechen auf alleinige manipulative Maßnahmen Zahlen einer neuroorthopädischen Ambulanz der Wiener Neurologischen Universitätsklinik herangezogen werden, aus welchen hervorgeht, daß die manuelle Therapie bei *ambulanten* Fällen eine ökonomische Alternative darstellt (Tabelle 8).

Tabelle 7. Angaben der Patienten über die Wirkung einzelner Therapieformen

Besonderes Ansprechen auf:	
Therapeutische Lokalanästhesie	801
Manuelle Therapie	
Manipulation, Mobilisation	316
Unterwassertherapie	74
Heilgymnastik	63
Elektrotherapie	31
Zusammen	1285 (22,58%)

Tabelle 8. Das positive Ansprechen auf die alleinige manuelle Therapie bei ambulanten Patienten

Lokalisation	Pat. Zahl	pos. Ansprechen auf alleinige manuelle Therapie	(%)
1. Unteres Cervicalsyndrom	124	77	62,09
2. Schwindel	79	46	58,22
3. Oberes Quadratensyndrom	67	28	41,79
4. Lumbalgie	113	45	39,82
5. Oberes Cervicalsyndrom	356	125	35,11
6. Thoracalsyndrom	89	30	33,70
7. Lumboischialgie	151	36	23,84
8. Gelenksstörung Schultergürtel	57	7	12,28
9. Panalgesie	66	4	6,06

Tabelle 9. Therapiekarte

Zuvor (für den raschen Bedarf)
Nichtsteroidale Antirheumatika
Analgetika
Lagerung
Physikalische Therapie

Dazu und *dazwischen*
Aus der billigen Schüssel der internationalen Reflextherapie
Bayrische Quaddeln
Chinesische Akupunktur
Russische Infiltrationstherapie
Österreichische Oberflächenbehandlung
Westfälische Manualtherapie

Hauptgericht
Schlachtplatte

Danach
Rehabilitation
Ergotherapie etc.

Zurückblickend kann als Resultat dieser in 15 Jahren bei rund 6000 Patienten gewonnenen Erfahrungen mit der manuellen Medizin gesagt werden, daß sie für die Diagnose unverzichtbar ist. Deshalb muß gefordert werden, daß jeder Arzt, der sich mit den Störungen des Stütz- und Bewegungsapparats auch nur teilweise konfrontiert sieht, manualmedizinisch, d. h. klinisch richtig untersuchen können muß. Die manuelle Therapie stellt in vielen Fällen eine Form der ökonomischen Reflextherapie dar, die allerdings meist durch geeignete Rehabilitationsmaßnahmen ergänzt werden muß.

Die manuelle Therapie als ökonomische Form der Reflextherapie kann in den Therapieplan zur Behandlung von Schmerzen des Bewegungsapparats eingebaut werden. Der Vergleich des Therapieplans mit einer Speisekarte (Tabelle 9) macht ihre Wertigkeit deutlich. In vielen Fällen kann das Hauptgericht - nämlich eine Schlachtplatte im Operationssaal - verzichtbar erscheinen. Wichtig und die Abrundung des therapeutischen Menüs ist die anschließend erfolgende Rehabilitation.

Literatur

Oberhummer I, Grünberger J, Tilscher H, Zapotoczky HG (1979) Somatisch bedingte Beschwerden beim Herzangst-Syndrom. Fortschr Med 97/15: 709-713

Tilscher H (1979) Ursachen für Lumbalsyndrome. Der Rheumatismus. Steinkopf, Darmstadt, S 44

Tilscher H, Bogner G (1979) Das obere Quadrantensyndrom. Orthop Prax 3: 196-200

Tilscher H, Eder M (1983 a) Orthopädische und manualmedizinische Untersuchungstechniken an der Halswirbelsäule. Med Orthop Techn (MOT) 103: 6-9

Tilscher H, Eder M (1983 b) Die Rehabilitation von Wirbelsäulengestörten, II. völlig neu bearbeitete Aufl. Springer, Berlin Heidelberg New York Tokyo

Tilscher H, Steinbrück K (1977) Funktionsstörungen des Ileosacralgelenkes-Symptomatik und manualmedizinische Befunde. Orthop Prax 9: 660-664

Tilscher H, Steinbrück K (1980) Symptomatik und manualmedizinische Befunde bei der Hypermobilität. Orthop Prax 2: 100-103

Tilscher H, Hieke P, Zwerina H, Eder M (1977) Ein Beitrag zum Problem „Schmerzentstehung durch die Fehlhaltung". Manuel Med 4: 85-90

Tilscher H, Eder M, Bogner G (1978) Panalgesie und Depression. Rheumatologie 3: 119-122

Tilscher H, Friedrich M, Goschler M, Liertzer H, Wißgott L (1983) Erfahrungsbericht über 11 Jahre Manualmedizin an der Abteilung für konservative Orthopädie und Rehabilitation. Orthop Prax 2/19: 97-103

Tilscher H, Wessely P, Gerstenbrand F (1981) Erfahrungsbericht über 10 Jahre Neuroorthopädische Ambulanz. Wien Klin Wochenschr 93: 376-380

Tilscher H, Friedrich M, Strösser W (1982) Erfahrungen bei der Behandlung von vertebragenen Kopfschmerzen. Der Schmerz, Bd III/1. Fischer, Heidelberg S 39-49

Tilscher H, Bergsmann O, Bogner G, Chavanne H, Kantor H, Schmiedl R (1975) Zum sogenannten scapulokostalen Syndrom. In: Lewit K, Gutmann G (Hrsg) Funktionelle Pathologie des Bewegungsapparates. Rehabilitacia Rocnik VIII

Therapeutische Verfahren in der manuellen Medizin

K. Lewit

Manualtherapie und Rehabilitation des Bewegungsapparats

Zunächst sahen wir in der Manipulation, in der „Chiropraktik", eine Technik, deren Wirksamkeit uns beeindruckte. Daher unser Interesse, sie zu erlernen, ohne daß die meisten von uns deshalb Chiropraktiker werden, d. h. ausschließlich oder v. a. mit Hilfe dieser Therapie behandeln wollten. Es ging vielmehr darum, diese Technik so effektiv wie möglich in unseren ärztlichen Beruf einzubauen und so unsere therapeutischen und, wie wir bald sahen, auch diagnostischen Möglichkeiten zu erweitern. Dies erforderte eine Konzeption, die es uns ermöglichte, die Methode ihrem Wesen nach logisch einzuordnen.

So eine Konzeption, die in umfassender Weise die manuelle Therapie, damals noch „Chiropraktik" genannt, charakterisierte, erlebte ich zum ersten Mal im September 1958 in der Praxis von Freimut Biedermann (1954). Ich möchte deshalb aus dem Bericht, den ich nach meiner Rückkehr über das Erlebte zusammengestellt hatte, kurz zitieren:

> Die Arbeit in der Praxis von F. Biedermann ist ungemein vielseitig, wobei chiropraktische Techniken nur eine klar umrissene Rolle spielen und gänzlich in die ärztliche Arbeit integriert sind. Man könnte sagen, daß der Schwerpunkt in einer Segmenttherapie mit Hilfe verschiedener Methoden liegt, wobei sich auch der Einfluß der Naturheilkunde kundtut; ich möchte behaupten, daß ich nie und nirgends eine so konsequente Anwendung des Nervalen und der Ganzheitsbetrachtung des Organismus gesehen habe wie hier. In der Wirbelsäule erblickt Biedermann ein Organ der Koordination, das reflektorische Veränderungen hervorrufen kann, selbst aber regelmäßig bei viszeralen Störungen in MItleidenschaft gezogen wird.

Hier erkannte ich also das, was ich später als Reflextherapie bezeichnet habe.

Wenn wir die manuelle Therapie im weiteren Rahmen einer Reflextherapie (Lewit 1968) betrachteten dann deshalb, weil wir sie nicht, lediglich für *eine* von zahlreichen Behandlungsmöglichkeiten hielten, sondern uns auch bemühten, Kriterien für ihren optimalen Einsatz herauszuarbeiten. Das ist ja angesichts der Fülle von Methoden, die mehr oder minder bei denselben Patienten zur Anwendung gebracht werden können (Massage, therapeutische Lokalanästhesie (Gross 1972), Akupunktur, Elektrostimulation und viele andere Techniken, besonders der Physiotherapie), ein wichtiges Anliegen. Dem entspricht auch der Begriff der „pathogenetischen Aktualitätsdiagnose" nach Gutmann (1975) sowie unser Bestreben nach einem befundadäquaten Vorgehen. Nicht die Erkrankung als solche gibt die Indikation zur Anwendung dieser oder jener Methode vor, sondern der im gegebenen Fall vorherrschende pathogenetische Faktor oder Befund – bei der manuellen Therapie: die klinisch relevante funktionell reversible Gelenkblockierung. Unser befundadäquates Vorgehen liefert im Prinzip auch die Kriterien für die Anwendung aller übrigen Methoden, die bei denselben Patienten in Frage kommen, auch wenn – leider – die

Verfechter der jeweiligen Methoden nur zu oft diejenige Methode bevorzugen, die ihnen liegt.

Was nun die manuelle Therapie oder Chirotherapie selbst angeht, setzte sich im wesentlichen die Anschauung durch, daß ihre Wirkung in der *Normalisierung einer Funktion,* nicht einer Struktur besteht. Hier spielt der von Biedermann (Lewit 1968; Zuckschwerdt et al. 1960) geprägte Begriff der Blockierung, der funktionell reversiblen Bewegungseinschränkung im Gelenk, die entscheidende Rolle. Dies hatte zunächst für die Methode selbst größte Bedeutung: Wir lernten es, die gestörte Funktion von Gelenken, insbesondere an der Wirbelsäule, exakt zu diagnostizieren, d.h. die Diagnose der gestörten Gelenkfunktion einschließlich des Gelenkspiels zu beherrschen. Daraus ergab sich jedoch folgerichtig auch der weitere, nicht weniger bedeutungsvolle Schritt:

Die passive Bewegung, die v.a. eine Gelenkfunktion ist, ist ja nur ein Teil der Funktion des Bewegungssystems. Wenn also die Normalisierung dieser Funktion klinische Ergebnisse ergibt, wäre es höchst einseitig, sich lediglich auf diese, d.h. auf die passive Beweglichkeit zu beschränken. Dies um so mehr, als Arbeiten, v.a. von Janda (1959) es immer klarer machten, daß gewisse Störungen der aktiven Beweglichkeit nicht nur ebenfalls klinische Störungen hervorrufen können, sondern mit den von uns behandelten Störungen der passiven Bewegung in engstem Zusammenhang stehen, nämlich Ursache und auch Folge von Blockierungen sowie deren Rezidive sind.

Bekanntlich handelt es sich bei diesen Störungen der aktiven Bewegungsabläufe nicht um die herkömmlichen neurologischen oder aus der Orthopädie bekannten Erkrankungen, sondern um abnorme oder gestörte Bewegungsmuster, auch als „Fehlsteuerungen" bezeichnet, die sich der Patient im Laufe seiner Ontogenese erworben oder angewöhnt hat (Abb. 1). Es handelt sich im wesentlichen um eine muskuläre Dysbalance, die dadurch zustande kommt, daß gesetzmäßig gewisse Muskelgruppen gehemmt, d.h. erschlafft und abgeschwächt, und andere hyperaktiv, d.h. verspannt und verkürzt sind. Die große Inzidenz solcher Fehlsteuerungen beruht u.a. auch auf der Bewegungsarmut der modernen technischen Zivilisation, die zu einer Vernachlässigung der Bewegungsfunktion und zu statischer Überlastung führt. Bis zu einem gewissen Grade deckt sich diese Auffassung mit der von Brügger (1971), der die Verspannung derjeniger Muskeln, deren Tätigkeit die Biegespannungen der Wirbelsäule verhindern sollen, beschreibt.

Neben den fehlgesteuerten Bewegungsmustern und im engen Zusammenhang mit diesen steht die gestörte Statik. Sie kann dem Kranken von außen aufgezwungen sein, beispielsweise durch ungünstig konstruierte Sitze, sie kann aber auch Folge von Beinlängendifferenzen oder Asymmetrien im Beckenbereich sein (Abb. 2), oder, besonders in der sagittalen Ebene, Folge gestörter Muskeltätigkeit. Diagnostisch ist hier die Röntgenuntersuchung unter statischen Bedingungen ausschlaggebend (Gutmann u. Véle 1978; Lewit 1975). Die statische Funktion hängt natürlich mit der Gleichgewichtsfunktion auf das engste zusammen. Hier ist das von uns beschriebene zervikale Störungsmuster sowie der von Hülse (1983) Moser et al. (1972), Norre et al. (1976) sowie Simon u. Moser (1977) beschriebene Zervikalnystagmus diagnostisch wegweisend.

Bei der Therapie dieser Funktionsstörungen zeigte es sich nun – besonders häufig und eindrucksvoll bei der manuellen Therapie – daß Normalisierung der Funk-

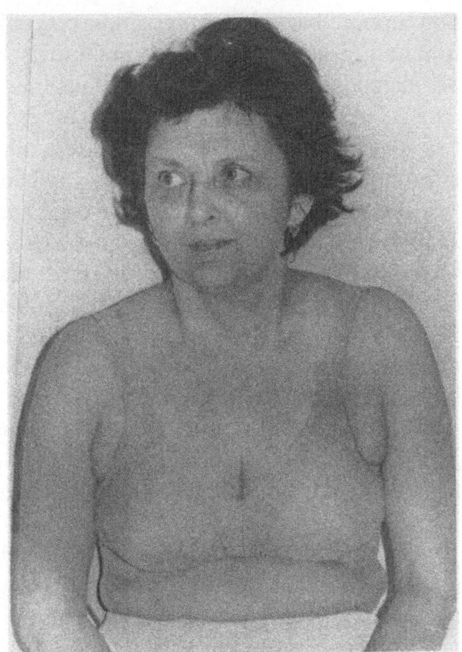

Abb. 1. Hochgradige Hochatmung, zu beachten ist die Verspannung der Mm. sternocleidomastoidei, die tiefen Schlüsselbeingruben und gleichzeitig auch die Verspannung der Mm. trapezii, die sich nach oben konvex vorwölben

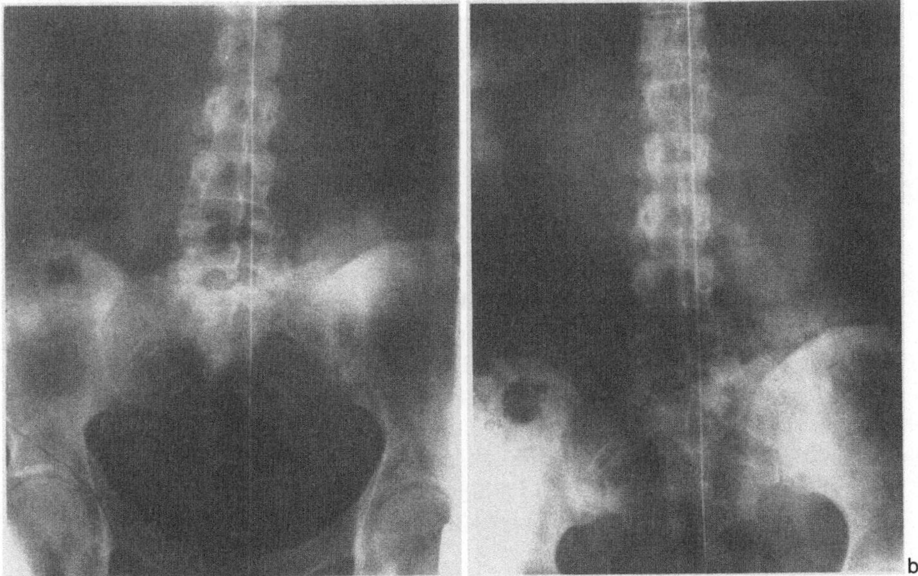

Abb. 2a u. b. LWS und Becken im Stehen, ohne bzw. mit Absatzerhöhung links. **a** Becken gerade, Abschrägung L5 und besonders L4 nach links, diagonaler Verlauf der LWS, thorakolumbaler Übergang links oberhalb des Kreuzbeins; LWS daher nicht im statischen Gleichgewicht. **b** Nach Absatzerhöhung links: Becken links höher, L4 und L5 horizontal, LWS statisch im Gleichgewicht

tion unmittelbar mit Schmerzlinderung einhergeht, und umgekehrt, daß eine Fehlfunktion ohne strukturelle, pathologische Störung im Bewegungssystem mit Schmerzen einhergeht, ja die weitaus häufigste Ursache von Schmerzen im Bewegungssystem ist. Wir können das nicht weniger eindrucksvoll bei den überaus häufigen statischen Störungen, denen wir ja alle ausgesetzt sind, beobachten: Wenn wir eine unbequeme Stellung oder Lage eingenommen haben, fühlen wir uns nach einiger Zeit unbehaglich, und früher oder später stellt sich der Schmerz ein, der uns zwingt, die Lage oder Stellung zu ändern; sobald dies erfolgt, klingt der Schmerz ab. Auch Ermüdung infolge aktiver Überlastung führt zu Schmerz, und nach genügendem Ausruhen klingt dieser wieder ab. Das alles spricht für die Auffassung, daß Schmerz, genauer gesagt der ihn auslösende nozizeptive Reiz, ein Warnzeichen für den Organismus ist, das ihn vor einem Fehlverhalten schützt, und zwar schon dann, wenn zunächst lediglich die Funktion und (noch) nicht die Struktur verändert, also irreversibel gestört ist. Das dies so häufig am Bewegungsapparat der Fall ist, ist begreiflich, da dieser ja direkt unserem Willen also auch unserem Mutwillen unterliegt und sich nicht anders gegen Mißbrauch schützen kann (Lewit 1968; Wolff 1983).

Wie stellen wir es uns nun vor, daß Fehlfunktion zu Schmerz führt? Ob es sich um statische Fehlfunktion, um Überlastung durch Überanstrengung, falsch ausgeführte Bewegung oder durch Bewegung in einer blockierten Richtung handelt, immer kommt es zu erhöhter Spannung. Umgekehrt: Wenn wir eine Entlastungshaltung, wie sie Brügger (1971) wiederholt demonstriert hat, einnehmen, eine Blockierung lösen oder mit Hilfe der postisometrischen Relaxation (Lewit 1981), einer Injektion oder der Akupunkturnadel einen Trigger- oder Schmerzpunkt (Travell u. Simons 1983) beseitigen, immer beobachten wir, wie die Verspannung einer Hypotonie weicht, und damit Hand in Hand auch die Schmerzlinderung einhergeht. Es hat also den Anschein, daß es die Verspannung ist, die den nozizeptiven Reiz darstellt. Dies ist auch verständlich: Erhöhte Spannung, also die drohende Schädigung durch Überlastung wird zum warnenden Schmerzsignal.

Wir sehen also, daß die *Fehlfunktion* des Bewegungsapparats die wesentlichste und *häufigste Ursache für Schmerzen* im Bewegungssystem darstellt und daß derjenige Arzt, der es versteht, die überaus häufigen, aber in ihrer Vielfalt sehr komplizierten Funktionsstörungen mit allen ihren Verkettungen zu diagnostizieren und zu analysieren, hier auch Abhilfe schaffen kann, weil es sich ja im Prinzip um funktionelle, also reversible Störungen handelt. Wir wissen jedoch, daß sich in Wirklichkeit von den Fächern, die sich mit Störungen am Bewegungsapparat befassen, also der Neurologie, Orthopädie und Rheumatologie, keines den Funktionsstörungen widmet, ja ihnen ratlos gegenübersteht, was sogar in dem Ausdruck „non-specific backache" – (Jayson 1970) also Rückenschmerz ohne spezifische, d.h. pathologisch-anatomische Diagnose – zum Ausdruck kommt. Deshalb auch die Notwendigkeit, ganz klar von einer „funktionellen Pathologie des Bewegungssystems" (Lewit 1975) zu sprechen, und ihre Klinik, Diagnostik und Therapie zu kennen, um sie zu beherrschen.

Das Fachgebiet, das sich nun – auf allen Gebieten der Medizin – v.a. mit der Wiederherstellung der Funktion beschäftigt, ungeachtet dessen, ob auch strukturelle Veränderungen vorliegen oder nicht, ist die *medizinische Rehabilitation*. Es ist ja ihre Aufgabe, es dem Kranken zu ermöglichen, durch Übung von Funktionen – Erlernen von Fertigkeiten - seine Behinderung durch Erkrankung zu überwinden, oder zu kompensieren. Dabei ist einer der charakteristischen Züge der Rehabilitation, daß für die aktive Zusammenarbeit mit dem Patienten unabdingbare Voraussetzung ist. Um die Bedeutung dieser Tatsache zu vergegenwärtigen, muß betont werden, daß für die Medizin im allgemeinen - einschließlich der Chirurgie und auch der üblichen Chirotherapie - der Patient lediglich Objekt der Therapie ist, während er für die Rehabilitation zum Subjekt und Partner bei der Behandlung wird. Man kann das auch anders ausdrücken: Während die Medizin von der Illusion ausgeht, den Patienten heilen zu können, gehen wir in der Rehabilitation davon aus, daß der Patient für seine Heilung verantwortlich ist, wir als Ärzte jedoch in der Lage sein sollten, ihm zu raten, wie er das am besten tun kann. Wir sehen also, wie nahe die Medizin hier noch dem Schamanentum steht. Und machen wir uns keine Illusionen: Dieser Zustand entspricht dem „vested interest" nicht nur der Behandler, sondern auch der Patienten, denn nichts ist schwieriger, als sie zur aktiven Mitarbeit zu bewegen und zu erziehen! Es liegt nun auf der Hand, daß auf kaum einem Gebiet der Medizin die aktive Mitarbeit des Patienten von größerer Bedeutung ist als gerade bei der Wiederherstellung der Funktionen des Bewegungsapparats, vorausgesetzt man kennt die Diagnose der Fehlsteuerungen und deren spezifische Behandlung (Abb. 3).

In diesem Zusammenhang sind die neuesten Entwicklungen der modernen Mobilisationstechniken mit Hilfe von muskulärer Fazilitation und Inhibition (Gaymans u. Lewit 1975; Lewit 1981; Mitchell et al. 1979) sowie die Techniken der postisometrischen Muskelrelaxation sehr interessant. Ihre Ergebnisse zeigen, daß die früheren, recht zeitraubenden und weniger wirksamen Mobilisationstechniken in der jetzigen Form mit der Stoß-(Impuls-) Manipulation gleichwertig sind, ja sie in

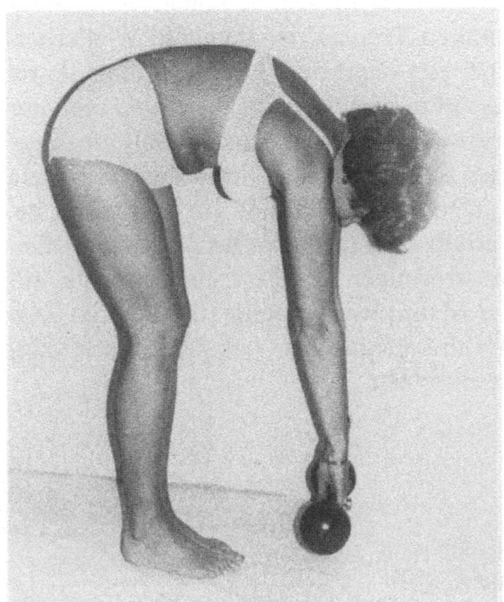
a

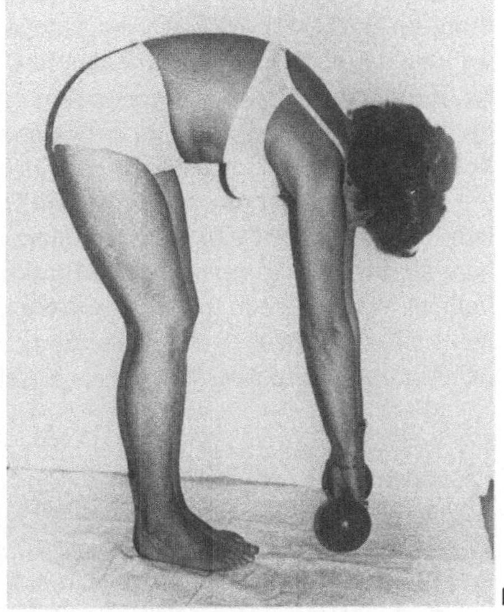
b

Abb. 3 a u. b. Vorbeugen mit Erfassen einer Hantel vor (**a**) und nach (**b**) krankengymnastischer Behandlung. **a** Vorwölbung der erschlafften Bauchmuskulatur beim Anheben der Hantel; **b** gute Kontraktion der Bauchmuskulatur ermöglicht das Abrollen des Rumpfes

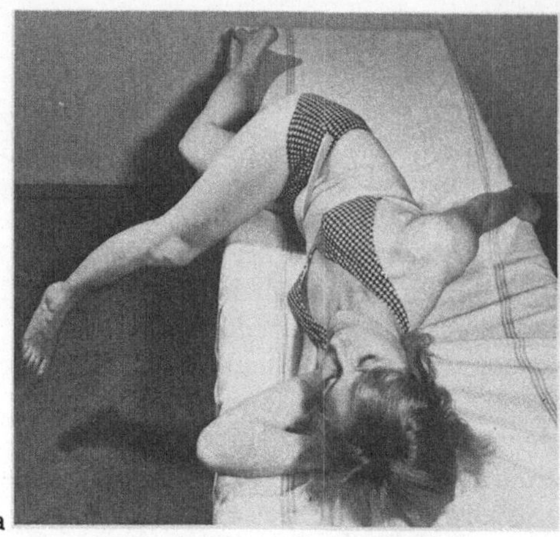
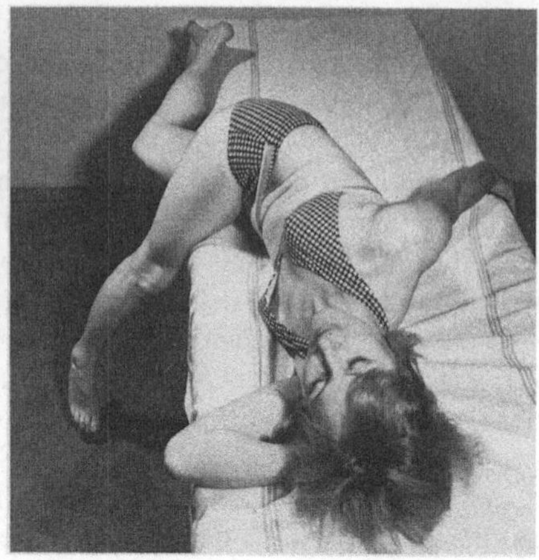

a b

Abb. 4 a u. b. Postisometrische Relaxation gegen die Schwerkraft des lumbalen M. erector spinae und gleichzeitig Automobilisation der LWS in die Flexion. **a** Anheben des rechten Beins – isometrische Phase. **b** Senkung durch Relaxation des M. erector spinae (während der Ausatmung) und gleichzeitig Automobilisation der LWS in die Flexion

vieler Beziehung noch übertreffen. Ihre besondere Effektivität besteht letzten Endes darin, daß die Eigenkräfte des Organismus in physiologischer Weise eingesetzt werden. Damit arbeitet der Patient von Anfang an. Daher dann auch die fließenden Übergänge zur Autotherapie (Mobilisation, Stabilisation), ja wir können heute sagen, daß die wirksamsten Techniken, bei welchen die Eigenkräfte des Organismus *automatisch* eingesetzt werden, eben der Autotherapie dienen (Abb. 4).

Damit kommen wir zum Ziel unserer Bestrebungen: nämlich nicht die Anwendung und Weiterentwicklung einer bestimmten Technik, sondern die Wiederherstellung der normalen Funktion des Bewegungssystems und die Beseitigung der reflektorischen, v. a. der schmerzhaften Auswirkungen. Das ist auf die Dauer nur möglich, wenn der Patient es lernt mit seinem Bewegungssystem richtig umzugehen. Darum genau geht es der medizinischen Rehabilitation. Dieses Ziel kann ohne die Techniken und ohne geschulte Kräfte, die der Rehabilitation zur Verfügung stehen (oder stehen sollten) nicht realisiert werden. Ohne eine solche Zielsetzung bleiben wir bei den komplizierteren Funktionsstörungen des Bewegungssystems auf halbem Wege stecken, selbst wenn wir die Methoden der Reflextherapie im Segment einschließlich der Chirotherapie, der therapeutischen Lokalanästhesie oder der Akupunktur technisch noch so perfekt einsetzen.

Literatur

Biedermann F (1954) Grundsätzliches zur Chiropraktik Haug, Ulm

Brügger A (1971) Das sternale Syndrom. Huber, Bern

Brügger A (1977) Die Erkrankungen des Bewegungsapparates und seines Nervensystems. Fischer, Stuttgart, New York

Gaymans F (1980) Die Bedeutung der Atemtypen für Mobilisation der Wirbelsäule. Manuel Med 18: 96–101

Gaymans F, Lewit K (1975) Mobilisation techniques using pressure (pull) and muscular facilitation and inhibition. In: Lewit K, Gutmann G (eds) Functional pathology of the motor system. Rehabilitácia Suppl. 10–11. Obzor, Bratislava, p 47

Gross D (1972) Therapeutische Lokalanästhesie. Hippokrates, Stuttgart

Gutmann G (1975) Die pathogenetische Aktualitätsdiagnostik. In: Lewit K, Gutmann G (eds) Functional pathology of the motor system. Rehabilitácia Suppl. 10–11. Obzor, Bratislava, P 15

Gutmann G, Véle F (1978) Das aufrechte Stehen. Forschungsergebnisse des Landes Nordrhein-Westfalen, Fachgruppe Medizin. Westdeutscher Verlag, Opladen, Wiesbaden

Hülse M (1983) Die zervikalen Gleichgewichtsstörungen. Springer, Berlin, Heidelberg, New York, Tokyo

Janda V (1959) Muskelfunktionsprüfung. VEB Verl. Volk u. Gesundheit, Berlin

Janda V (1967) Die Motorik als reflektorisches Geschehen und ihre Bedeutung in der Pathogenese vertebragener Störungen. Manuel Med 5: 1–5

Jayson MIV (1970) The problem of backache. Symposium on the rheumatic disease. Practitioner 205: 615

Lewit K (1968) Beitrag zur reversiblen Gelenksblockierung. Z Orthop 105: 150–158

Lewit K (1964) Grundlagen einer gezielten Reflextherapie. Phys Diäth Ther 5: 324–327

Lewit K (1975) Functional pathology of the motor system In: Lewit K, Gutmann G (eds) Functional pathology of the motor system. Rehabilitácia Suppl. 10–11. Obzor, Bratislava, pp 25–28

Lewit K (1981) Muskelfazilitation- und Inhibitionstechniken in der Manuellen Medizin, Teil II: Postisometrische Muskelrelaxation. Manuel Med 18: 12–22 und 40–43

Lewit K (1982) Röntgenologische Kriterien statischer Störungen der Wirbelsäule. Manuel Med 20: 26–35

Mitchell F Jr, Noran PS, Pruzzo NA (1979) An evaluation of osteopathic muscle energy procedures. Pruzzo, Valey Park

Moser M, Conraux C, Greiner GF (1972) Der Nystagmus zervikalen Ursprungs und seine statische Bewertung. Ohrenheilkd Laryngol Rhinol 106: 259

Norré M, Stevens A, Degeyter P (1976) Der Zervikalnystagmus und die Gelenksblockierung. Manuel Med 14: 45–51

Simon H, Moser M (1977) Der Zervikalnystagmus aus manualmedizinischer Sicht. Manuel Med 15: 47

Travell JG, Simons DG (1983) Myofascial pain and dysfunction. The Trigger point manual. Williams & Wilkins, Baltimore, London

Wolff HD (1983) Neurophysiologische Aspekte der manuellen Medizin, 2. Aufl. Springer, Berlin, Heidelberg, New York, Tokyo

Zuckschwerdt L, Biedermann F, Emminger E, Zettel H (1960) Wirbelgelenk und Bandscheibe, 2. Aufl. Hippokrates, Stuttgart

S. KLEIN-VOGELBACH

Grundprinzipien und praktische Anwendung der funktionellen Bewegungslehre am Beispiel der dynamischen Stabilisation der Brustwirbelsäule

In der funktionellen Bewegungslehre sind Verfahren zur Beobachtung menschlicher Bewegungen und die dadurch gewonnenen Erkenntnisse zusammengefaßt worden. Das ermöglicht eine Form der Bewegungsanalyse, die als Grundlage einer funktionellen Bewegungstherapie erlernt und genutzt werden kann. Dabei spielt es keine Rolle, ob die Therapie als manuelle Behandlung oder in Form didaktischer Bewegungsintruktion oder als beides abläuft.

Es ist wichtig darauf hinzuweisen, daß die Beobachtungskriterien der funktionellen Bewegungslehre sich auf das normale Bewegungsverhalten eines gesunden Menschen beziehen und auf die konstitutionell und konditionell bedingten Variationen im Rahmen der Norm. Das heißt im Klartext: sie bezieht sich auf Menschen mit gesunden Knochen und gelenkverbindenden passiven Strukturen, normal funktionierenden gelenküberbrückenden Muskeln und ungetrübtem Gemütszustand. Die Krankheit, welcher Genese auch immer, zeigt sich durch ein vom Normalen abweichendes Bewegungsverhalten.

Die Vielfalt der Haltungs- und Bewegungsmöglichkeiten und die Lage im Raum unter Einwirkung der Schwerkraft fordert der Muskulatur *verschiedene Typen von Aktivitätszuständen* ab. Wir definieren die unterschiedlichen Aktivitätszustände und sind dann in der Lage, sie bei einer Analyse von Haltungen und Bewegungen zu identifizieren, auf bestimmte Körperabschnitte zu beziehen und sie charakteristisch zu benennen. Dabei unterscheiden wir *5 Körperabschnitte* (KA): KA Brustkorb, KA Kopf (mit HWS), KA Arme (mit Schultergürtel), KA Becken (mit LWS) und KA Beine.

Zur Erklärung der Aktivitätszustände gehen wir von einer liegenden Körperstellung aus. Dann kann das in sich bewegliche System des menschlichen Körpers mit einer Kette verglichen werden (Abb. 1). Die gelenkig verbundenen Einzelteile der Körperabschnitte bilden die Kettenglieder. Sie sind durch passive Strukturen miteinander verbunden. Sie können gegeneinander bewegt und untereinander nach Bedarf in bestimmten Stellungen aktiv stabilisiert werden. Das ist die Aufgabe der Muskulatur (Abb. 2).

Aus der Sicht der funktionellen Bewegunslehre wirken die Muskeln als *Beweger* von Gewichten, als *Heber* von Gewichten, als *Bremser* fallender Gewichte und als *Halter* von Gewichten. Die Haltemuskulatur wirkt im Sinne der *Fallverhinderung*. Als repräsentatives Beispiel sei auf die flexionsverhindernde Funktion des Quadrizeps in der Standphase eines Beins beim Gehen hingewiesen, wenn dieses in den Aktivitätszustand der Stützfunktion kommt.

Die Aktivitätszustände haben typische Bewegungstendenzen, abhängig davon, ob der Körper mit einer Unterlage (Abb. 3), mit einer Hängevorrichtung (Abb. 4) oder mit einer Abstützvorrichtung (Abb. 5) Kontakt hat. Wenn wir eine Bewegung

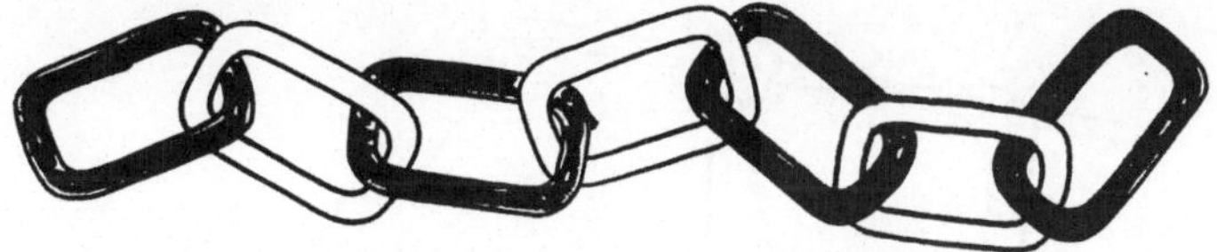

Abb. 1. Das in sich bewegliche System einer Kette

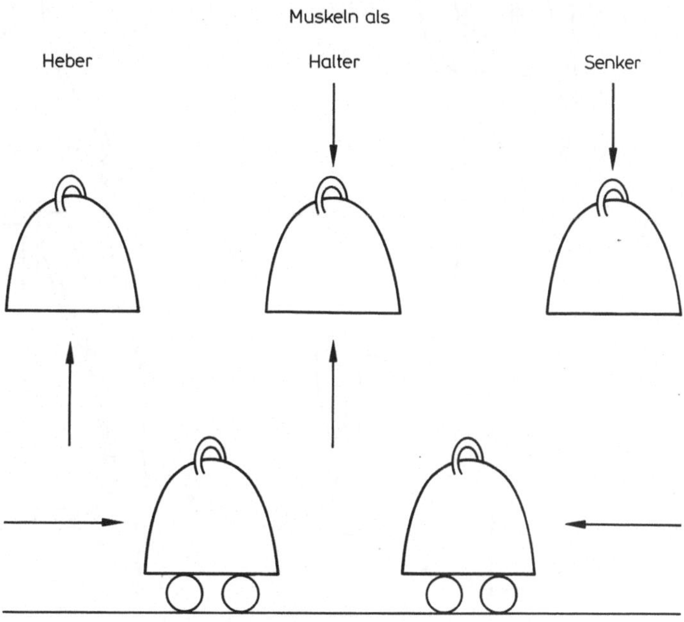

Abb. 2. Aufgaben der Muskulatur aus der Sicht der funktionellen Bewegungslehre

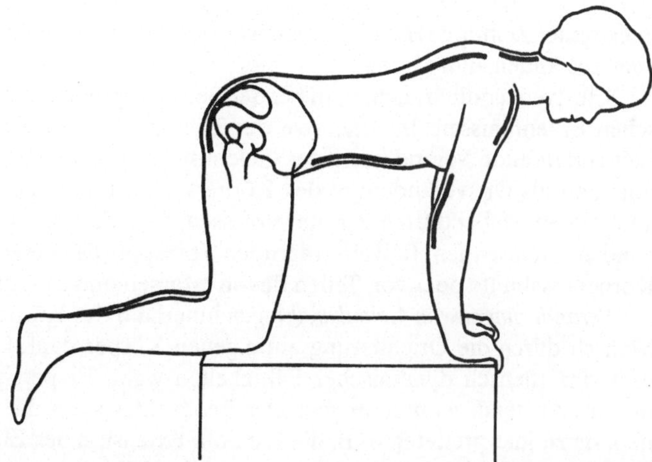

Abb. 3. Kontakt des Körpers mit einer Unterlage

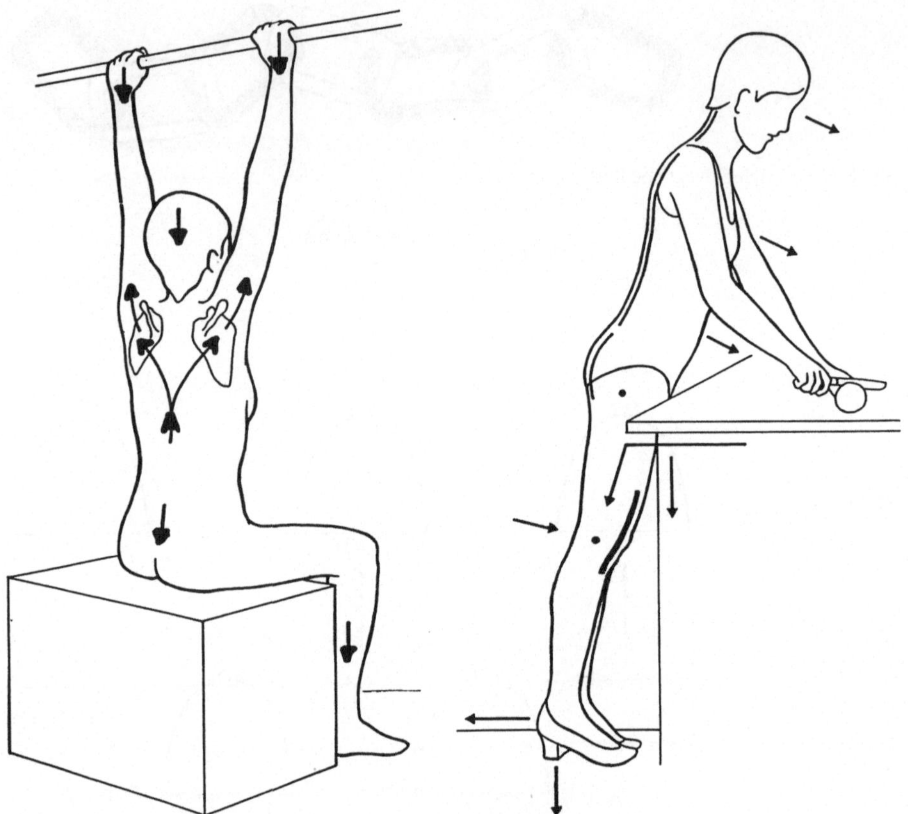

Abb. 4. Kontakt des Körpers mit einer Hängevorrichtung

Abb. 5. Kontakt des Körpers mit einer Abstützvorrichtung

in extremer Zeitlupe sehen könnten, wäre sie als eine Aneinanderreihung von Aktivitätszuständen analysierbar.

Selbstverständlich sucht man bei der Bewegungsbeobachtung nach ganz spezifischen Erkenntnissen. Im Interesse der Therapie wollen wir Bewegung als in der Zeit verlaufende Veränderung der Gelenkstellungen innerhalb des Körpers einerseits und als Ortsveränderung des Körpers im Raum andererseits definieren und analysieren. Dabei dürfen wir nie vergessen, daß die Analyse den bewegenden, hebenden, bremsenden, fallverhindernden Transport der Gewichte des Körpers, der Körperabschnitte oder von Teilen davon erfassen und interpretieren muß.

Veränderungen von Gelenkstellungen innerhalb des Körpers nimmt der gesunde Mensch durch die Orientierung am eigenen Körper dank kinästhetisch statischer und kinästhetisch dynamischer Fähigkeiten wahr. Er perzipiert sie als Abstände und als Abstandsveränderungen. Der Beobachter kann diese sehen und muß lernen, sie zu interpretieren (z. B. die Flexion/Extension des Ellbogengelenks am Abstand Handgelenk-Akromion).

Die *Ortsveränderung im Raum* empfindet der Mensch dank der Schwerkraft als

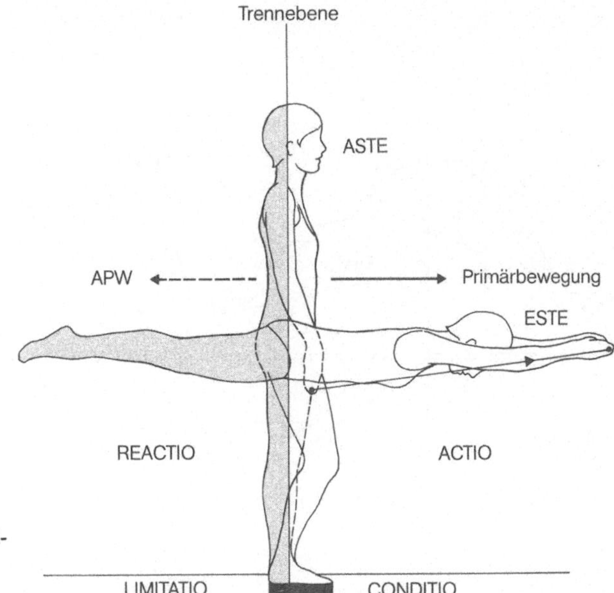

Abb. 6. Die Standwaage, standortkonstanter Bewegungsablauf

oben und unten. In aufrechter Haltung nimmt er durch die Orientierung vom eigenen Körper aus die horizontale Ausdehnung als vorn, hinten, rechts, links wahr.

Die Tatsache, daß der Mensch die räumlich bezogenen Richtungskomponenten oben, unten, vorn, hinten, rechts, links stets wahrnehmen muß, ist der Grund dafür, daß in der Analyse und bei der Instruktion eines Bewegungsablaufs die *Bewegungsrichtung* die dominierende Rolle spielt. Sie ist der Bewegungsauftrag, wir nennen diesen Bewegungsauftrag die *Actio* (Abb. 6). Um die Bewegungsrichtung präzise angeben zu können, sucht man beim betreffenden Bewegungsablauf den körpereigenen Punkt des Patienten, der die Bewegungsrichtung am eindeutigsten und möglichst gradlinig verkörpert. Wir nennen diesen Punkt den *kritischen Distanzpunkt der Primärbewegung*. Ihn zu finden und instruierend zu lenken, ist die Aufgabe des Therapeuten. Allerdings muß die Richtungsangabe für den kritischen Distanzpunkt mit mindestens einer, meistens mit mehreren Bedingungen *Conditio* genannt, verknüpft werden, damit der Bewegungsablauf differenziert werden kann und aus den möglichen Varianten die eine geplante einhält. Wir sprechen von der *Limitatio* des Bewegungsablaufs.

Prinzipiell gibt es horizontale oder vertikale räumlich bezogene gradlinige Richtungen, die dem Therapeuten zur Auswahl stehen. Funktionell interessiert uns der Wesensunterschied zwischen einer vertikalen und einer horizontalen gradlinigen Richtung des kritischen Distanzpunktes für das therapeutische Ziel.

Wenn die *Actio* des kritischen Distanzpunkts gradlinig horizontal gerichtet ist, löst sie wegen der Gewichtsverschiebungen in der Horizontalen als *Reactio* dominante Gleichgewichtsreaktionen aus. Diese können in Form von Gegengewicht, Gegenaktivität oder Veränderung der Unterstützungsfläche auftreten (Abb. 7). Welche Form in Erscheinung tritt, hängt nur noch von den *Conditiones* ab, die mit der

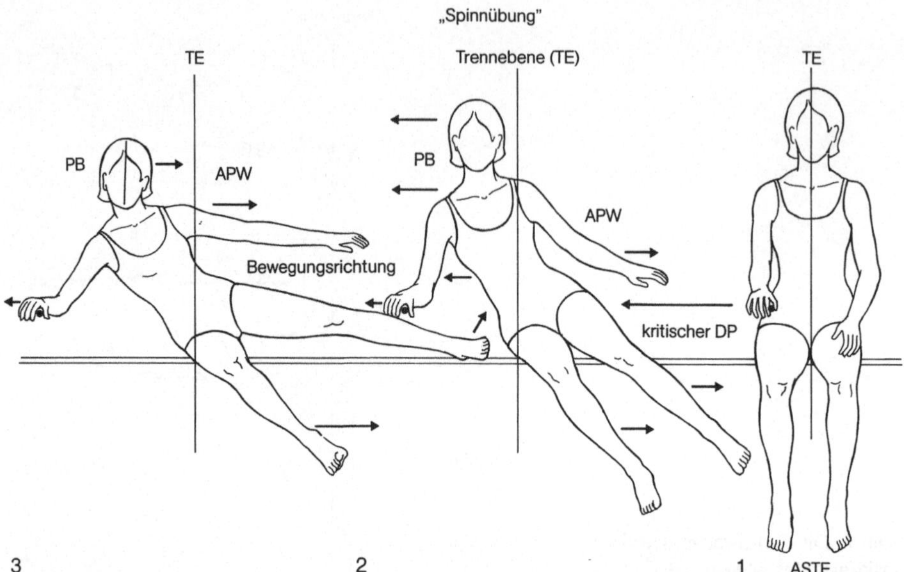

Abb. 7. „Die Spinnübung" ASTE = Ausgangsstellung, PB = Primärbewegung, APW = aktivierte passive Wiederlagerung, TE = Trennebene, DP = Distanzpunkt, Ausweichmechanismus 3: innerhalb des beschleunigenden Gewichts der PB wird der Kopf rückläufig bewegt

Actio gestellt worden sind. Das hat den großen Vorteil, daß das Lernziel einer Bewegungsübung in den reaktiven Bereich verlegt werden und darum leichter wieder in das Bewegungsverhalten des Patienten eingehen kann.

Wenn die *Actio* des kritischen Distanzpunkts gradlinig vertikal gerichtet ist, also nach oben oder unten geht, ist der Bewegungsablauf durch das Heben und bremsende Senken von Gewichten charakterisiert (z. B. das Bückverhalten). Beim Bükken trachtet man mit den Händen nach unten zu kommen, dabei muß sich der Körper verkürzen. Das gelingt am besten, wenn gegenläufig ausweichende Gewichte des Körpers bremsend nach unten gelassen werden. Beim Aufrichten aus gebückter Stellung verlängert sich der Körper wieder, indem die gegenläufig ausgewichenen Teilgewichte des Körpers gehoben und wieder übereinander gestellt werden. Die Bewegungsanalyse zeigt, daß es nur 4 Bewegungsniveaus im Körper gibt, in denen der Körper sich ohne Schaden für seine passiven und aktiven Strukturen verkürzen und verlängern kann, insbesondere wenn dabei noch Fremdgewichte mittransportiert werden müssen. Die Kenntnis dieser 4 Bewegungsniveaus (Abb. 8) macht es möglich, daß nach Maßgabe der individuellen Gewichts- und Hebellängenverteilung das Heben und bremsende Senken beim Bücken im Gleichmaß von Gewicht und Gegengewicht stattfinden kann und unphysiologische Belastungen vermieden werden. Wir unterscheiden den „vertikalen" (Abb. 9) und den „horizontalen" Bücktypus (Abb. 10); wir können auch die Bückunfähigkeit eines Patienten erklären und wissen, daß die Bückfähigkeit dann untrainierbar ist.

Zusammenfassend halten wir fest:

Bei unökonomischem Bewegungsverhalten von Bewegungsabläufen mit vorwiegend horizontaler, gradliniger Richtungskomponente des kritischen Distanzpunkts

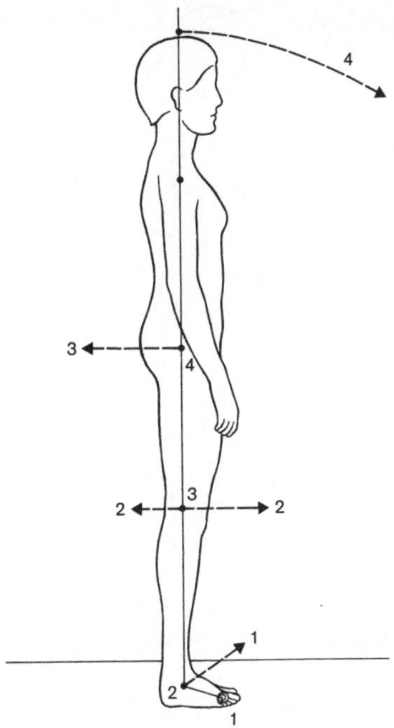

Abb. 8. Die 4 Bewegungsniveaus, in denen beim Bücken die Gesamtkörperlänge verkürzt werden kann

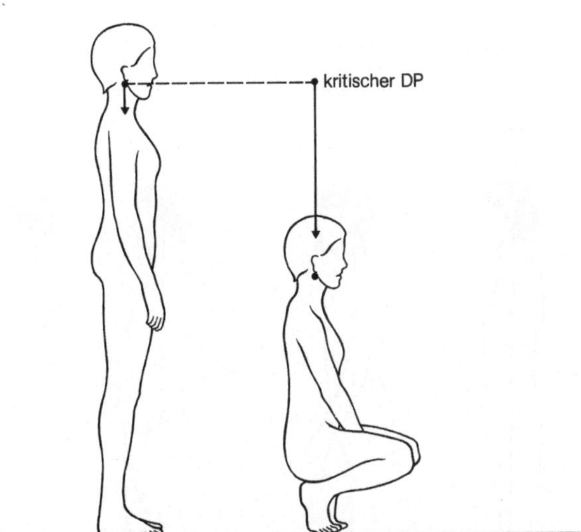

Abb. 9. Vertikaler Bücktypus

in der *Actio* bestehen die Ausweichmechanismen im Vermischen der entgegengesetzt wirkenden Gleichgewichtsreaktionen von Gegengewichten und Veränderung der Unterstützungsfläche. Die Patienten setzen fast immer Gegengewichte ein, wenn sie die Unterstüzungsfläche verändern sollten. Das läßt sich beim Versuch, einen Schritt nach vorn zu machen, deutlich beobachten (Abb. 11).

Unökonomisches Bewegungsverhalten bei Bewegungsabläufen mit vorwiegend

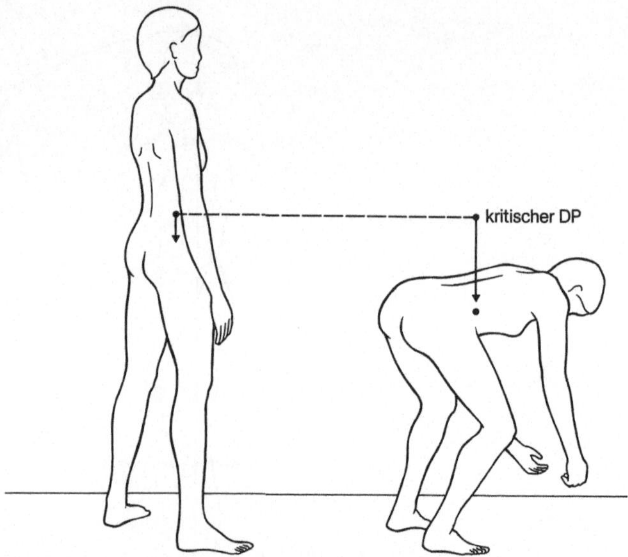

Abb. 10. Horizontaler Bücktypus

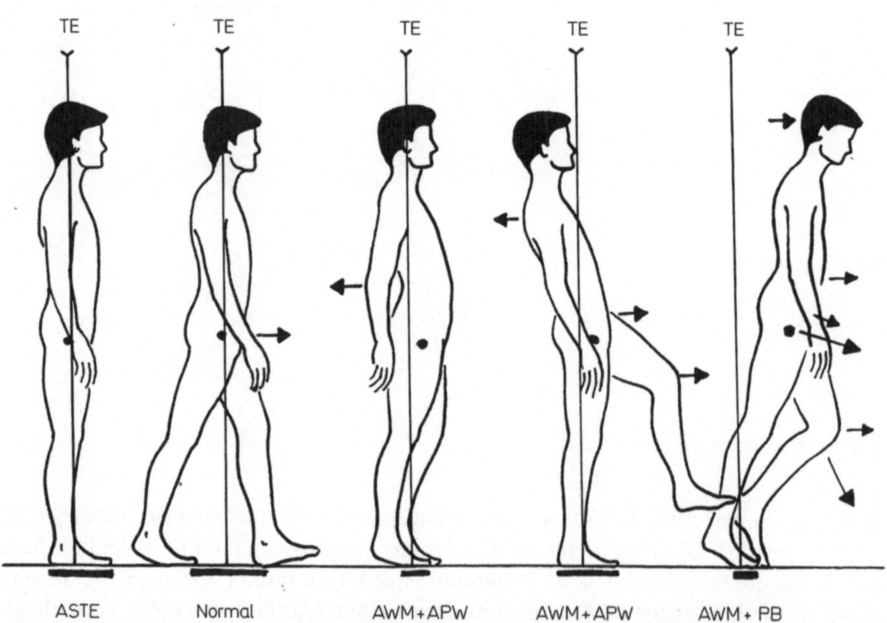

Abb. 11. Hinkmechanismen bei der automatischen Schrittauslösung AWM = Ausweichmechanismus, APW = aktivierte passive Widerlagerung, PB = Primärbewegung, TE = Trennebene

vertikaler, gradliniger Richtungskomponente des kritischen Distanzpunktes der *Actio* besteht im Produzieren von Schubbelastungen auf den passiven Strukturen des Bewegungsapparats und inadäquater Belastung der Muskulatur, weil die Gewichte des Körpers an zu langen und/oder muskulär nicht stabilisierten Hebeln gehoben und bremsend gesenkt werden.

Wir wollen jetzt den Begriff der aufrechten Haltung aus der Sicht der funktionellen Bewegungslehre betrachten und stellen uns die Frage: „*Was* muß eigentlich *warum* und *von wem* gehalten werden?" Die Antwort lautet: „Die Gewichte der Körperabschnitte oder Teile davon müssen durch die passiven Strukturen des Bewegungsapparats an den gelenkig verbundenen und darum beweglichen Stellen miteinander verbunden sein und von den Muskeln überall dort gehalten werden, wo sie sonst herunterfallen würden."

Um das Zustandekommen der aufrechten Haltung des in sich beweglichen Systems des menschlichen Körpers gut charakterisieren zu können, sprechen wir statt von „Kettengliedern" von „Klötzchen". Wegen der aufrechten Haltung des Menschen müssen die Klötzchen übereinander aufgebaut sein. Sie werden einerseits durch die passiven Strukturen des Bewegungsapparats zusammengehalten, wobei diese mehr oder minder beansprucht werden; andererseits müssen die Muskeln als aktive Strukturen die „Klötzchen" am möglichen Abstürzen hindern.

Wie können die am Aufbau der „Klötzchen" beteiligten passiven Strukturen geschont werden? Was hält die muskuläre Beanspruchung in Grenzen?

„Klötzchen", die mit horizontal stehenden kongruenten Flächen aneinander grenzen, wobei die jeweils untere Fläche die größere und die obere die kleinere ist (das wären Pyramiden oder stehende Kegelformen), strapazieren die verbindenden Strukturen am wenigsten und garantieren eine axiale Belastung (Abb. 12). Die Wirbelsäule erfüllt diese Bedingungen in ihrem 3fach gekrümmten Verlauf in ökonomischer Weise und erreicht dadurch ihre physiologische Stauchungsbelastung in der Vertikalen. Sie muß nur im kyphotischen Bereich der Brustwirbelsäule muskulär einer konstanten Falltendenz entgegenwirken. Die Falltendenz entsteht durch das Überwiegen der ventralen Gewichte vor den Flexions-Extensions-Achsen der Brustwirbelsäule, während eine neutrale Verteilung der ventralen und dorsalen Gewichte vor und hinter den Flexions-Extensions-Achsen der lordotischen Wirbelsäulenabschnitte ein potentielles Perpetuum mobile an Gleichgewichtsreaktionen verursacht, sobald die geringste Veränderung in der Anordnung der „Klötzchen" stattfindet oder die Extremitäten ihre Lagebeziehung zum Körper verändern.

Wie ist es nun um den Unterbau der Wirbelsäule bestellt? Da grenzt der stabile Beckenring kaudal an. Wir wünschen ihn uns symmetrisch. Das Becken als stabiles Teilstück des Wirbelsäulenunterbaus balanciert im aufrechten Zweibeinstand mit den beiden Schalen seiner Hüftgelenkpfannen auf den kugeligen Gelenkköpfen der Oberschenkel. Darum gibt es keine optimale Beckenstellung, sondern normalerweise besteht ein Aktivitätszustand der potentiellen Beweglichkeit des Beckens in Hüft- und Lendenwirbelsäulengelenken. Die Oberschenkel ihrerseits stehen mit Querwalzen auf den horizontalen Tibiatellern der Unterschenkel, während diese mit den Malleolengabeln die Querwalze des Talus umgreifen. Der Talus seinerseits als Teil des Tarsus hat im unteren Sprunggelenk mit dem Calcaneus eine Gelenkverbindung, und dieser bildet den proximalen Teil der Längswölbung des Fußes, die im

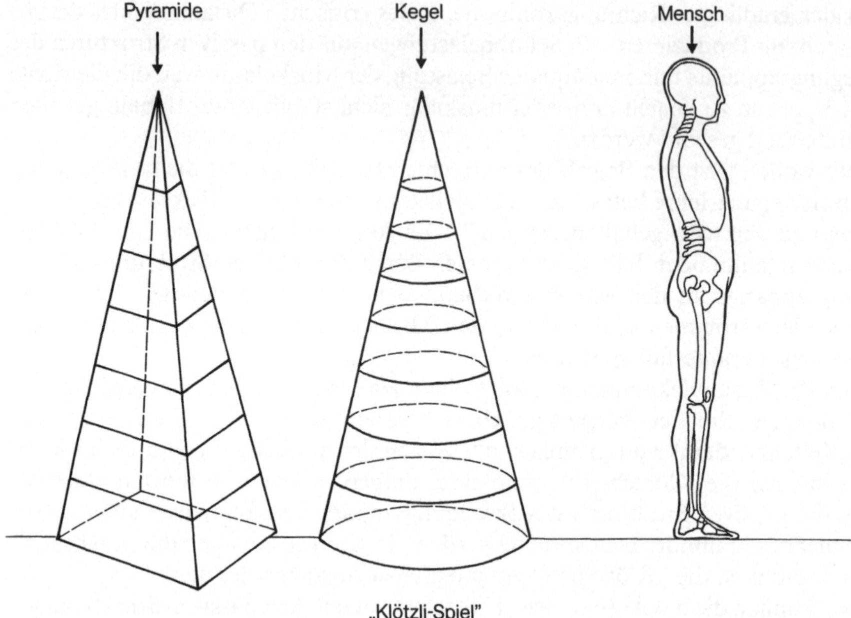

Abb. 12. „Das Klötzlispiel" geringste Belastung der passiven und aktiven gelenkverbindenden Strukturen

Mittelfuß eine distale Gegenschraubung erfährt und mit den Phalangen den mobilen Unterbau der Wirbelsäule vollendet.

Aus dem eben besprochenen in sich beweglichen System des menschlichen Körpers in aufrechter Haltung greifen wir die Brustwirbelsäule heraus, und versuchen ihre funktionellen Aufgaben durch Differenzierung zu präzisieren.

Wir nennen den Aktivitätszustand der muskulären Fixierung eines oder mehrerer Gelenke Stabilisation. In aufrechter normaler Haltung ist die Brustwirbelsäule in ihrer Nullstellung stabilisiert (Abb. 13). Wir sprechen von dynamischer Stabilisation, wenn die stabilisierten Gelenke innerhalb eines Bewegungsablaufs trotz bewegender Einflüsse ihre Gelenkstellung nicht verändern.

Bei jeder Neigung der Körperlängsachse aus der Vertikalen befindet sich die Brustwirbelsäule im Aktivitätszustand dynamischer Stabilisation, denn jeder Lagewechsel verlangt eine Tonusänderung der Muskulatur, damit die Nullstellung der Bewegungssegmente der Brustwirbelsäule erhalten bleibt.

Wir sprechen aber auch von dynamischer Stabilisation, wenn der stabilisierte Körperabschnitt von körpereigenen oder auch fremden Bewegungsimpulsen getroffen wird und gegen diese seine Unbeweglichkeit mit Hilfe seiner Muskulatur aufrecht erhalten muß.

Die Rippenbewegungen bei der Atmung und die Bewegungen des Zwerchfells sind solche körpereigenen Bewegungsimpulse. Den inspiratorischen Kräften begegnet die in ihrer Nullstellung stabilisierte Brustwirbelsäule flexorisch, der exspiratorischen begegnet sie extensorisch. Das sind die funktionellen Voraussetzungen für eine gute kostodiaphragmale Atmung.

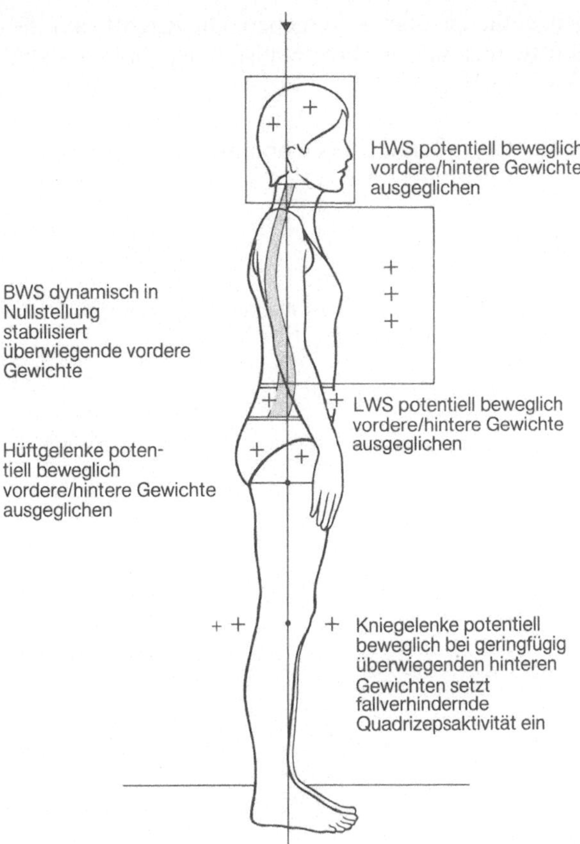

Abb. 13. Verteilung der Gewichte in bezug auf die vertikal stehende mittlere Frontalebene

Als starke körpereigene Bewegungsimpulse müssen die Aktivitäten der Hände und Arme verstanden werden. Sie können im Bewegungsniveau Schultergürtel/ Brustkorb nur dann ökonomisch aktiv widerlagert werden, wenn die Aktivitäten des Schultergürtels auf eine in ihrer Nullstellung stabilisierte Brustwirbelsäule treffen.

Beim Gehen kommen die körpereigenen Bewegungsimpulse von kaudal her durch die Fortbewegungsaktivitäten der Beine zustande. Zur Schrittvergrößerung nimmt das Spielbein das Becken durch innenrotatorisches Gleiten im Standhüftgelenk mit. Dieser Bewegungsvorgang trifft das Rotationsniveau der unteren Brustwirbelsäule, die durch ihre Stabilisation die Rotationskomponente freigeben kann.

Wenn man sich einmal vor Augen hält, daß an den Körperabschnitt Brustkorb 3 der übrigen 4 Körperabschnitte direkt angrenzen, nämlich die Körperabschnitte Kopf, Arme und Becken und die Beine via Becken, so versteht man, daß die Brustwirbelsäule zur Rolle als stabilisierendes Zentrum der Körperhaltungen und -bewegungen geradezu gezwungen wird. Der Brustkorb ist gleichsam der Zentralbahnhof für das Schienennetz der ankommenden und abfahrenden Extremitätenzüge. Eine in ihrer Nullstellung dynamisch stabilisierte Brustwirbelsäule kann alle ankommenden und startenden Bewegungsimpulse durch antagonistische Aktivitäten auffangen, aufhalten oder weitergeben. Die Angriffe auf die dynamische Stabilisation der Brustwirbelsäule in ihrer Nullstellung sind so vielfältig, daß ihre Abwehr einem Dauertraining für die stabilisierende autochtone Muskulatur gleichkommt. Wenn dieses stabilisierende Zentrum versagt, ist die funktionelle Störung im Bewegungsverhalten groß und eine Ökonomie der Bewegung nicht mehr möglich.

Literatur

Klein-Vogelbach S (1984) Rehabilitation und Praevention 1. Funktionelle Bewegungslehre, 3. Aufl Springer, Berlin, Heidelberg, New York, Tokyo

H. P. Bischoff

Prinzipien und Technik der gezielten Manipulationstherapie an der Wirbelsäule

Nachdem am Anfang der Chirotherapie die gezielte Manipulation aus der Endstellung heraus stand, wobei manche technische Unzulänglichkeit durch Kraft ersetzt wurde, erzwangen die dabei aufgetretenen Zwischenfälle ein Abgehen von dieser Technik. Dabei waren 2 Richtungen festzustellen. Die eine Richtung entfernte sich weitgehend von der gezielten Manipulation, verfeinerte die Mobilisationstechniken und bezog viele, z. T. aus der Krankengymnastik entlehnte Weichteiltechniken in die ärztliche Chirotherapie mit ein. Die andere Richtung, auf der auch das therapeutische Lehrgebäude des Dr.-Karl-Sell-Ärzteseminars in Neutrauchburg beruht, blieb beim Prinzip der gezielten Manipulation – ergänzt durch ausgewählte Mobilisierungs- und Weichteiltechniken – und ging an eine Entschärfung und Verfeinerung der Manipulationstechniken heran. Da die Analyse der meisten uns bekannt gewordenen Zwischenfälle gezeigt hat, daß es sich um Folgen einer zu harten oder falschen Technik handelte gingen wir konsequent daran, das Konzept der „sanften Manipulation" zu verwirklichen.

Zunächst einmal muß festgestellt werden, daß im Gegensatz zur Mobilisationstherapie, die auch an der Wirbelsäule sofort in die gesperrte Richtung versucht werden kann, für die *gezielte Manipulation* streng das Gesetz der *Behandlung in die freie Richtung* gilt. Wenn wir von den festgestellten Irritationsbefunden ausgehen, so können wir aus den von uns dokumentierten chirodiagnostischen Befunden sofort die therapeutische Richtung ablsesen.

Eine Blockierung des oberen Pols des Iliosakralgelenks, die sich als kaudalisierungs- und ventralisierungsempfindlich erweist, ist deshalb therapeutisch kranialisierend und dorsalisierend anzugehen. Eine Wirbelgelenkblockierung, die sich als rechtsrotations- und lordosierungsempfindlich erweist, ist linksrotierend und kyphosierend zu behandeln.

Angriffspunkte für die Manipulationstherapie (Abb. 1) sind an der Wirbelsäule der *Dornfortsatz* und der *Querfortsatz auf der Seite der Rotationsempfindlichkeit.* Letzterer wird von uns deshalb als „therapeutischer Querfortsatz" bezeichnet. Bei der Behandlung an den Iliosakralgelenken kann sowohl am Ilium wie am Sakrum oder auch an beiden kombiniert behandelt werden. Eine direkte Dorsalisierung des oberen Sakrumpols ist selbstverständlich nicht möglich, sie erfolgt über eine Ventralisierung des kontralateralen Sakrumpols in Höhe S 3.

Grundsätzlich baut sich jede *Manipulation aus 5 Schritten* auf. Hierbei muß beachtet werden, daß alle 5 Stufen gleich wichtig sind und daß die Vernachlässigung eines Schritts zu schwerwiegenden Konsequenzen für die gesamte therapeutische Anwendung führen kann. Diese Schritte sind:

1. *Lagerung:* Diese richtet sich nach dem zu behandelndem Wirbelsäulenabschnitt und der gewählten Technik.

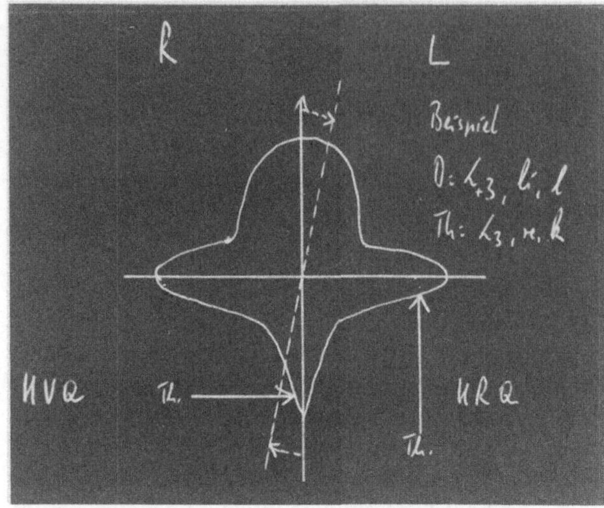

Abb. 1. Angriffspunkte für die Manipulationstherapie an der Wirbelsäule

2. *Aufnahme eines korrekten Tiefenkontakts:* Dabei muß der manipulierende Anteil der Arbeitshand (Daumenballen, Kleinfingerballen, Os pisiforme, Fingerkuppe, Handkante) einen so festen Kontakt am Dornfortsatz oder am therapeutischen Querfortsatz aufnehmen, daß sich bei Vorspannung und späterer Manipulation keine Gewebeverschiebungen mehr ergeben und der darunter liegende Anteil des Bewegungssegments (Querfortsatz) dem Bewegungsimpuls folgen muß.
3. *Aufnahme der Vorspannung in die vorgesehene Behandlungsrichtung:* Die Aufnahme der Vorspannung mit einem korrekten Tiefenkontakt und der mobilisierende Probezug führen mitunter schon zum therapeutischen Erfolg. In diesen Fällen wird nach Prüfung des Befundes und Feststellung der Deblockierung selbstverständlich auf die Manipulation verzichtet.
4. *Mobilisierender Probezug:* Er ist der letze Schritt zur Überprüfung der Diagnose vor dem manipulativen Impuls und dient v. a. bei Rotationsmanipulationen im Bereich der Hals- und Lendenwirbelsäule dazu, bis dahin nicht erkannte Kontraindikationen von seiten einer bedrängten Nervenwurzel oder der A. vertebralis anzuzeigen. Das Unterlassen des mobilisierenden Probezugs ist v. a. bei vorgesehenen Rotationsmanipulationen eindeutig als Kunstfehler anzusehen.
5. *Manipulativer Impuls:* Der manipulative Impuls wird bei der Technik der sanften Manipulation kräfte-, wege- und zeitmäßig so gering wie möglich gehalten (Tabelle 1). Es gilt bei uns immer noch die Sellsche 9 : 1-Regel für das Kräfteverhältnis zwischen Vorspannung und Tiefenkontakt einerseits und manipulativem Impuls andererseits. Der manipulative Impuls soll nur noch das „i-Tüpfelchen" auf dem „Schriftbild der Chirotherapie" sein. Da neben der Anwendung zu großer Kraft, der zu lange Manipulationsweg und das Hängenbleiben im Impuls besonders traumatisierend wirken, ist darauf zu achten, daß die gezielte *Manipulation mit geringstmöglicher Kraft* und mit einem weg- und zeitmäßig kurzen elastischen Impuls geschieht.

Tabelle 1. Technik der „sanften Manipulation“

a) Arbeiten aus unproblematischer Ausgangslage (z. B. keine Rotationsendstellung an der HWS)
b) Impuls nur aus gehaltenem Tiefenkontakt und Vorspannung
c) Impulskraft so gering wie möglich
d) Impulszeit so kurz wie möglich
e) Impulsweg so kurz wie möglich.

Zur Manipulationstechnik ist weiterhin zu sagen, daß sowohl die von Sell als „homonym“ wie auch die als „heteronym“ bezeichneten Techniken durchgeführt werden können. Bei den ersteren wird über den Dornfortsatz oder über den therapeutischen Querfortsatz in die Richtung der Vorspannung des gesamten Wirbelsäulenabschnitts manipuliert, bei den letzteren wird über den Dornfortsatz entgegen der Vorspannungsrichtung des Wirbelsäulenabschnitts manipuliert. Diese „heteronymen“ Techniken werden v. a. dann benutzt, wenn an der Halswirbelsäule der unterhalb der Manipulationsstelle liegende Wirbelsäulenanteil und an der Lendenwirbelsäule der oberhalb des Manipulationsorts liegende Wirbelsäulenanteil nicht in die Bewegung einbezogen werden sollen. Wir benutzen diese Technik auch dann, wenn 2 benachbarte Blockierungen mit gegenläufiger funktioneller Aussage vorliegen. Hier würden wir sonst Gefahr laufen, daß bei der Behandlung der zweiten Blockierung die erste wieder rezidiviert. Außerdem benutzen wir diese Techniken, wenn uns der Probezug mit „homonymer“ Technik auf eine in eine Richtung beschränkte Kontraindikation von seiten einer irritierten Nervenwurzel oder der A. vertebralis hinweist.

Für reine Flexionsblockierungen stehen uns selbstverständlich auch Techniken, die nur in Längsrichtung lordosierend oder kyphosierend arbeiten, zur Verfügung. Letztere werden nach unserer Erfahrung v. a. an der Lendenwirbelsäule gebraucht (Abb. 2).

Bei der Herstellung der Vorspannung werden zur Vermeidung gefährlicher Rotationsgrade an Hals- und Lendenwirbelsäule sowie zur Vermeidung von Endstellungen in Flexionsrichtung Kombinationen von Traktion, Rotation und Lateralflexion angewandt. An der Halswirbelsäule wird immer auf die Vulnerabilität der A. vertebralis besondere Rücksicht genommen.

Rotations- und Lateralflexionsvorspannungen bewegen sich hier immer in ungefährlichen Bereichen. An der Halswirbelsäule wird eine Vorrotation zur Seite der beabsichtigten Halswirbelsäulenrotation von 10–15° und eine Neigung zur Gegenseite von ca. 20° eingenommen (Abb. 3). Dadurch heben sich die auf die A. vertebralis evtl. einengend einwirkenden Mechanismen gegenseitig auf. Zur Erleichterung der Manipulation und damit zur Verringerung des erforderlichen Kräfteeinsatzes wird sie in der zweiten Hälfte der Exspirationsphase durchgeführt. Es hat sich gezeigt, daß der Patient in der zweiten Hälfte der Exspiration (aber noch deutlich vor dem Ende der Exspiration) am wenigsten gegenspannt. Wenn man das Ende der Exspiration abwartet, ist die Einleitungsspannung für die Inspiration bereits wieder vorhanden. Desweiteren sollte für die Manipulation an der Halswirbelsäule die Blickrichtung ausgenutzt werden. Wenn wir den Patienten in die beabsichtigte Manipulationsrichtung blicken lassen, „bahnt“ er uns gewissermaßen den Weg.

Es ist gerade für die schon von Sell geforderte atraumatische Technik der gezielten Manipulation von besonderer Bedeutung, daß der Therapeut ein *sorgfältig do-*

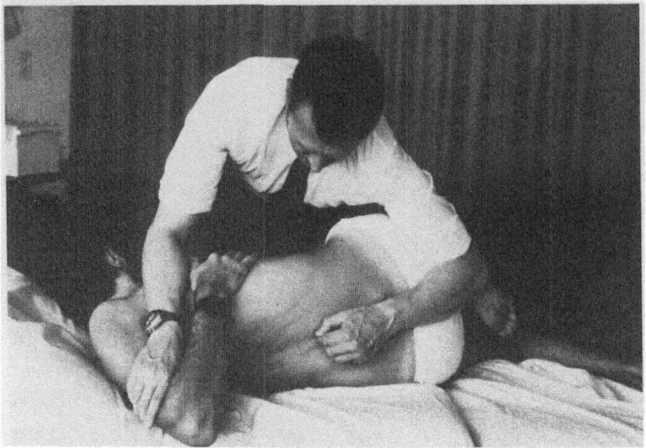

Abb. 2. Kyphosierende Manipulation in Längsrichtung an der LWS

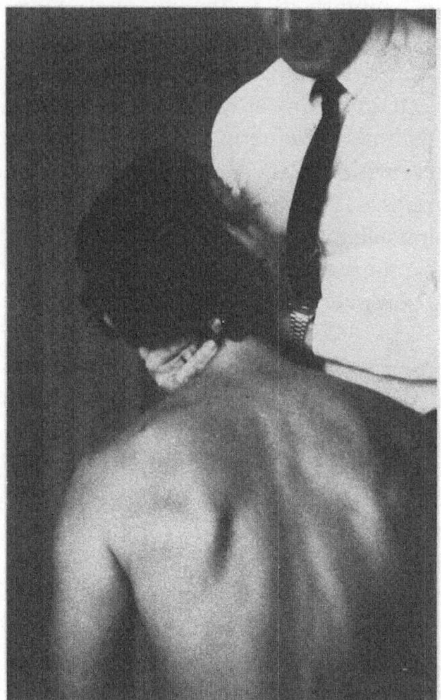

Abb. 3. Vorrotation und Neigung der HWS vor der Manipulation

Tabelle 2. Traumatisierungen bei der Manipulation

Durchreißen	– Zu große Kraft
	Zu langer Weg
Hängenbleiben im Impuls	– Zu lange Zeit

siertes Arbeiten beherrscht. Die Darstellung der einzelnen Techniken, ob es sich um Techniken des tangentialen Arbeitens Ventralisierungstechniken am Iliosakralgelenk, Rotationsmanipulationen und Längstraktionen an der LWS, Rotationstechniken an der BWS einschließlich der Hangtraktion, Rotationstechniken an der Halswirbelsäule einschließlich der Techniken aus dem Ellenbogenhang handelt, zeigt uns, daß hier bei Anwendung grober Kraft und in gefährlichen Endstellungen beim sog. Durchreißen und beim Hängenbleiben im Impuls grobe Traumatisierungen möglich sind (Tabelle 2). Es ist deshalb für uns von besonderer Bedeutung, jeden Chirotherapeuten darauf hinzuweisen, daß die Technik der gezielten Manipulation, die nach unseren jahrelangen klinischen Erfahrungen immer noch das rationellste Behandlungsverfahren der Chirotherapie darstellt, vom verantwortungsbewußten Chirotherapeuten nur noch im Sinne der „sanften Manipulation" durchgeführt werden kann, und daß sie dann auch das risikoloseste Verfahren darstellt.

Wer heute über die Gefahren der gezielten Manipulation spricht und dabei das fröhliche „Hauruck" der Urzeit der Chiropraktik und das „Pack und Knack" der Anfangszeit der Chirotherapie in Deutschland meint, der muß sich sagen lassen, daß er die Entwicklung der sanften Manipulationstechniken in den letzten 10 Jahren einfach verschlafen hat. Es ist bekannt, daß man praktisch jede Blockierung auch durch Mobilisationstechniken lösen kann, daß aber bis zur Beseitigung der Beschwerden in der Regel eine größere Zahl von Behandlungen erforderlich ist und der Patient seine Beschwerden länger behält. Außerdem muß man nach den Erfahrungen in unserer Klinik feststellen, daß auch die Mobilisierungstechniken ihre Gefahren haben können. In den letzten 10 Jahren traten die einzigen beiden erwähnenswerten Zwischenfälle bei manueller Therapie in unserer Klinik bei oder nach Anwendung von Mobilisierungstechniken auf.

E. G. Stiles

Muskelenergietechnik (MET): Therapeutische Grundsätze und praktische Anwendung*

Die Zielsetzungen meiner Ausführungen sind folgende:
1. Ich möchte Ihnen schildern, wie ich zur Muskelenergietechnik (MET) kam.
2. Ich möchte kurz die strukturellen Probleme besprechen, welche wir mit MET behandeln.
3. Schließlich möchte ich die theoretischen Überlegungen und 7 Hauptpunkte ansprechen, welche beachtet werden müssen, um mit MET-Maßnahmen brauchbare Ergebnisse zu erreichen.

Auf der Jahresversammlung 1968 der amerikanischen Gesellschaft für Osteopathische Medizin wurde ich Fred L. Mitchell sen., dem Begründer der Muskelenergietechnik, vorgestellt. Ich hatte dem Studium seiner Veröffentlichungen erhebliche Zeit gewidmet, verstand seine Methoden jedoch immer noch nicht völlig. Auf die Frage, ob er so freundlich sei, mir eine Stunde seiner Zeit zu widmen und mit mir seine Ansichten zu Problemen des Bewegungsapparats zu besprechen, stimmte Mitchell großzügig zu und leitete damit eine dramatische Veränderung meiner Lebensumstände und meiner Zukunft ein. Ein paar Monate später nahm ich an Mitchells erstem MET-Lehrgang teil, wobei ich einer von 6 Ärzten war, die er persönlich dafür ausgewählt hatte (Abb. 1). Dort war es auch, wo ich den anderen amerikanischen Vertreter dieser Methode, Phil. E. Greenman, kennenlernte. Nachdem ich die Muskelenergietechnik in meine Praxisarbeit einbezogen hatte, änderte sich diese drastisch, da ich bessere therapeutische Erfolge erzielte. Daraus ergab sich, daß die Patienten weniger Behandlungen benötigten, was mir wiederum gestattete, mehr neue Patienten anzunehmen.

Bevor ich zu den Muskelenergietechniken komme, müssen wir kurz definieren, was wir damit behandeln, nämlich die *somatische Dysfunktion,* im deutschen Sprachgebrauch auch *Blockierung* genannt.

Das *aktive* Bewegungsausmaß wird von den physiologischen Grenzen beeinflußt, welche durch die jedes Gelenk umgebenden Weichteile vorgegeben sind. Das *passive* Bewegungsausmaß wird durch die anantomische Form der knöchernen Gelenkstrukturen bestimmt. Ich möchte die Funktionsstörung des Bewegungsapparats (Blockierung) als durch eine pathologische Bewegungsgrenze eingeschränktes Bewegungsausmaß bezeichnen.

Die Bewegungsbegrenzung kann die Folge von Schmerz, Ödem, Muskelverspannung, Fibrose, arthrotischen Veränderungen oder chirurgischen Eingriffen sein. Durch palpatorische Untersuchung kann man die Art der Bewegungseinschränkung differenzieren und damit die entsprechende Behandlungstechnik aus-

* Übersetzt von A. Möhrle

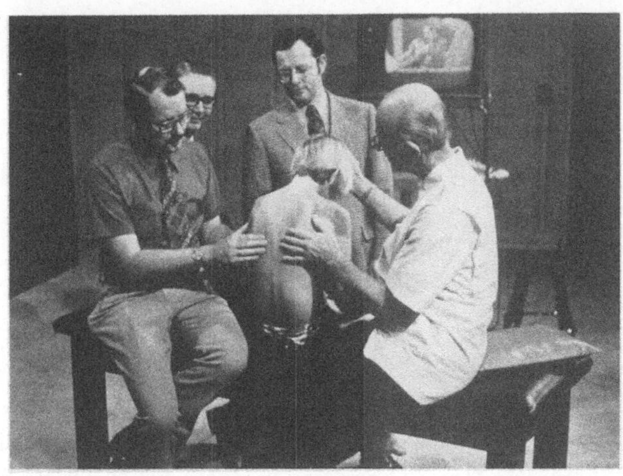

Abb. 1. Der MET-Lehrgang

wählen, um ein normales oder zumindest verbessertes Bewegungsausmaß wiederherzustellen. Die pathologische Bewegungsgrenze schränkt das normale Bewegungsausmaß eines Bewegungssegments ein und läßt sich mit einer Tür vergleichen, welche zwar nicht aus den Angeln ist, sich aber nicht vollständig öffnen oder schließen läßt. Unsere manualmedizinische Aufgabe besteht darin, die normale Beweglichkeit so gut wie möglich wieder herzustellen.

Im Rahmen der vielfältigen manualmedizinischen Behandlungsmethoden bezeichnet man die *MET* und die *Manipulation mit Impuls* als *direkte Techniken,* da das blockierte Segment *in Richtung auf die pathologische Bewegungsgrenze hin* behandelt wird.

Während bei der Manipulation mit Impuls der Behandler die korrigierende Kraft liefert, wird diese bei der Muskelenergietechnik durch Muskelaktionen des Patienten selbst bewirkt. Die *sog. funktionellen Techniken* hingegen behandeln üblicherweise das bewegungsgestörte Segment in *Richtung von der pathologischen Bewegungsgrenze weg.* Sie werden deshalb als *indirekte Techniken* bezeichnet.

Um die Prinzipien der Muskelenergietechnik zu erläutern, möchte ich als Beispiel eine Blockierung bei Th 6 annehmen (Abb. 2): Th 6 soll in Extension, Linksrotation und Linksseitneigung blockiert sein; d. h. daß der obere Partner des Bewegungssegments (Wirbel Th 6) in der beschriebenen Stellung blockiert ist und bei der Bewegungsprüfung keine Flexion, keine Rechtsrotation und keine Rechtsseitneigung ausführen kann. Die Funktionsstörung betrifft hierbei das linke Facettenpaar zwischen Th 6 und Th 7, dessen Fähigkeit, sich zu öffnen, eingeschränkt ist.

Welches sind nun die Grundlagen des Muskelenergietechnik zur Behandlung von Blockierungen? Voraussetzung für befriedigende Behandlungsergebnisse ist die Beachtung der folgenden wesentlichen Punkte:

1. Exakte Diagnose

Eine genaue Diagnose der funktionellen Störung ist unerläßlich. Wie oben erwähnt, wollen wir als Beispiel die Blockierung von Th 6 in Extension, Linksrotation

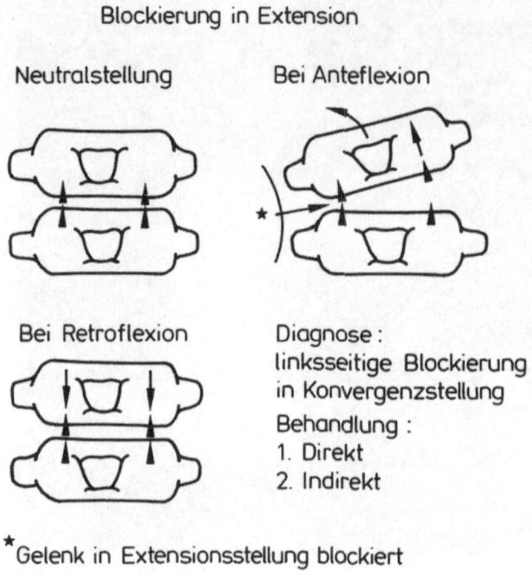

Blockierung in Extension

Neutralstellung

Bei Anteflexion

Bei Retroflexion

Diagnose:
linksseitige Blockierung
in Konvergenzstellung
Behandlung:
1. Direkt
2. Indirekt

*Gelenk in Extensionsstellung blockiert

Abb. 2. Beispiel einer segmentalen Blockierung des 6. Brustwirbels

und Linksseitneigung verwenden. Obwohl die segmentale Diagnose äußerst wichtig ist, entspricht es meiner wie auch Mitchells Erfahrung, daß man die Diagnose in Zusammenhang mit der Körperregion stellen muß, in welcher die Bewegungseinschränkung am stärksten ist. Die Behandlung muß dann an der spezifischsten Blokkierung dieser Region beginnen. Die *Region der größten Bewegungseinschränkung* erkennt man durch eine kurze Übersichtsuntersuchung am stehenden Patienten. Sobald diese Region festgestellt ist, kann die spezifischste Blockierung in dieser Region diagnostiziert und behandelt werden. Hat man diesen Abschnitt erfolgreich behandelt, wird die nächste Region mit der größten Bewegungseinschränkung aufgesucht und wiederum die spezifischste Blockierung festgestellt und behandelt. Dieses Vorgehen wird so lange fortgeführt, bis man überzeugt ist, für diesen Behandlungstermin ausreichende Ergebnisse erreicht zu haben. Die Muskelenergiebehandlung führt normalerweise zu mangelhaften Ergebnissen, wenn anstatt der Region mit größter Bewegungseinschränkung die Stellen mit den stärksten Beschwerden behandelt werden. Die Behandlung sollte also nicht von den subjektiven Beschwerden des Patienten bestimmt werden. Man kann die Bedeutung dieser Feststellung für den Erfolg der MET nicht genug betonen. Ein Beispiel: Die Innervation der großen Oberflächenmuskeln des unteren Rückens erfolgt von der HWS aus. Ist die HWS die Region mit der größten Bewegungseinschränkung, dann hat der Patient dort möglicherweise nur geringe Beschwerden, jedoch starke Beschwerden im unteren Rücken. Würde man nun nur den unteren Rücken behandeln, so wäre dies nicht mehr als eine Behandlung von Symptomen, ohne die ätiologisch wichtigen Störungen an der HWS anzugehen. Behandelt man jedoch erfolgreich die HWS-Region, werden wahrscheinlich im unteren Rücken nur noch geringe Behandlungsmaßnahmen erforderlich sein. Dies ist nur *ein* Beispiel vieler möglicher Funktionsstörungen in anderen Körperregionen, welche sich als Schmerz im unteren Rücken äußern können.

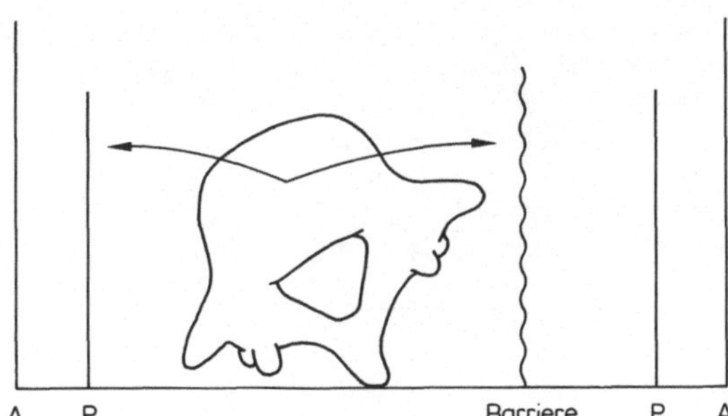

Abb. 3. Einstellung des gestörten Segments

2. Exakte Einstellung des bewegungsgestörten Segments

Sobald die Diagnose in Gedanken fertiggestellt ist, palpiert man das betroffene Segment und bringt es so nahe wie möglich *an* die pathologische Barriere heran (Abb. 3). Wird das Segment allzuweit *in* die Barriere hineingeführt, so ist erhöhte Muskelverspannung beim Patienten die Folge. In unserem Beispiel wird Th 6 flektiert, rechtsrotiert und nach rechts geneigt, bis die kontrollierend palpierende Hand eine Bewegung am linken Facettenpaar zwischen Th 6 und Th 7 wahrnimmt.

3. Unnachgiebiger Gegendruck

Wenn wir in unserem Beispiel den Patienten auffordern, die Halsmuskeln leicht anzuspannen, welche eine Linksseitneigung, eine Linksrotation und eine Extension bewirken, würde der Kopf selbstverständlich eine Linksseitneigung, eine Linksrotation sowie eine Extension machen. Wenn nun aber der Behandler die linke Kopfseite vorsichtig stabilisiert und damit die soeben erwähnten Bewegungen verhindert, hat er während der vom Patienten ausgeführten Muskelanspannung Ursprung und Ansatz dieser Muskeln vertauscht. Das führt dazu, daß Muskeln, welche Linksseitneigung, Linksrotation und Extension des Kopfes bewirkt hätten, nun eine Wirbelbewegung in Richtung Rechtsseitneigung, Rechtsrotation und Flexion bei Th 6 hervorrufen, vorausgesetzt, der Kopf kann sich während der Muskelanspannung des Patienten nicht bewegen. Der Behandler muß den Kopf des Patienten sorgfältig sichern, so daß dieser nicht in der Lage ist, sich zu bewegen; der *Gegendruck des Behandlers muß* gerade eben stark genug sein, um die leichte *Muskelanspannung des Patienten* zu *kompensieren.*

4. Angemessene Muskelanspannung des Patienten

Weil auf Grund einer exakten Diagnose das Segment sorgfältig eingestellt wird, ist nur ein *geringer Kraftaufwand der Muskulatur* des Patienten erforderlich. Der Behandler muß die blockierten Gelenkfacetten palpieren, so daß er dem Patienten genau sagen kann, welche Muskelanspannung für diese Blockierung und die benachbarten Gewebe angemessen ist. Die das blockierte Segment palpierende Hand erhält nun Informationen aus diesen Geweben, die helfen, die Blockierung spezifisch zu behandeln. Wie bereits erwähnt, ist nur ein geringer Kraftaufwand seitens

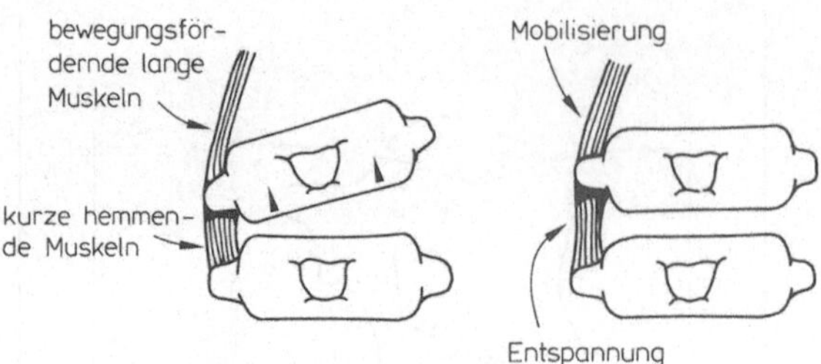

Abb. 4. Die beiden Schritte der MET-Wirkung

des Patienten erforderlich, wenn die Blockierung genau diagnostiziert und eingestellt ist. Liegt die Muskelanspannung über dem für das blockierte Segment nötigen Maß, kontrahieren sich unnötigerweise zusätzliche Muskeln in dieser Region. Der Patient hält die therapeutische Muskelkontraktion nur so lange, bis man eine Veränderung an den Gelenkfacetten palpieren kann und die segmentale Beweglichkeit der der benachbarten Segmente angeglichen ist.

Meiner Meinung nach erfolgt die Wirkung der MET in 2 Schritten. Zunächst, wenn während des Einstellungsvorgangs die Kräfte auf die Muskulatur direkt um die blockierten Facetten herum konzentriert werden, wird die Muskelanspannung lokalisiert. Wenn danach die Muskeln, welche die Bewegungsstörung aufrechterhalten, durch die Muskelaktion des Patienten weiter angespannt werden, wird über das Spannungsmeßsystem (Golgiapparat usw.) des Nervensystems eine zu hohe Spannung dieser Muskeln im Vergleich mit den anderen Muskeln der Region an das Rückenmark gemeldet. Das Rückenmark gibt dann Anweisung an die verkürzten Muskeln, die das blockierte Segment umgeben, sich zu entspannen. Nun kann Schritt 2 erfolgen (Abb. 4): Während der Patient seine Muskelanspannung aufrechterhält, können die langen hypertonen Muskeln im Rücken und Nacken eine geringe isotonische Kontraktion durchführen, nachdem die ursprüngliche isometrische Phase zur Entspannung der kurzen hypertonen Muskeln um das funktionsgestörte Facettengelenk herum geführt hat. Diese geringfügige *isotonische Kontraktion* bewirkt damit eine *Bewegung durch die pathologische Bewegungsgrenze hindurch.* Wir erhalten somit eine *einleitende Entspannung* der kurzen kontrahierten und damit blockierenden Muskeln (isometrische Phase), dann eine geringe *Bewegung während der isotonischen Phase,* welche zusammen die umliegenden Weichteile vorbereiten und bei der Angleichung der segmentalen Beweglichkeit an die benachbarten Segmente zusammenwirken. Die Aktion des Patienten muß nur ein paar Sekunden aufrechterhalten werden, bis die palpierende Hand ausreichende positive Veränderungen der Weichteile fühlt.

5. Völlige Entspannung

Sobald die erwünschten isometrisch-isotonischen Veränderungen am behandelten Segment gefühlt werden können, wird der Patient angewiesen, diese Region vollständig zu entspannen. Dies ermöglicht dem Behandler nun, das Segment von neuem so einzustellen, daß es an die verbliebenen Komponenten der pathologischen

Bewegungsgrenze herangebracht wird. Der Patient muß sich jedoch *vollständig* entspannen, sonst kann der Behandler das Segment für den nächsten Behandlungsschritt nicht richtig einstellen.

6. Wiederholung der Schritte 2 bis 5

Sobald das Segment erneut an die Bewegungsgrenze herangebracht ist, wird der Gegenhalt wieder aufgebaut und die entsprechende Muskelanspannung des Patienten durchgeführt. Wenn man weitere Veränderungen fühlen kann, wird der Patient erneut aufgefordert, sich völlig zu entspannen. Dieser Vorgang wird 2- bis 3mal wiederholt, bis angemessene Veränderungen der Beweglichkeit palpiert werden können. Um für die nächsten 24 h ein gutes Ergebnis zu erreichen, genügt es, die Beweglichkeit um 40–50% zu verbessern. Versucht man, mit der Behandlung die Symmetrie oder ein fast normales Bewegungsausmaß wiederherzustellen, hat man üblicherweise den Patienten überbehandelt; er kann für mehr als 24 h erheblich vermehrte Beschwerden bekommen. Die Absicht ist, *nur eine Veränderung einzuleiten,* da unter MET starke lokale Kräfte auftreten, wenn die Segmente sachgemäß eingestellt und behandelt werden.

7. Nachuntersuchung

Dieser Teil der Behandlung ist von größter Bedeutung und erlaubt die Bewertung der eingetretenen Beweglichkeitsveränderung des Gelenks. Die *Art und Weise der Weichteilreaktionen* und das *Ausmaß und die Qualität der Bewegung* geben wichtige klinische Informationen hinsichtlich der Prognose.

Unglücklicherweise wird, wenn mit einer Behandlungsmethode unzureichende Ergebnisse erzielt werden, häufig *dieser* die Schuld gegeben. Realistischerweise sollte man sich eingestehen, daß *man selbst* mit der Behandlungsmethode keine guten Ergebnisse erreichen konnte, und als Konsequenz sein technisches Können überprüfen. Berichtet mir ein Kollege, daß er mangelhafte Ergebnisse mit MET erzielt, bin ich davon überzeugt, daß einer der oben beschriebenen Grundsätze nicht befolgt wurde.

Zusammenfassend noch einmal die 7 Grundsätze, welche beachtet werden müssen, wenn die MET zu einer erfolgreichen Behandlungsmethode werden soll:

1. Es muß eine *exakte Diagnose* erstellt werden, welche nicht nur die segmentale Blockierung beachtet, sondern auch die Regionen mit der größten Bewegungseinschränkung. Dies entscheidet über die Reihenfolge der Behandlungen, welche für den betreffenden Patienten angemessen ist.
2. Beim Außerachtlassen einer *genauen Einstellung des blockierten Segments* werden die Kräfte an anderen als dem blockierten Segment eingesetzt. Führt man das bewegungsgestörte Segment zu weit in die pathologische Bewegungsgrenze hinein, wird gesteigerte Muskelverspannung der Region hervorgerufen.
3. Der *unnachgiebige Gegendruck* ist dann unzureichend, wenn der Gegenhalt nicht ausreicht, um das sich normalerweise bewegende Ende der eingesetzten Muskulatur zu fixieren und damit eine funktionelle Umkehr von Ursprung und Ansatz zu bewirken.

4. Die vom Patienten aufgewandte *Muskelkraft* ist oft zu stark, was zu weiterer Muskelverspannung in der behandelten Region führt. Ich glaube, daß wir in Wirklichkeit den „Computer ZNS" umprogrammieren und nicht allzuviel segmentale Bewegung durch Muskelaktion bewirken.
5. Kann der Patient die betroffene Region nicht vollständig entspannen, bleibt der abnormale Spannungszustand bestehen und das zu behandelnde Segment kann nicht *sachgemäß an die neue Bewegungsgrenze* herangeführt werden.
6. *Schritte 2–5 werden wiederholt.* Der Behandlungsvorgang muß 2- bis 3mal durchgeführt werden, um erfolgreich durch die pathologische Bewegungsgrenze zur physiologischen Bewegungsgrenze vorzudringen.
7. Wird nicht nachuntersucht, so können wir die Wirksamkeit unseres Behandlungskonzepts nicht überprüfen.

Sind klinisch keine Veränderungen eingetreten, sind folgende Erklärungen möglich:

- Die Diagnose war falsch.
- Die angewandte Behandlungsmethode war für die betreffende Bewegungsgrenze ungeeignet.
- Es handelt sich um ein chronisches Problem, welches weitere Behandlungen zur Verbesserung der Beweglichkeit erfordert.
- Es handelt sich um ein irreversibles Problem, welches nicht geändert werden kann. Wir können nur versuchen, dem Patienten bei der Kompensation der dauerhaften Funktionsstörung zu helfen. Die damit verbundenen Veränderungen der Weichteile und der Beweglichkeit oder das Fehlen von Veränderungen können bei der Feststellung dieser Tatsachen helfen.

Ich hoffe, daß ich mit diesen Ausführungen bei denjenigen, welche noch nicht mit der Muskelenergietechnik vertraut sind, ein gewisses Interesse geweckt habe. Denen, welche schon Muskelenergietechniken anwenden, soll das Vorgetragene das Verstehen der Methode erleichtern und damit deren Wirksamkeit verbessern.

O. EVJENTH, J. HAMBERG

Muskeldehnung. Warum, wann und wie?

Muskeldehnung, warum?

Nicht alle Menschen sind gleich konstruiert, sie verhalten sich nicht gleichartig und reagieren auch verschieden. Alle haben jedoch 180 Gelenke, 206 Knochen und 434 Muskeln, die gebraucht werden und dehnungsfähig sein müssen.

Der „normale" Muskel muß sich maximal kontrahieren können, maximalen Bewegungsausschlag des Gelenks erlauben, kraftvoll sein, Dauerleistung vollbringen können, elastisch sein (Abb. 1 a–e). Wer von uns hat solche Muskeln? Alles das erfordert optimale Innervation/Koordination, Nutrition/Zirkulation, Gelenkmechanik und Gelenkbeweglichkeit. Wer von uns hat heute oder gestern alle Muskeln kontrahiert und gestreckt und alle Gelenke maximal in alle Richtungen bewegt? Wenn andererseits die Anforderungen die Muskelleistung übersteigen, wird der Muskel müde, schlecht entspannt, verkürzt und geschädigt.

Je größer die Anforderung an den Muskel ist, desto wichtiger ist es, seine Tendenz zur Verkürzung oder eine vorhandene Verkürzung *vor* der Muskelarbeit zu testen. An einen verkürzten Muskel, besonders wenn er eine Dysfunktion verursacht, darf man nur geringe Anforderungen stellen.

Man unterscheidet rote, langsame, dicke, überwiegend posturale Muskeln (Typ I) und schnelle, dünne, überwiegend phasische Muskeln (Typ II) sowie Zwischentypen. Sie *alle* müssen gedehnt werden, um optimal zu arbeiten.

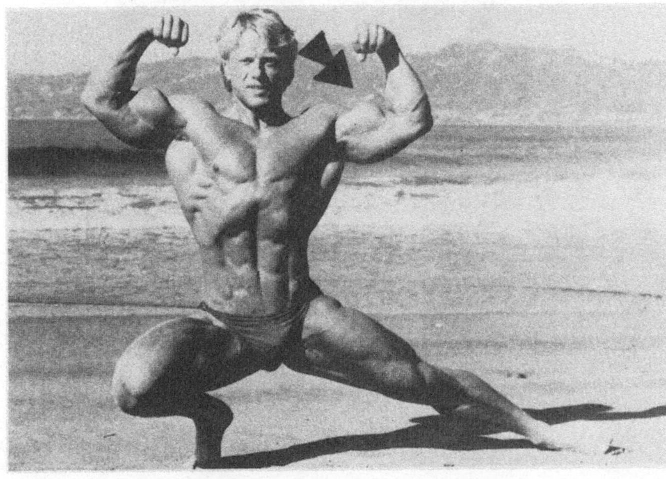

Abb. 1 a. Maximale Muskelkontraktion

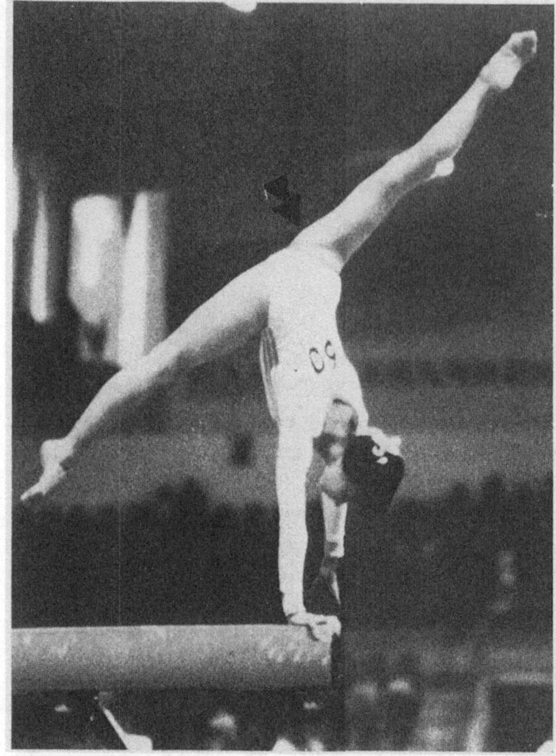

Abb. 1 b. Maximale Gelenkbeweglichkeit

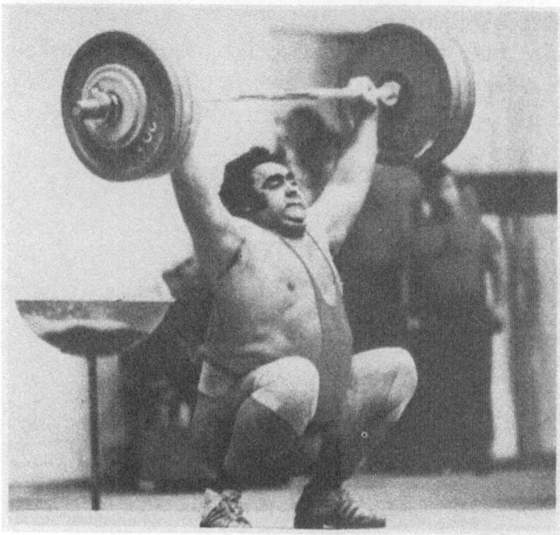

Abb. 1 c. Maximale Kraftleistung

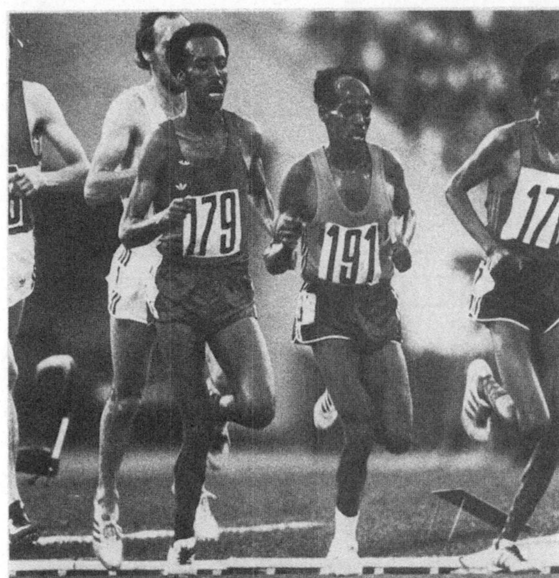

Abb. 1d. Dauerleistung

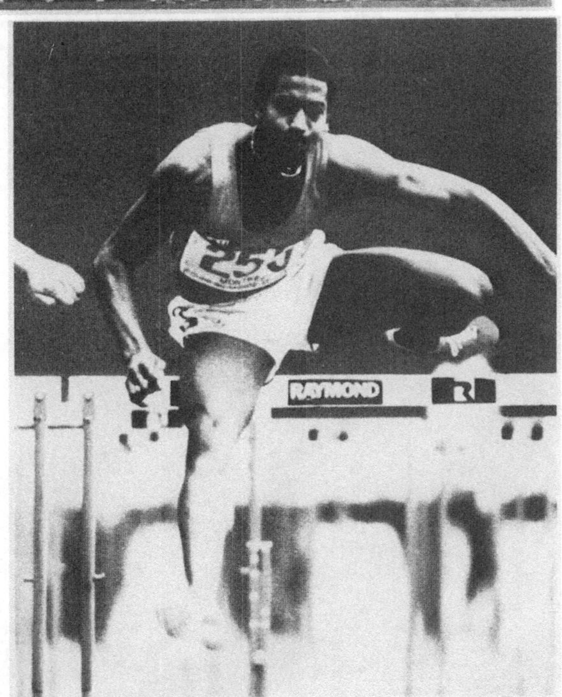

Abb. 1e. Muskelelastizität

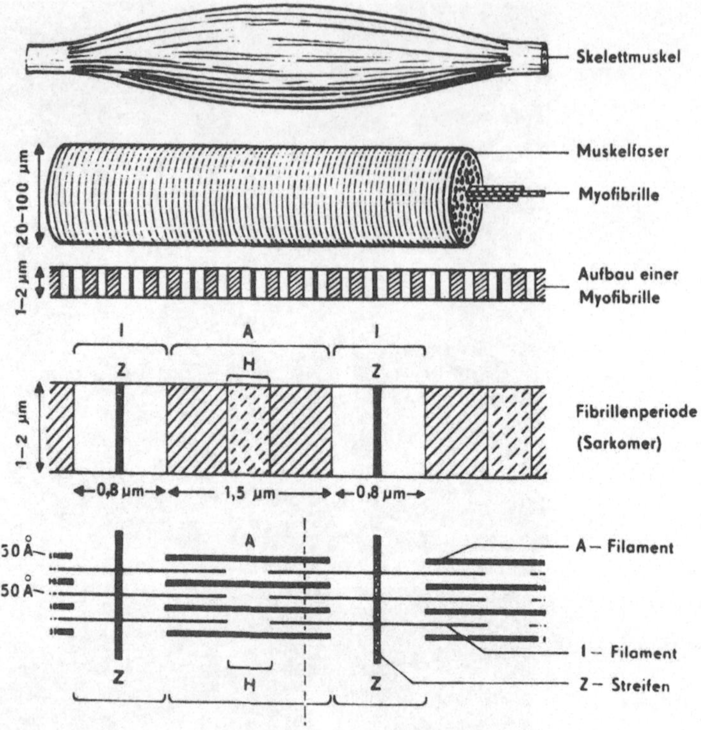

Abb. 2. Aufbau des Skelettmuskels

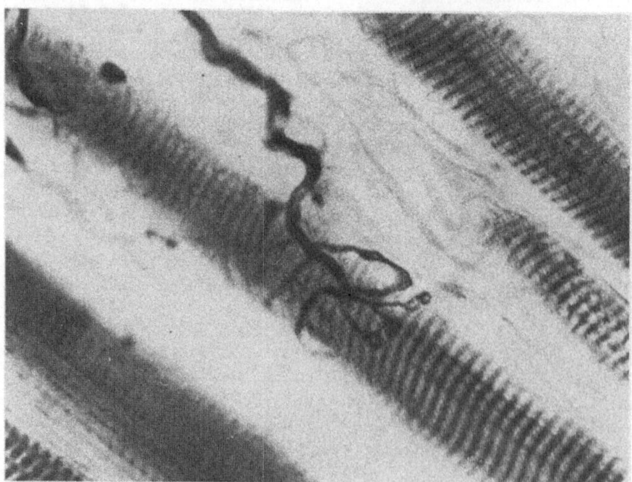

Abb. 3. Skelettmuskelfaser

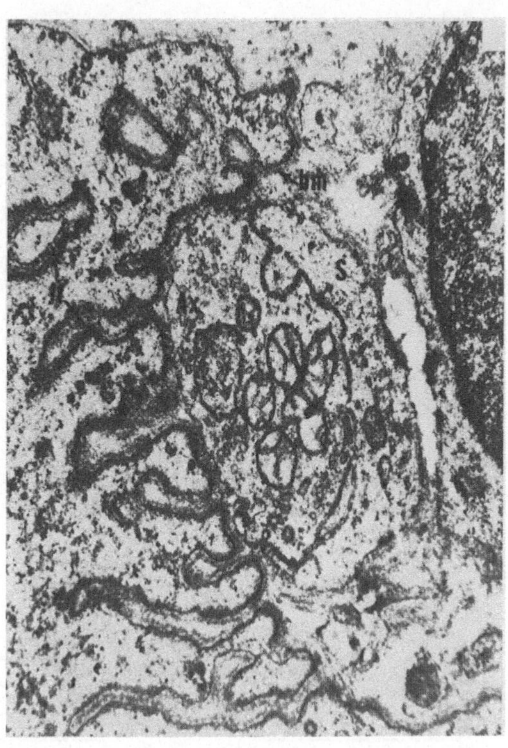

Abb. 4. Motorische Endplatte (Vergr. 33 000 : 1)

Mikroskopisch wird jede Skelettmuskelfaser mit ihrem Sarkoplasma vom Endomyosin, in dem feinste Nervenfäserchen und Blutgefäße verlaufen, umhüllt (Abb. 2 u. 3). Die motorische Endplatte zeigt Abb. 4.

Die Myofibrillen mit ihren Proteinmyofilamenten – Actin, Myosin etc. – stellen die kontraktile Grundsubstanz dar. Den Bereich von einem Z-Streifen bis zum nächsten Z-Streifen nennt man Fibrillenperiode oder Sarkomer. Das fibröse Zell- oder Zytoskelett besteht aus intermediären Myofilamenten, die überwiegend in den Z-Streifen vorhanden sind (Abb. 5 u. 6). Der Muskel arbeitet konzentrisch und exzentrisch. Die Sehnenrezeptoren und die Muskelspindeln müssen ebenso wie die 4 Arten von Mechanorezeptoren, die im Gelenk vorhanden sind, immer aktiviert werden, um die Leistungsfähigkeit zu erhalten bzw. zu vergrößern (Abb. 7).

Bei hohen Beanspruchungen werden die streifigen Strukturen, besonders die Z-Streifen, gezerrt (Abb. 8). Die Folge ist ein Muskelkater, der in 3–4 Tagen vorüber geht. Dem kann durch Muskeldehnung *vorgebeugt* werden. Bei allzu hoher Beanspruchung werden die Muskelfasern zerrissen (Abb. 9), sie werden jedoch nach 7 Tagen neu gebildet. Auch hier kann durch Muskeldehnung mit Kontraktion und Entspannung *behandelt* werden. Bei exzentrischer Arbeit – und geschickter Muskeldehnung – werden die Z-Streifen geheilt, neue Myofibrillen werden aufgebaut, und an den Enden entstehen neue Sarkomere. Die elastischen Strukturen (die Z-Streifen und das Zell- oder Zytoskelett) zwischen den kontraktilen Einheiten werden verstärkt. Außerdem wird die Faseratrophie aufgehalten und die Proteinsynthese stimuliert. Der Muskel wächst und wird länger, er hypertrophiert.

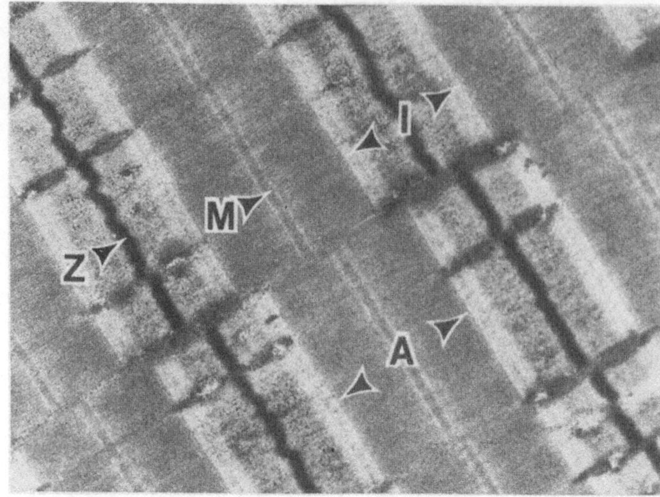

Abb. 5. Myofibrillen

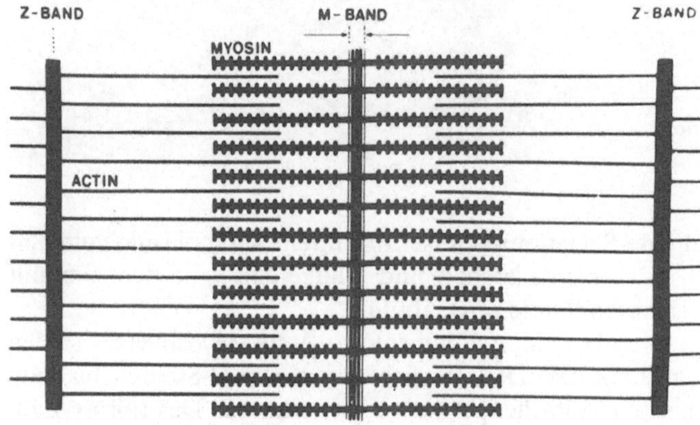

Abb. 6. Myofilamente

Jede Muskelarbeit bewirkt Muskelverkürzungen. Zu viel Muskelarbeit bewirkt einen Muskelkater oder kleine Rupturen. Die Rupturen entstehen immer bei maximaler Kraft und bei maximaler Geschwindigkeit. Die Kniebeuger, Adduktoren, Triceps surae und Rectus femoris sind am häufigsten betroffen.

Muskelverkürzung, warum?

Die allgemeinen Ursachen der Muskelverkürzung wurden bereits genannt. Im einzelnen entstehen Muskelverkürzungen durch:

1. *Zu harte Arbeit eines ungeübten Muskels:* Dadurch kommt es zu Konsistenzveränderungen (Mikrorupturen), schmerzhafter Empfindlichkeit (Muskelkater) und schließlich Muskelverkürzung als Schutzreaktion. Beeinträchtigt sind Stärke und Geschwindigkeit der Muskelaktionen.

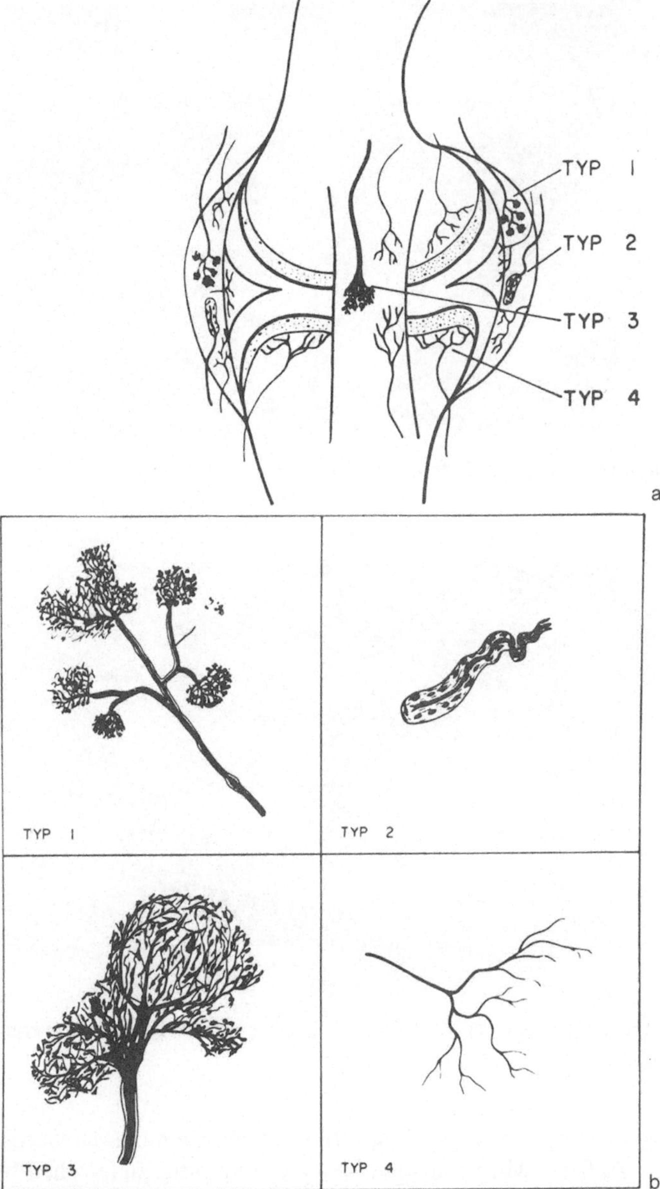

Abb. 7 a u b. Die 4 Arten von Mechanorezeptoren

2. *Einseitige Arbeit mit begrenztem Bewegungsausschlag:* Sie führt zu Müdigkeit mit weniger Bewegungsausschlag, ungenügender Entspannung mit schlechter Zirkulation und als Folge zur Muskelverkürzung. Beeinträchtigt ist die Ausdauer der Muskelarbeit.
3. *Lokale oder totale Inaktivität:* Es entstehen Muskelschwäche und als Folge Muskelverkürzung. Stärke, Geschwindigkeit und Ausdauer der Muskelaktionen sind beeinträchtigt.

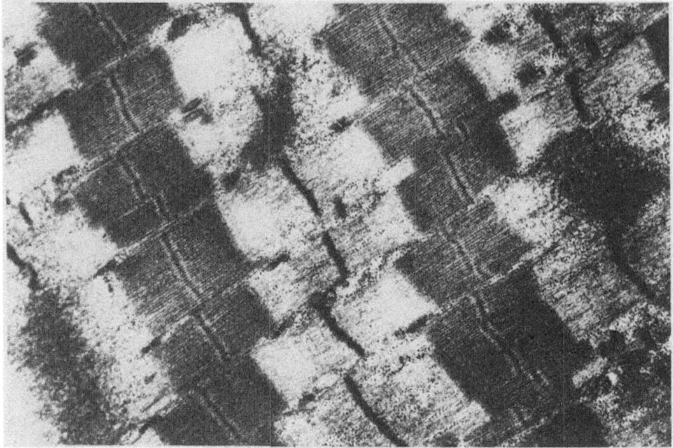

Abb. 8. Zerrung der Z-Streifen bei hoher Beanspruchung (Vergr. 10600:1)

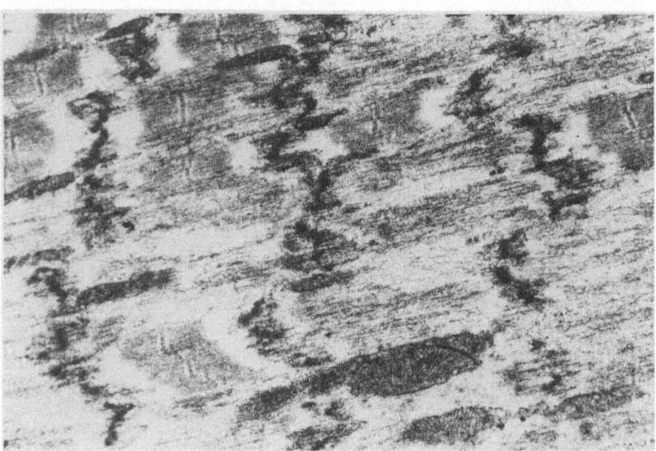

Abb. 9. Zerreißen der Muskelfasern bei zu hoher Beanspruchung (Vergr. 10600:1)

4. *Leichte, aber ungewohnte Arbeit:* Koordinationsschwierigkeiten führen zu einer größeren Muskelanspannung als notwendig, zu falschen Bewegungsmustern und schließlich zur Muskelverkürzung bei Agonisten und Antagonisten.
5. *Veränderte Statik – schlechte Haltung:* Sie kann physische oder psychische Ursachen haben. Ungenügende Entspannung und schlechte Zirkulation führen dann zur Muskelverkürzung bei Agonisten und Antagonisten.
6. *Milieufaktoren:* Alle Formen von Streß, Licht, Lärm, Temperatur etc. können Muskelverkürzungen als Schutzreaktionen hervorrufen.
7. *Schmerz:* Spannung führt zu Muskelverkürzung als Schutzreaktion.

Die Folgen der Muskelverkürzung bestehen in:

– Hemmung der Antagonisten,

- veränderter Statik und Dynamik,
- verschlechterter Zirkulation und frühzeitiger Degeneration,
- erhöhter Rezidivbereitschaft.

Muskeldehnung, wann?

1. Immer wenn der Muskel *arbeiten soll* und *gearbeitet hat!*
2. Als vorbeugende *Kontrolle vor* jeder Arbeit, die optimale oder maximale Funktion fordert:
   - als *Kontrolle,*
   - mit *kleiner* Kraft,
   - für *kurze* Zeit,
   - zur Unterhaltung des Bewegungsausschlags,
   - zur Vorbereitung der Muskelarbeit.
3. Als *Behandlung nach* jeder Arbeit, die den Muskel ermüdet hat.
   - als *Behandlung,*
   - mit *größerer* Kraft,
   - für *längere* Zeit,
   - zur Verbesserung des begrenzten Bewegungsausschlags,
   - zur Wiederherstellung der optimalen Funktion.

Muskeldehnung, wie?

Wenn der Muskel verkürzt ist, testet man
- das Bewegungsmuster,
- die aktiven und passiven Bewegungsausschläge (Endgefühl),
- das normale Gelenkspiel

und palpiert die Muskelkonsistenz.

Die verschiedenen Muskeldehnungsmöglichkeiten, die nun angewendet werden können, haben jeweils spezifische Vor- und Nachteile.

1. Schnelle Dehnungen: Kraft und Geschwindigkeit sind meist zu groß, so daß der nozizeptive Schutzreflex (Kontraktion) ausgelöst und damit eine Muskelverkürzung bewirkt wird. Sie lassen sich schlecht kontrollieren und können deshalb mehr schaden als helfen.

2. Dehnung mit Hilfe der Antagonisten: Da der Antagonist nicht genug Kraft hat und eine starke Verkürzung des Agonisten den Antagonisten hemmt, ist der Effekt schlecht.

3. Passive Dehnung: Sie erfordert große Kenntnisse der Gelenkmechanik und wird deshalb oft falsch ausgeführt. Bei entsprechenden Kenntnissen und Kontrolle richtig ausgeführt ergibt sie einen guten Effekt.

4. Spannung – Entspannung – Dehnung – Stimulierung: Da nach der Kontraktion eine bessere Entspannung eintritt, ist weniger Widerstand erforderlich, die Dehnung ist daher weniger schmerzhaft. Optimaler Krafteinsatz und die gute Kontrollmöglichkeit machen diese Technik richtig ausgeführt zu der mit dem besten Effekt.

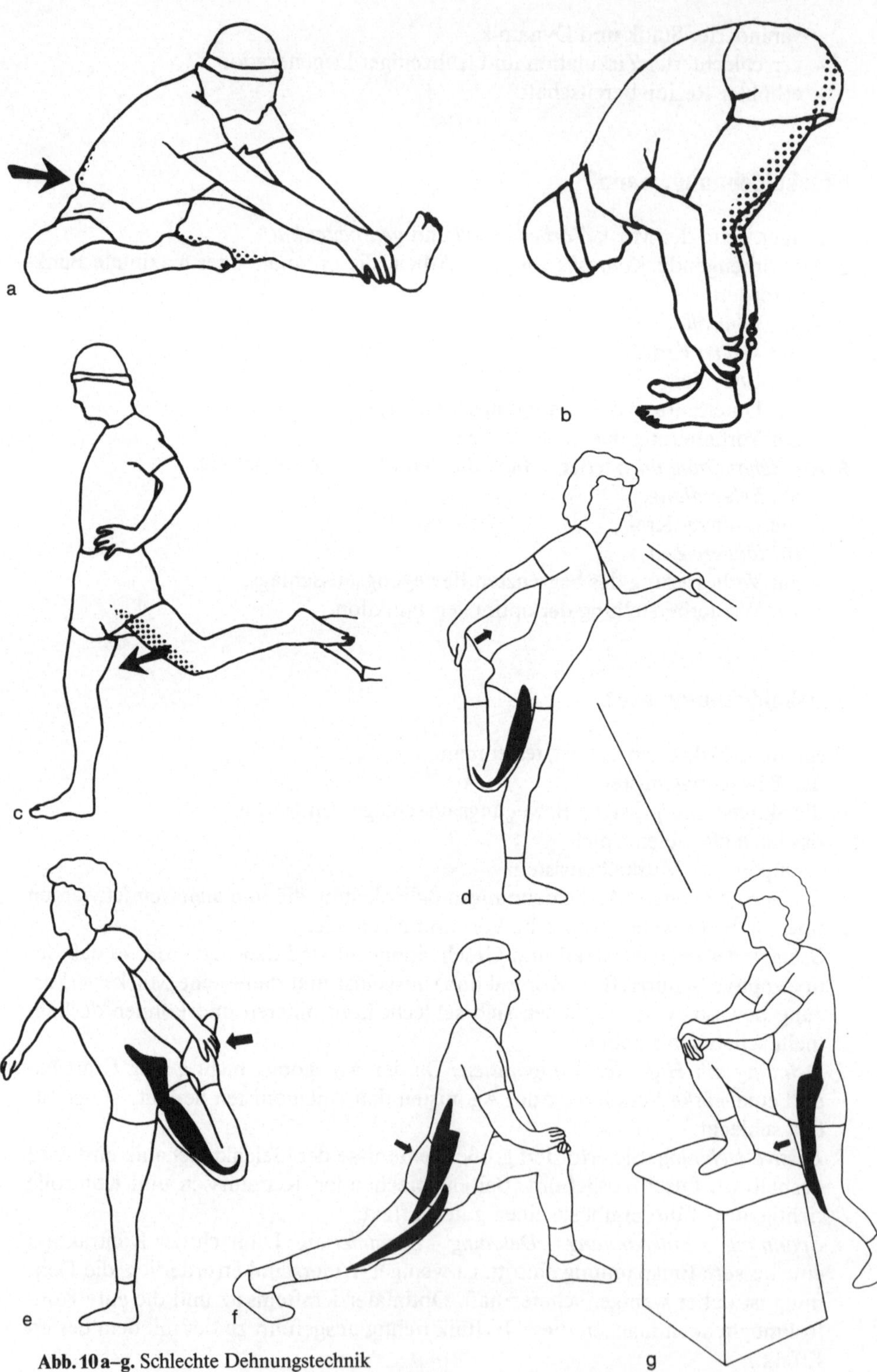

Abb. 10 a–g. Schlechte Dehnungstechnik

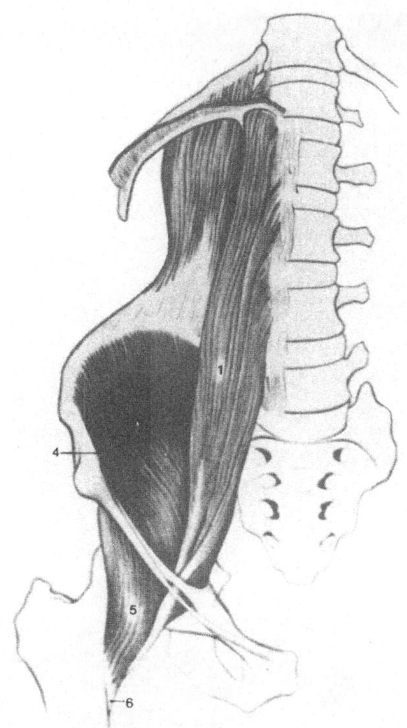

Abb. 11. Der M. iliopsoas

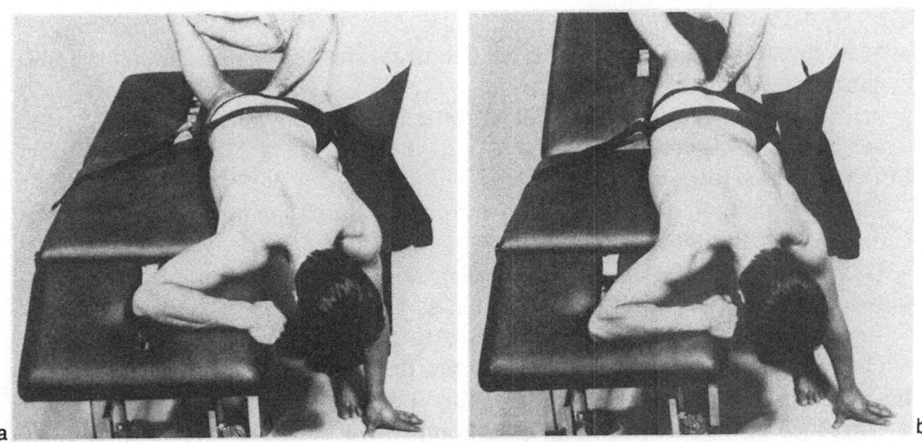

Abb. 12 a u. b. Dehnung des M. iliopsoas. **a** Ausgangsstellung; **b** Endstellung

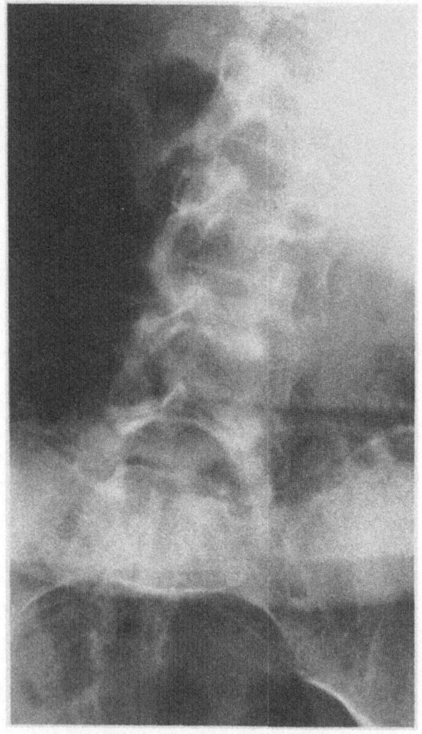

Abb. 13. Verriegelung der LWS

- Muskeldehnungen sind indiziert: bei Schmerz und/oder eingeschränkter Bewegung, aber normalem Gelenkspiel,
- bei Kindern und Jugendlichen mit gestörter Muskelfunktion,
- vor und nach Muskelarbeit.

Dabei ist jedoch folgendes zu beachten:

- Jede Dysfunktion und/oder Schmerzzustand durch pathologische Ursachen muß *vor* der Dehnung geklärt werden.
- Das herabgesetzte Gelenkspiel muß *zuerst* normalisiert werden.
- Nach Muskelläsionen oder Operationen darf nicht zu früh behandelt werden.
- Eine schlechte Dehnungstechnik (Abb. 10a–g) ist zu vermeiden.

Unsere Dehnungstechnik – dargestellt am Beispiel des M. iliopsoas (Abb. 11) – hat nach unseren Untersuchungen folgende Vorteile:

1. Durch Röntgenaufnahmen und Tests konnten wir beweisen, daß Ursprung und Ansatz des Iliopsoasmuskels mit unserer Methode 3 cm weiter voneinander entfernt werden können als mit der alten Dehnungsmethode (Abb. 12 u. 13). Unsere Dehnungstechnik erreicht eine maximale Dehnung des Muskels.
2. Ausgangsstellung und Dehnung sind stabiler.
   Eine Selbstbehandlungsübung zur Dehnung der Hamstringsgruppe links und des Iliopsoas rechts zeigt Abb. 14.

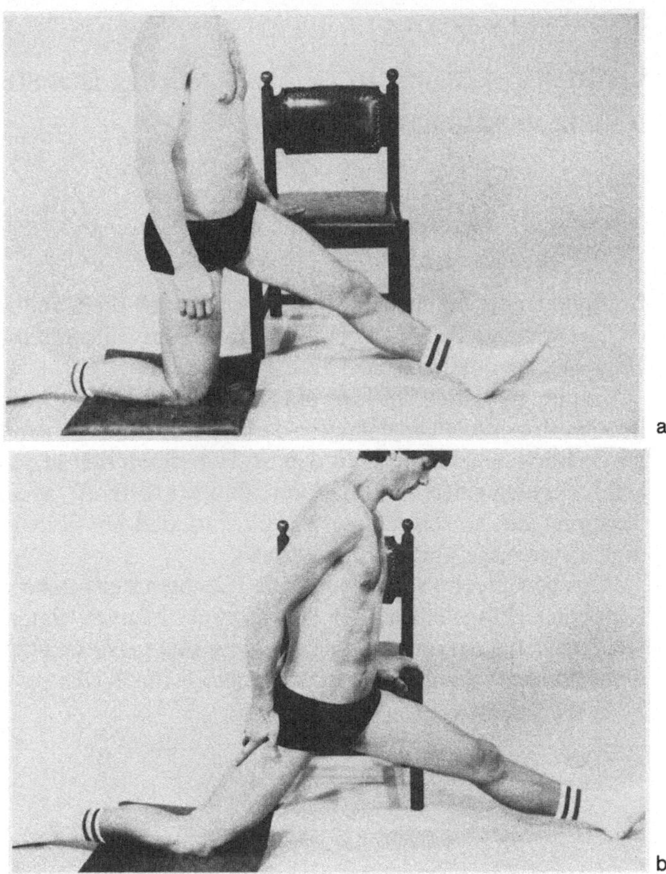

Abb. 14 a u. b. Übung zur Dehnung der Hamstringsgruppe links und des Iliopsoas rechts. **a** Ausgangstellung, **b** Endstellung

R. GUSTAVSEN

Grundprinzipien und Anwendung des stabilisierenden Muskeltrainings*

Im Rahmen der manuellen Medizin spielt auch die Stabilisation der Hypermobilität eine wichtige Rolle. Die Stabilisations- und Autostabilisationsübungen sind ein Teilgebiet der medizinischen Trainingstherapie.

In diesem Beitrag wird auf die Stabilisation der mittleren Hals- und der unteren Lendenwirbelsäule eingegangen, da Hypermobilität in den Segmenten C4/C5 und L5/S1 besonders häufig zu finden ist. Hypermobilität in den genannten Wirbelsäulenabschnitten entsteht oft dadurch, daß Muskelkraft, Muskelausdauer und Koordination heute so schlecht entwickelt sind, daß physiologische Bewegungsabläufe nicht mehr ausgeführt werden können.

Das bedeutet im einzelnen: Viele Patienten stehen und gehen mit überstreckten Knie- und Hüftgelenken, der Schwerpunkt ist nach hinten verlagert, woraus eine Überbelastung der unteren Lendenwirbelsäule resultiert (Abb. 1 a). Außerdem werden Alltagsbewegungen wie Bücken (etwas vom Boden aufheben) über die Lenden-

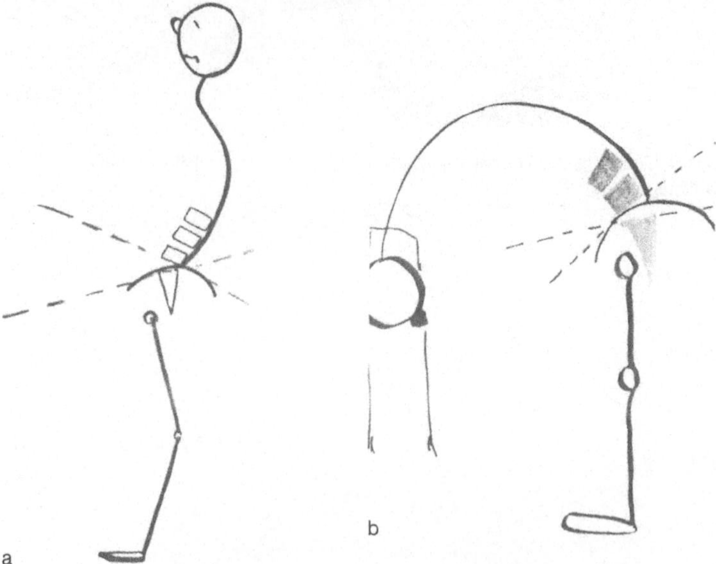

Abb. 1. a Stehen mit Hyperextension der Knie- und Hüftgelenke führt zur Überbelastung der Segmente L5/S1 und C4/C5 in Dorsalextension. **b** Eine Rumpfvorbeuge führt zur Überlastung der Zwischenwirbelscheibe L5/S1

* Die Abb. sind folgendem Buch entnommen: Gustavsen (1983)

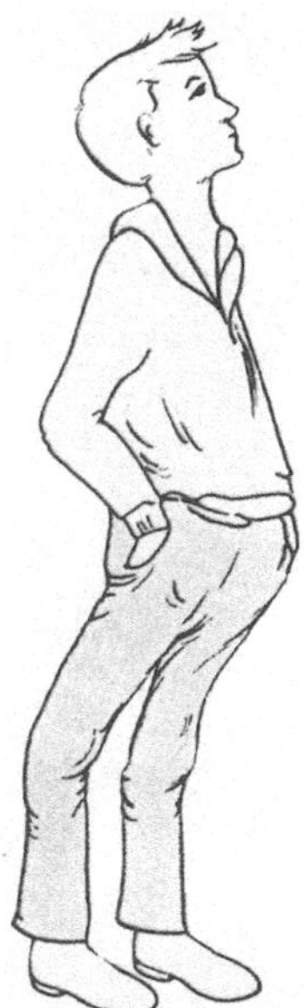

Abb. 2. Veränderter motorischer Stereotyp („easy standing position")

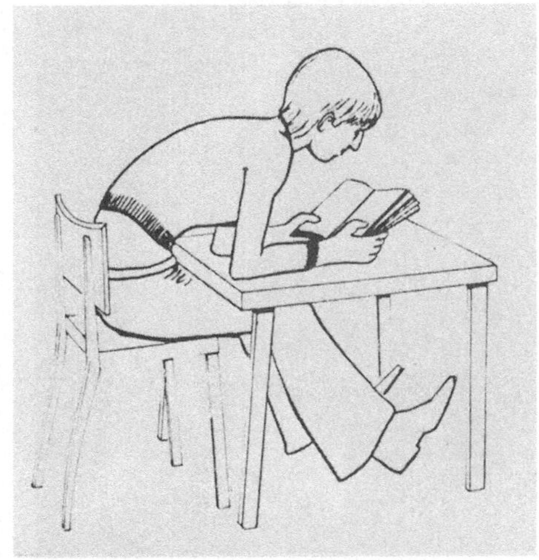

Abb. 3. Typische Arbeits- und Gewohnheitshaltung des Menschen von heute

wirbelsäule ausgeführt, weil die meisten Menschen verlernt haben, das Becken einschließlich der stabilisierten Lendenwirbelsäule über die Femurköpfe zu bewegen und die Kniegelenke gleichzeitig zu beugen (Abb. 1b). Abb. 2 zeigt eine typische Gewohnheitshaltung. Patienten mit dieser Haltung können das Becken nicht über die Femurköpfe bewegen. Durch die geänderte Statik kommt es außerdem zu einem falschen Kompensationsmechanismus im Bereich der mittleren Halswirbelsäule in Hyperextension, woraus eine Dysfunktion der Kopfgelenke, eine Störung der tonischen Nackenreflexe und somit wiederum eine Störung der Körperhaltung resultiert (veränderter motorischer Stereotyp). Bei Patienten mit der eben beschriebenen Haltung finden Bewegungen der Halswirbelsäule insbesondere im Bereich C4/C5 statt, woraus schließlich eine Hypermobilität in Extension entstehen kann. Bei einer kyphotischen Sitzhaltung (Abb. 3) kommt es zur Überbelastung der mittleren Halswirbelsäule und des lumbosakralen Übergangs. Die Ischiokruralmuskulatur ist mehr oder weniger gedehnt, woraus eine Beckenkippung nach dorsal resultiert.

Behandlung der Hypermobilität

Die Stabilisationsübungen werden unter Berücksichtigung der tonischen Nackenreflexe ausgeführt, d. h. mit angezogenem Kinn (= Stabilisation der mittleren Halswirbelsäule). Ebenso ist auf die Stellung der Knie- und Hüftgelenke zu achten, sie sollten im Stand leicht flektiert sein. Bei den Stabilisationsübungen aus verschiedenen Ausgangsstellungen wie Fersensitz, Sitz, Stand usw. wird die Flexion der Hüft-

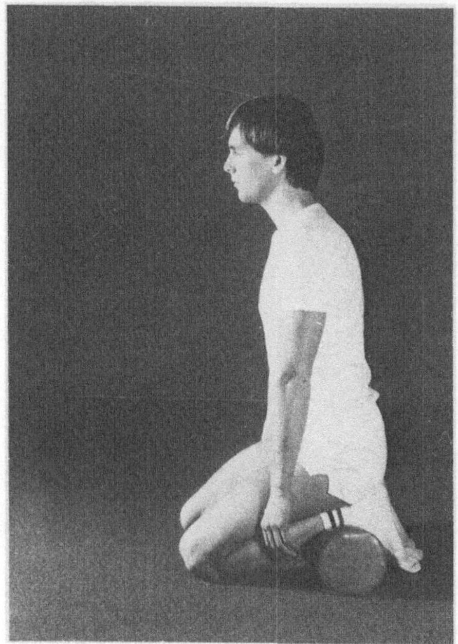

Abb. 4. Erlernen der Beckenbewegung

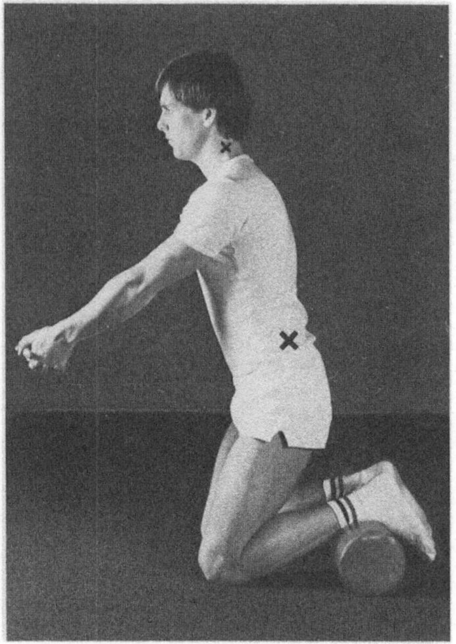

Abb. 5. Hochkommen zum Kniestand mit stabilisierter HWS und LWS

gelenke erreicht, indem das Becken einschließlich der Lendenwirbelsäule über die Femurköpfe bewegt wird (= Stabilisation der Lendenwirbelsäule).

Zu Beginn der Behandlung werden *Übungen zur Minderung der Beweglichkeit eines Wirbelsegments* mit Hilfe segmentaler Faszilitationstechniken durchgeführt, d. h. der Therapeut drückt gegen einen Processus spinosus, der Patient soll bewußt auf den Druck mit Gegendruck reagieren.

Ist der Patient in der Lage, das hypermobile Bewegungssegment bewußt zu stabilisieren, beginnt die Autostabilisation. Die *Autostabilisationsübungen* sind gleichzeitig ein indirektes Training für die meist schwachen prävertebralen Halsmuskeln, die langen Nackenmuskeln sowie für die Bauch- und Rückenmuskulatur.

Zuerst lernt der Patient im Fersensitz, das Becken (einschließlich der stabilisierten Lendenwirbelsäule) über die Femurköpfe zu bewegen (Abb. 4). Da diese Übung mit angezogenem Kinn ausgeführt wird, findet dadurch gleichzeitig eine Stabilisation der mittleren Halswirbelsäule statt.

Ist der Patient in der Lage, das Becken über die Femurköpfe zu bewegen, erfolgt das Hochkommen aus dem Fersensitz zum Kniestand. Das Becken und die Lendenwirbelsäule werden nach vorn bewegt (= Verlagerung des Schwerpunkts nach vorn) und dann zum Kniestand hochgekommen (Abb. 5).

Wichtig ist auch das Erlernen der Beckenbewegung im Sitzen und das richtige Aufstehen und Hinsetzen (Abb. 6).

Im weiteren Behandlungsverlauf werden *Übungen zur Verbesserung der Muskelkraft, Muskelausdauer und Koordination* (= medizinische Trainingstherapie) durch-

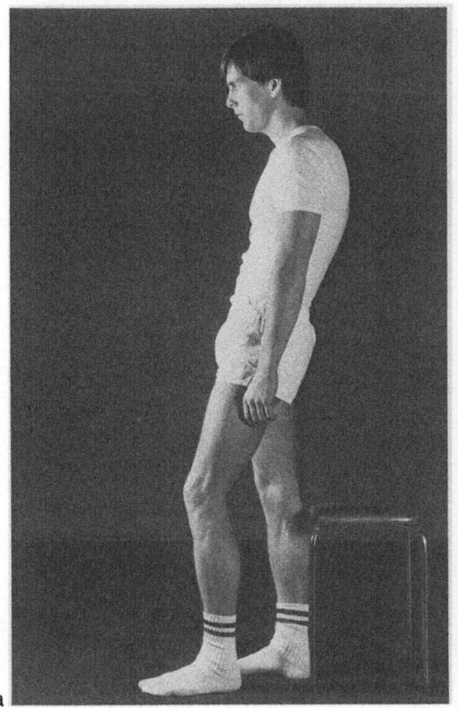
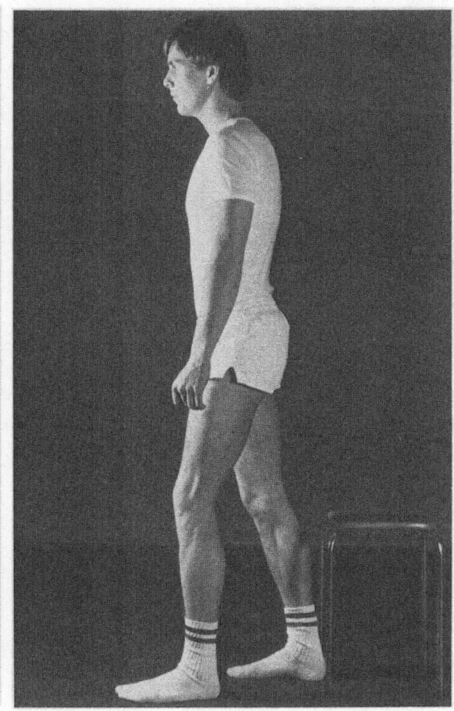

a b

Abb. 6. a Falsches Aufstehen, **b** richtiges Aufstehen

geführt. Bei diesem Training werden Ausgangsstellungen benutzt, die eine indirekte Stabilisation des hypermobilen Bewegungssegments bewirken. Bei richtiger Ausführung der verschiedenen Übungen stellt das direkte Training z. B. der Armmuskulatur eine indirekte Stabilisation der Hals- und Lendenwirbelsäule dar (Abb. 7).

Es werden außerdem physiologische Bewegungsabläufe eingeübt, die für das Verrichten von Alltagsbewegungen nötig sind. Die Patienten lernen physiologische Bewegungsabläufe in der Diagonalen, z. B. einen Gegenstand von links oben nach rechts unten bewegen (Abb. 8).

Ziel der Behandlung ist die Ausführung von Alltagsbewegungen mit gleichzeitiger Stabilisation der hypermobilen Bewegungssegmente (Gegenstände richtig heben, ziehen, schieben usw.). Dieses Ziel wird erreicht durch ein gemischtes Muskelkraft-/Muskelausdauertraining, bei dem die einzelnen Übungen mit vielen Repetitionen durchgeführt werden müssen. Hierdurch wird aber auch eine gute Koordination erreicht (Tabelle 1). Abschließend soll Abb. 9 verdeutlichen, daß zur Stabilisation Muskelkraft und Koordination erforderlich sind.

Der Erfolg der Behandlung ist aber auch von der Begabung (Disposition) des Patienten für physiologische Bewegungsabläufe abhängig. Die Progression des Lernprozesses ist langsam. Oft dauert der Abbau einer falschen Angewohnheit (fehlerhafter motorischer Stereotyp) 1–2 Jahre.

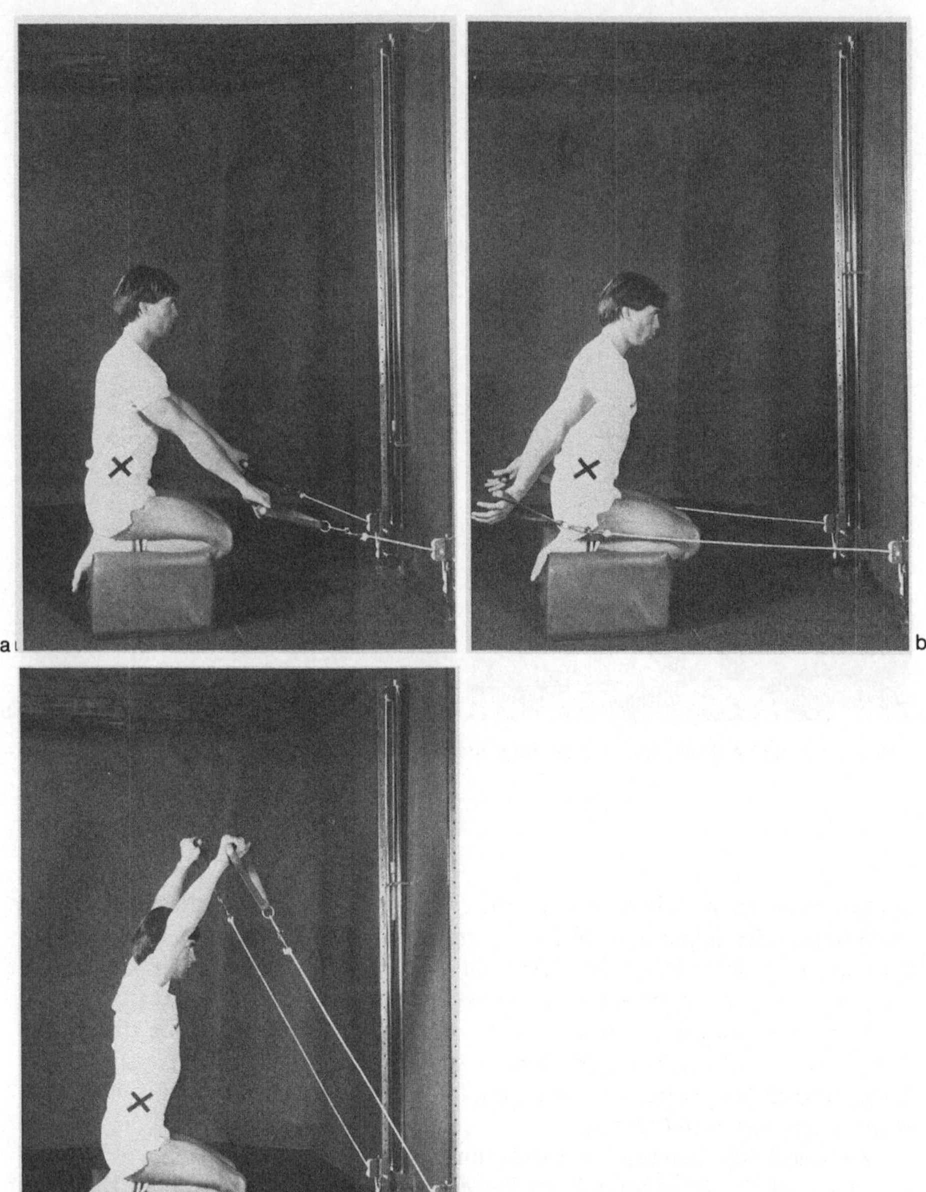

Abb. 7 a–c. Indirekte Stabilisation von HWS und LWS. **a** Ausgangsstellung, **b** Endstellung, **c** alternative Endstellung

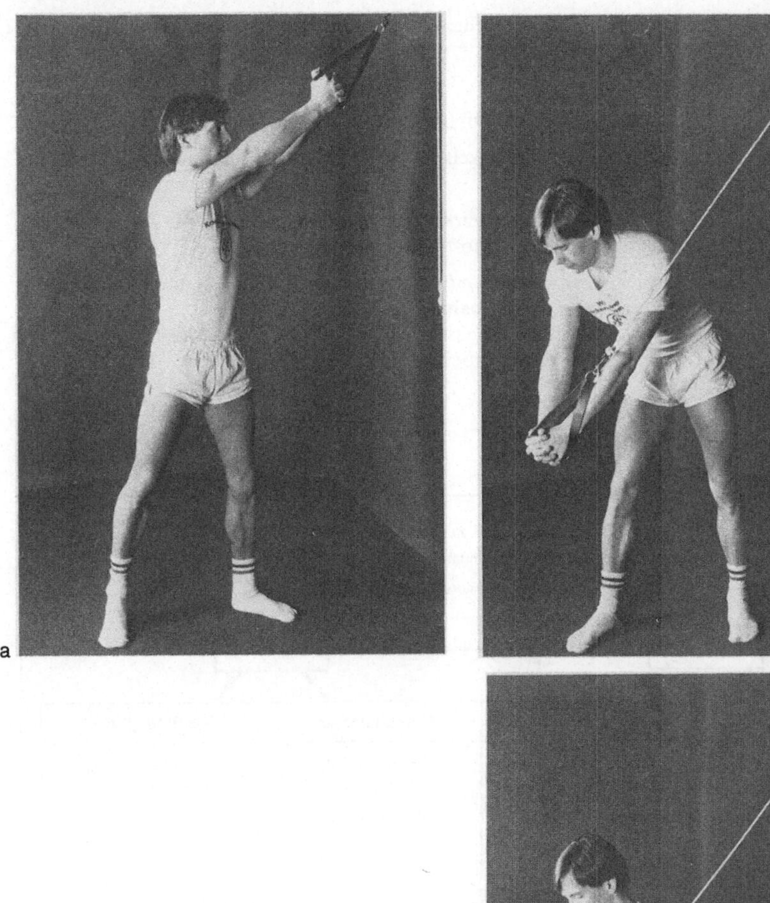

Abb. 8. a Ausgangsstellung; **b** falsche Endstellung (keine Stabilisation von HWS und LWS; **c** richtige Endstellung mit stabilisierter HWS und LWS

Tabelle 1. Trainingscharakteristiken beim gemischten Muskelkraft-/Muskelausdauertraining

Belastung	15–30 Repetitionen 1– 2 min Pause 15–18 Repetitionen/min (Atemrhythmus)
Trainingseffekt	Verbesserung der Muskelkraft, der Muskelausdauer und der Koordination
Lokale Einwirkung	Zunahme der lokalen Zirkulation, d. h. Verbesserung der Zirkulation am Übergang Sehne – Periost und Sehne – Muskel
Allgemeine Einwirkung	(Geringe) Einwirkung auf das Herz-Kreislauf-System und die Atmung Geringe Sauerstoffaufnahme Allgemeine Einwirkung ist abhängig von der Muskelmasse und der Summe der Arbeitsmenge

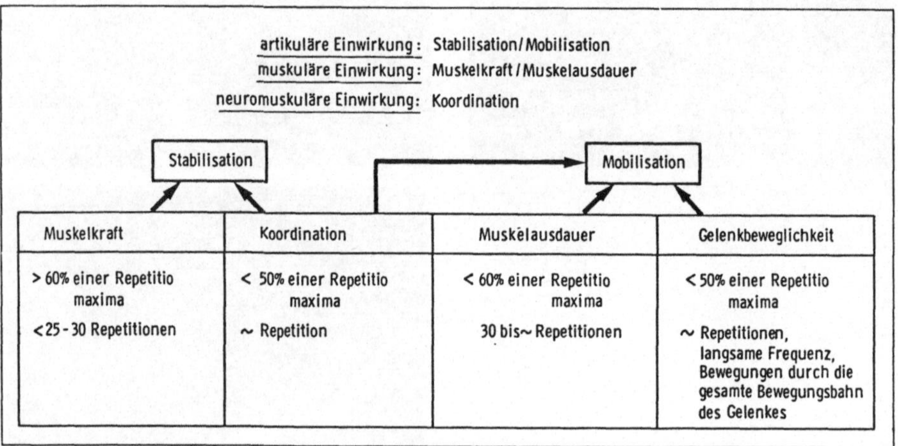

Abb. 9. Gelenktraining

Literatur

Gustavsen R (1983) Trainingstherapie im Rahmen der Manuellen Medizin – Prophylaxe und Rehabilitation. Thieme, Stuttgart

J. Mourta-Rupp

Manuelle Therapie als notwendige Voraussetzung für die Behandlung mit PNF-Techniken

Die Gelenkmechanik und funktionelle Anatomie aus der manuellen Therapie, die in den letzten Jahren in die Krankengymnastik Eingang fanden, waren ein weiterer Schritt zur Vervollständigung der krankengymnastischen Behandlung des Haltungs- und Bewegungsapparats. Die manuelle Therapie wurde zur notwendigen Voraussetzung für die krankengymnastische Behandlung in allen medizinischen Fachgebieten und zur notwendigen Voraussetzung für die Behandlung mit den propriozeptiven neuromuskulären Fazilitationstechniken (PNF).

Zur Behandlung einer Gelenkfunktionsstörung im Sinne einer Hypomobilität, bei der passive und auch aktive Strukturen betroffen sind, ist zunächst die Befundaufnahme des betroffenen Gelenks nach dem Schema der manuellen Therapie – entwickelt von H. Frisch – erforderlich.

Das folgende Beispiel zeigt eine krankengymnastische Behandlung auf der Grundlage von manueller Medizin und PNF-Techniken.

Ärztliche Diagnose: Bei einem Supraspinatussyndrom mit Kapselläsion erfolgte zusätzlich eine traumatische Luxation.

Therapie: Reposition mit anschließender 6wöchiger Immobilisation.

Krankengymnastischer Befund: Starke Einschränkungen der Schultergelenkbeweglichkeit – im Sinne des Kapselmusters – nach längerer Ruhigstellung.

Behandlung: Aus der aktuellen Ruhestellung des Schultergelenks wird unter guter Fixation der Skapula geübt:

- Traktion des Humeruskopfs nach der manuellen Therapie,
- kaudales Gleiten,
- ventrales Gleiten des Humeruskopfs.

Dann folgen erweiternde mobilisierende Maßnahmen aus der *dreidimensionalen* Gelenkeinstellung, nämlich Traktion, kaudales und ventrales Gleiten des Humeruskopfs.

Die *dreidimensionale* Gelenkeinstellung, aus der heraus die passiven translatorischen Mobilisationsmaßnahmen durchgeführt werden, entspricht genau den Bewegungen im Raum, die wir Menschen täglich mit unseren Extremitäten und dem Rumpf ausführen.

Diese physiologischen Bewegungsmuster sind Bewegungssynergien und verlaufen in mehreren Ebenen und um mehrere Achsen.

Dr. Hermann Kabat und seine Krankengymnastin Margaret Knott nahmen diese elementare Erkenntnis als Grundlage für die Entwicklung der propriozeptiven neuromuskulären Fazilitation (PNF). Sie entwickelten diese Technik von 1946 bis 1951 am Kaiser-Institut in Kalifornien mit Hilfe neurophysiologischer Kenntnisse. Die damals häufig auftretende Poliomyelitis wurde damit behandelt. Margaret

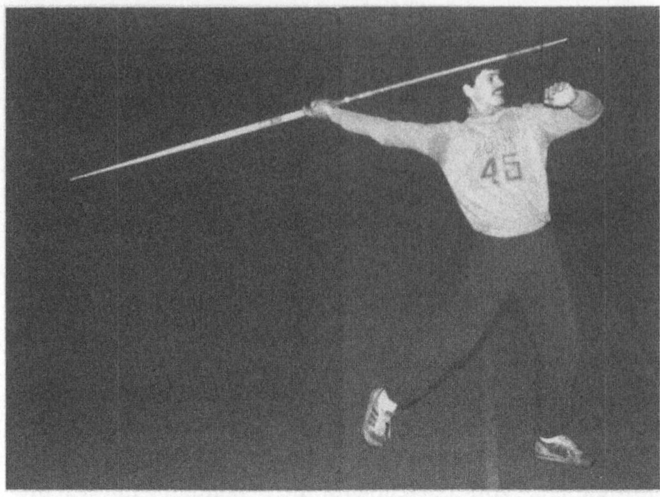

Abb. 1

Knott hat diese PNF-Technik systematisch weiterentwickelt und vermittelt sie seit 1956 in Kursen an Krankengymnasten in aller Welt.

Jeder funktionelle Abschnitt unseres Körpers, d. h. Rumpf, Skapula, Arm, Bekken, Bein und Kopf besitzt *4 Bewegungsmuster.*

Diese Bewegungsmuster richten sich nach den individuellen Körperdiagonalen des Menschen und ihren Parallelverschiebungen. Daraus resultieren für jeden funktionellen Abschnitt 2 Diagonalen und in jeder Diagonale ein Bewegungsmuster, das sich zum anderen antagonistisch verhält. Dieser diagonale Verlauf ist z. B. deutlich zu beobachten bei optimaler Kraftentwicklung im Sport, z. B. beim Speerwurf (Abb. 1).

Bei der Anwendung der PNF-Technik wird dieser individuelle diagonale Verlauf unserer täglichen Bewegungsmuster exakt nachvollzogen. Dies entspricht auch der Konstruktion unserer Muskulatur, die diagonal-spiralförmig angelegt ist und immer zu dem darunterliegenden Gelenktyp paßt. Nur im Verlauf der Diagonale kann die gesamte Muskelkette optimal stimuliert werden und somit ihre volle Kontraktionskraft erreichen; dabei ist sowohl die passive als auch die aktive Bewegungsbahn am längsten, und die Durchführung der Bewegung ist für alle anatomischen Strukturen schonend und ökonomisch.

Hierzu das Beispiel eines *Armmusters* (Abb. 2):

Man stellt von proximal nach distal alle Komponenten ein (Abb. 2 a, Ausgangsstellung).

Schulter: Extension, Adduktion, Innenrotation;
Ellenbogen: Extension, Pronation;
Hand: Flexion, ulnare Abduktion;
Finger: MCP: Flexion, Adduktion,
PIP und DIP: Flexion.

Dann greift man distal auf den Handrücken und proximal um den Radius. Unter Beibehaltung aller Komponenten, insbesondere der Rotation, führt man einen Längszug aus, bis die gesamte – jetzt agonistische – Muskulatur und die jeweiligen

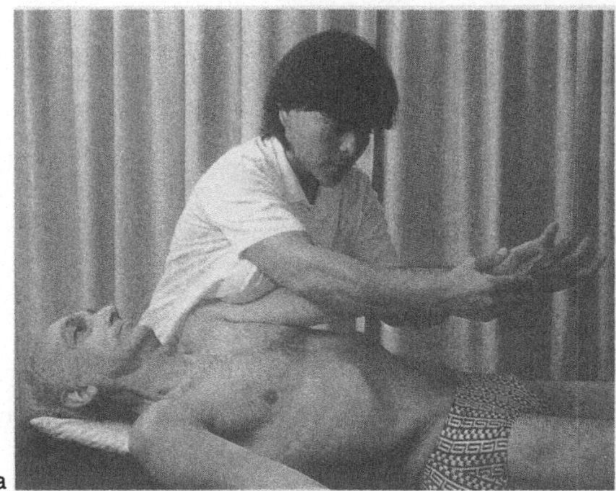
a

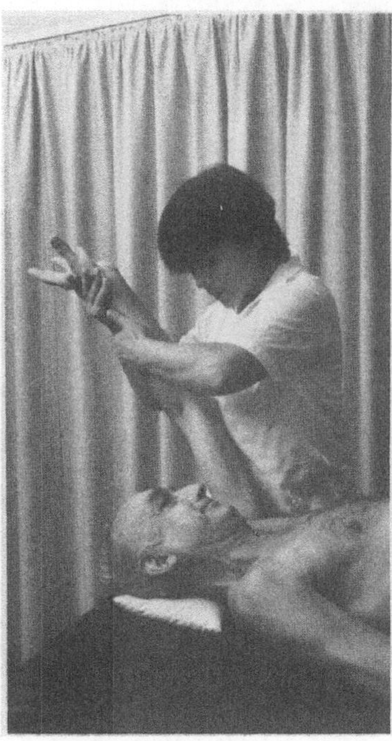
b

Abb. 2 a u. b

Kapselanteile in eine optimale Straffung kommen. Anschließend gibt man - synchron mit einem Kommando - einen kurzen Dehnimpuls mit beiden Händen in Richtung der eingestellten Rotation und des Längszugs.

Als Reaktion nach dem Dehnimpuls auf die vorgestraffte Muskulatur und die darunter liegenden Kapselanteile erfolgt eine Kontraktion der gesamten Muskelkette bis zum proximalsten Drehpunkt.

Dieser propriozeptive Stimulus wird durch exterozeptive Stimuli wie Hautstimulation durch den lumbrikalen Griff, sowie visuelle und akustische Reize unterstützt.

Der dynamischen Kontraktion der gesamten Muskelkette wird durch die gesamte Bewegungsbahn hindurch optimaler Widerstand entgegengebracht. Dieser Widerstand muß so dosiert sein, daß der Patient sich flüssig und rhythmisch bewegen kann.

Die Endstellung des oben durchgeführten Bewegungsmusters zeigt Abb. 2b.
Schulter: Flexion, Abduktion, Außenrotation;
Ellenbogen: Extension, Supination;
Hand: Extension, radiale Abduktion;
Finger: MCP: Extension, Abduktion,
PIP und DIP: Extension.

Abb. 3 zeigt das Bewegungsmuster aus der 2. Diagonale des Armes.
Ausgangsstellung (Abb. 3 a):
Schulter: Extension, Abduktion, Innenrotation;
Ellenbogen: Extension, Pronation;

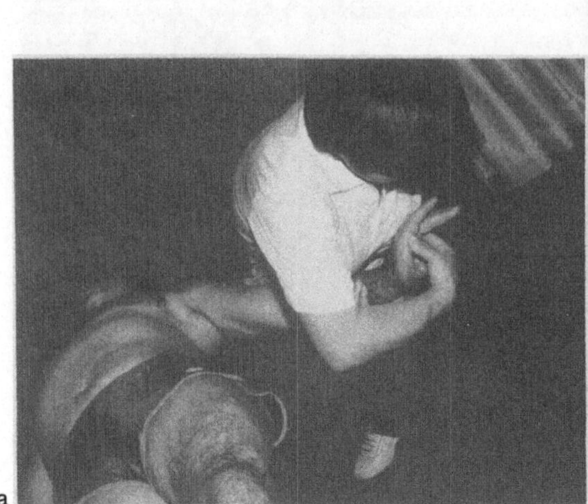

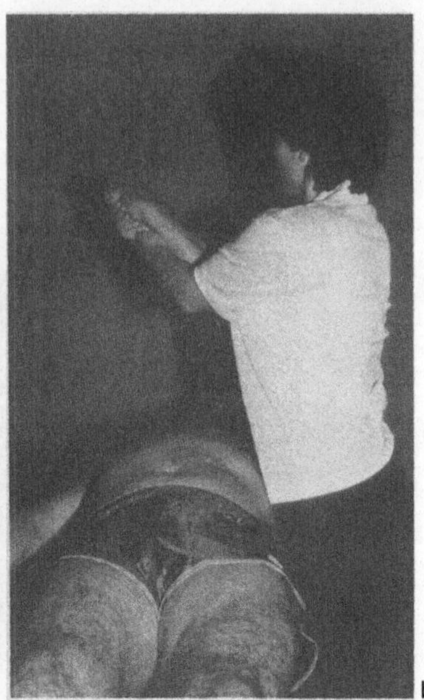

a b

Abb. 3 a u. b

Hand: Extension, ulnare Abduktion;
Finger: MCP: Extension, Abduktion;
PIP und DIP: Extension.
Endstellung (Abb. 3 b):
Schulter: Flexion, Adduktion, Außenrotation;
Ellenbogen: Extension, Supination;
Hand: Flexion, radiale Abduktion;
Finger: MCP: Flexion, Adduktion;
PIP und DIP: Flexion.

PNF-Technik ist die Förderung und Beschleunigung von Leistungen des neuromuskulären Systems durch die Stimulation der Propriozeptoren und Exterozeptoren.

Propriozeptoren sind Muskelspindel, Gelenkrezeptoren, Golgi-Apparat.
Exterozeptoren sind Mechanorezeptoren, Telerezeptoren.

Die propriozeptive neuromuskuläre Fazilitation beinhaltet verschiedene Techniken.

Für die *Gelenkmobilisation* wählt man:

1. Rhythmische statische langsame Umkehr zur maximalen Entspannung und als durchblutungsfördernde Maßnahme;
2. Halten – Entspannen
   a) als translatorische Gelenkbehandlung,
   b) zur Gelenkkapseldehnung;
3. Spannen – Entspannen zur Weichteildehnung;
4. wiederholte Kontraktionen zur Erhaltung des gewonnenen Bewegungsausmaßes;
5. abschließend langsame Umkehr zur besseren Koordinationsschulung.

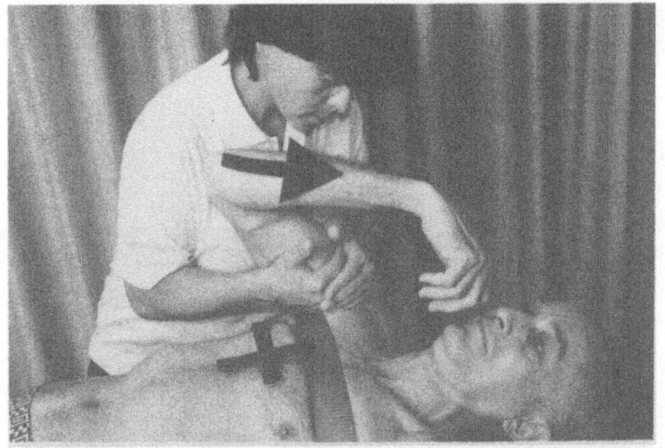
a

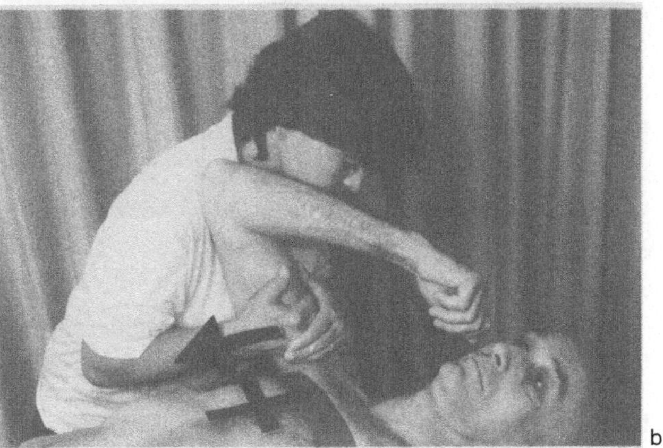
b

Abb. 4 a u. b

Nach den translatorischen Gelenkbehandlungen aus der aktuellen Ruhestellung und aus der dreidimensionalen Gelenkeinstellung nutzt man die 4 Bewegungsmuster des Schultergelenks mit den eben genannten PNF-Techniken zu weiteren mobilisierenden Maßnahmen.

Man führt die *laterale Traktion* mit der Technik „Halten – Entspannen" aus (Abb. 4). Grundlagen hierfür sind eine gute Skapulafixation und ständiges Beibehalten der Piccolotraktion.

Hierzu greifen beide Hände den Humerus so gelenknah wie möglich. Man stellt den Humerus unter Beibehaltung der Piccolotraktion in Flexion, Adduktion, Außenrotation ein; das entspricht der aktuellen Bewegungsdiagonale und der aktuellen Ruhestellung des Schultergelenks (Abb. 4 a).

Der Patient spannt dann auf Kommando statisch in die oben genannten Richtungen die Muskeln an, während man maximalen Widerstand gegen diese Bewegungskomponenten gibt. Während der statischen Spannung gleitet der zu mobilisierende konvexe Gelenkpartner – der Humeruskopf – nach lateral.

In der Entspannungsphase führt man passiv die laterale Traktion aus (Abb. 4 b, Endstellung).

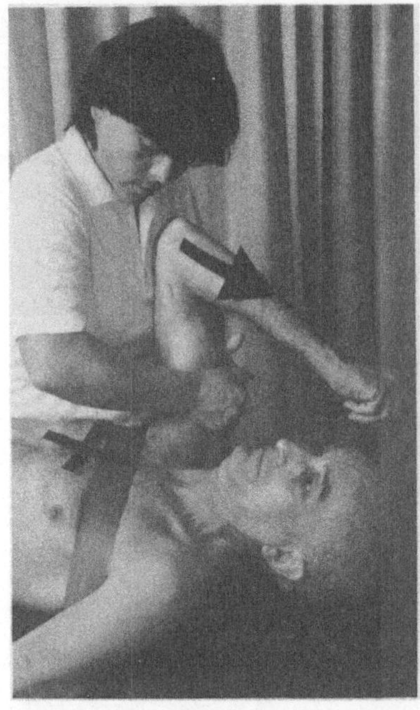
a

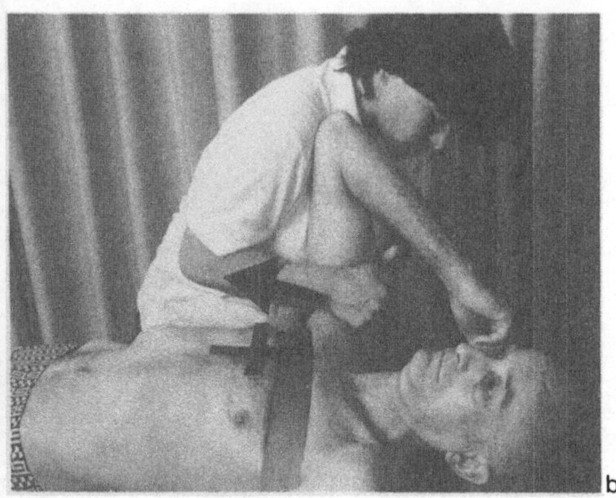
b

Abb. 5 a u. b

Für das *kaudale Gleiten* stellt man den Humerus in Flexion, Abduktion, Außenrotation ein (Abb. 5 a, Ausgangsstellung).

Der Patient spannt auf Kommando die Muskeln statisch in die oben genannten Richtungen an, während man maximalen Widerstand gegen diese Bewegungskomponenten gibt. Während der statischen Spannung gleitet der zu mobilisierende konvexe Gelenkpartner - der Humeruskopf - nach kaudal.

In der Entspannungsphase führt man passiv das kaudale Gleiten aus (Abb. 5 b, Endstellung).

Für das *ventrale Gleiten* stellt man den Humerus in Extension, Abduktion, Innenrotation (Abb. 6 a, Ausgangsstellung) ein und behandelt nach ventral mit der oben beschriebenen Technik.

In der Entspannungsphase führt man passiv das ventrale Gleiten aus (Abb. 6 b, Endstellung).

Der Sinn dieser Kombination von PNF und manueller Therapie ist,

1. durch statische Muskelanspannung bereits ein Gleiten des zu mobilisierenden konvexen Gelenkpartners - in unserem Beispiel des Humeruskopfs - zu bewirken,
2. durch die postisometrische Relaxation Erleichterung der passiven translatorischen Maßnahmen zu erreichen.

Abbildung 7 zeigt forcierte mobilisierende Maßnahmen zur Dehnung der Kapselanteile mit Hilfe der postisometrischen Relaxation der Muskulatur.

Grundlage dieser Technik sind Halten und Entspannen. Dafür sind eine gute Skapulafixation und Längszug am Arm erforderlich. Man stellt hierzu den Oberarm - unter Beibehaltung des Längszugs - in Flexion, Abduktion und Außenrota-

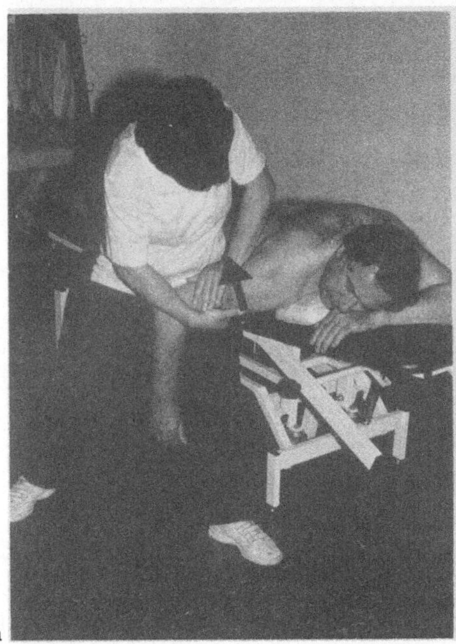
a
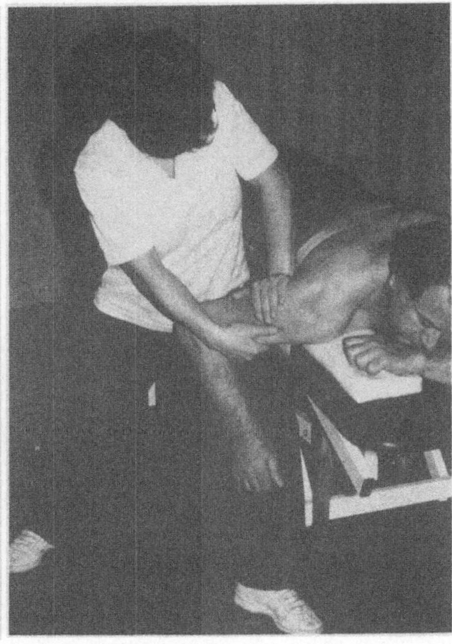
b

Abb. 6 a u. b

tion ein (Abb. 7 a, Ausgangsstellung). Diese Einstellung entspricht der aktuellen Ruhestellung und der aktuellen Bewegungsdiagonale des Schultergelenks.

Der Patient spannt auf Kommando die Muskeln in Richtung des antagonistischen Bewegungsmusters an, nämlich in die Extension, Adduktion und Innenrotation. Dabei gibt man maximalen Widerstand gegen diese Bewegungskomponenten.

In der Entspannungsphase des Patienten dehnt man passiv *durch den Längszug* am Humerus die jeweiligen Kapselanteile unter Beibehaltung der Komponenten Flexion, Abduktion, Außenrotation (Abb. 7 b, Endstellung).

Der gleiche Prozeß wird in den anderen 3 Bewegungsmustern durchgeführt, um die gesamten Kapselanteile des Schultergelenks zu dehnen.

Nach diesen *dreidimensionalen Kapseltechniken* führt man jetzt *Weichteiltechniken* durch. Grundlage sind Spannen und Entspannen. Dafür sind erforderlich: gute Skapulafixation, Beibehaltung der Rotation und Längszug am Arm.

Man stellt hierzu wiederum den Oberarm – unter Beibehaltung des Längszugs – in Flexion, Abduktion und Außenrotation ein (Abb. 8 a, Ausgangsstellung). Diese Einstellung entspricht der aktuellen Ruhestellung und der aktuellen Bewegungsdiagonale des Schultergelenks.

Der Patient spannt die Muskeln in Richtung des antagonistischen Bewegungsmusters an, nämlich in die Extension, Adduktion und Innenrotation. Man gibt dabei unter konsequenter Beibehaltung des Längszugs und der Rotation optimalen Widerstand gegen die rotatorischen Komponenten und maximalen Widerstand gegen die Adduktion und die Extensionskomponenten.

In der Entspannungsphase dehnt man passiv – unter Beibehaltung des Längs-

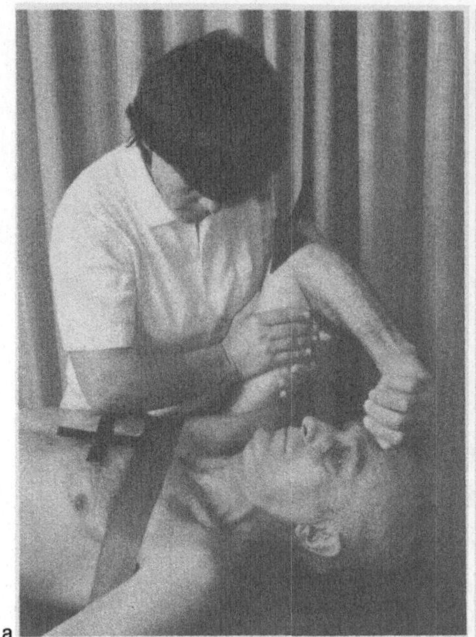
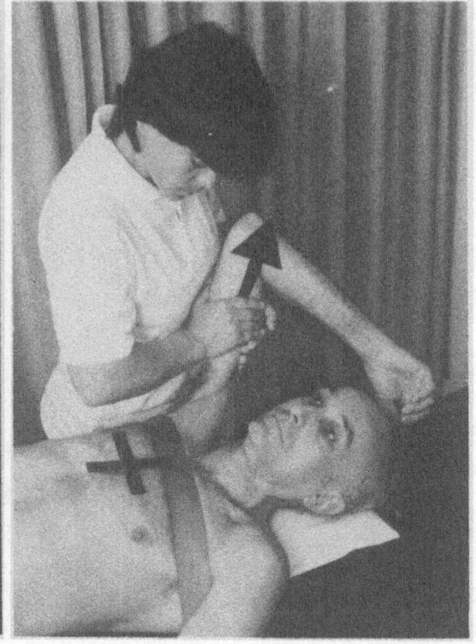

Abb. 7 a u. b

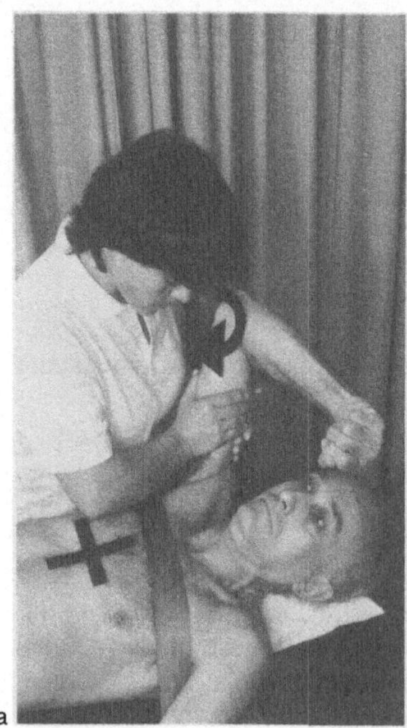
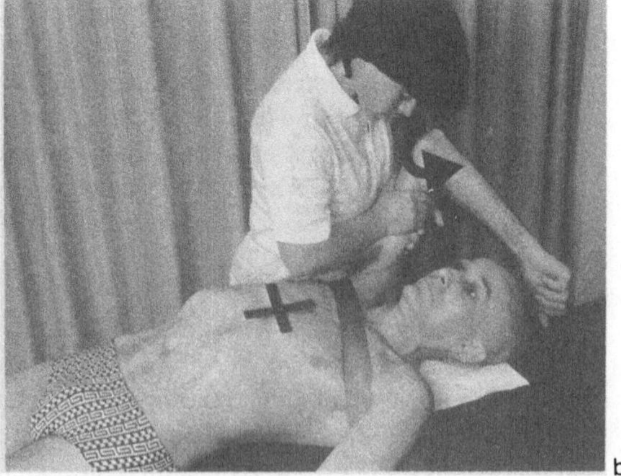

Abb. 8 a u. b

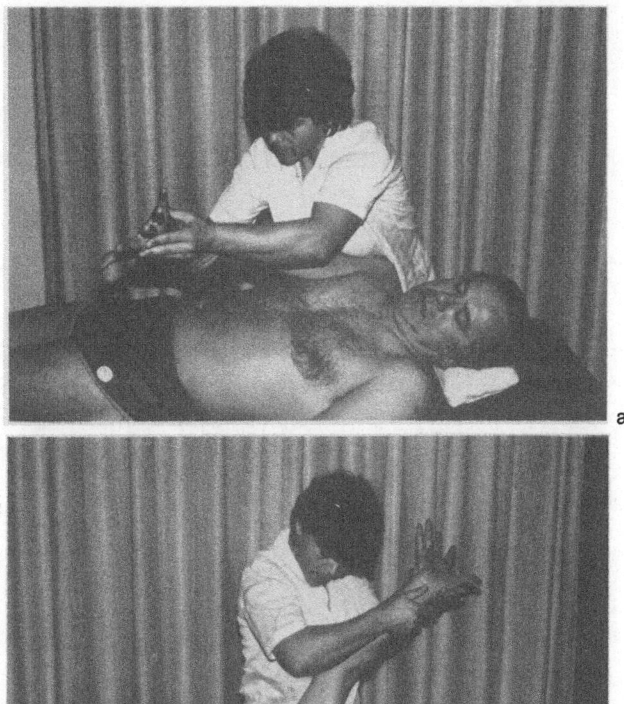

Abb. 9 a u. b

zugs und der übrigen Komponenten – in die Flexion, Abduktion und Außenrotation (Abb. 8 b, Endstellung). Dadurch dehnt man die *Muskulatur* für die Verbesserung der oben beschriebenen Komponenten, nämlich Flexion, Abduktion, Außenrotation.

Nach diesen *Weichteildehnungen* ist es erforderlich, das antagonistische Bewegungsmuster zu stimulieren und zu kräftigen, um das gewonnene Bewegungsausmaß zu halten.

Der gleiche Prozeß wird in anderen 3 Bewegungsmustern durchgeführt, um die *gesamte* verkürzte Muskulatur des Schultergelenks zu dehnen.

Ist ein Muskel innerhalb einer Muskelsynergie besonders stark verkürzt, wird er mit den spezifischen Muskeldehntechniken nach Evjenth behandelt.

Diese spezifischen Gelenk- und Weichteiltechniken unter manuell- bzw. PNF-therapeutischen Aspekten werden selbstverständlich parallel für die Skapula, das Sternoklavikulargelenk und das Akromioklavikulargelenk durchgeführt.

Nach einigen Behandlungen hat man im Schultergelenk und im Schultergürtel eine neue längere Bewegungsbahn erreicht. Man verläßt die Behandlung des Schultergelenks mit dem *kurzen* Hebelarm und geht zu den distalen Griffen der PNF

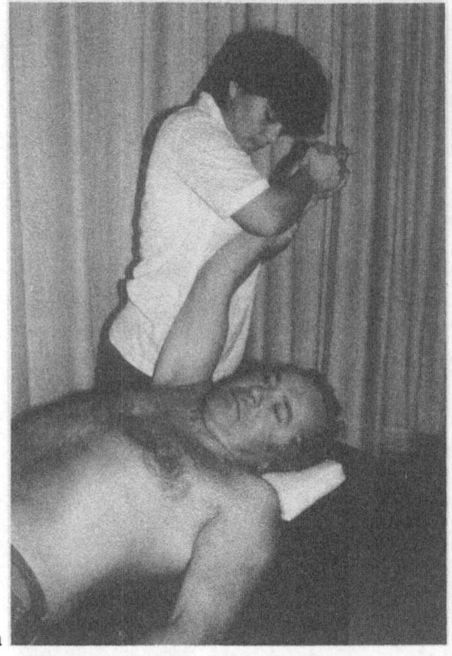
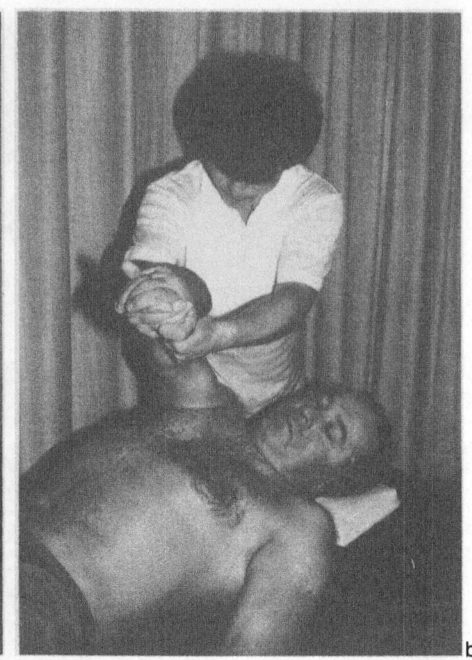

a b

Abb. 10 a u. b

über, d. h. man arbeitet jetzt mit *langem* Hebelarm innerhalb der neuen gewonnenen Bewegungsbahn. Dabei wird die Technik der langsamen Umkehr mit wiederholten Kontraktionen benutzt.

Hierzu führt man das Bewegungsmuster aus der 1. Diagonale durch (Abb. 9a, Ausgangsstellung), nämlich:

Schulter: Extension, Adduktion, Innenrotation;
Ellenbogen: Extension, Pronation;
Hand: Flexion, ulnare Abduktion;
Finger: MCP: Flexion, Adduktion;
PIP und DIP: Flexion.

Dann geht man – unter Beibehaltung des Längszugs – mit optimalem Widerstand und wiederholter Kontraktion in das Bewegungsmuster (Abb. 9b, Endstellung):

Schulter: Flexion, Abduktion, Außenrotation;
Ellenbogen: Extension, Supination;
Hand: Extension, radiale Abduktion;
Finger: MCP: Extension, Abduktion;
PIP und DIP: Extension.

Abb. 10a u. b zeigt die Zurückführung dieses Bewegungsmusters, ohne bei der Umkehr die Spannung zu verlieren.

Aus der 2. Diagonale führt man das in Abb. 11a gezeigte Bewegungsmuster durch.

Schulter: Flexion, Adduktion, Außenrotation;

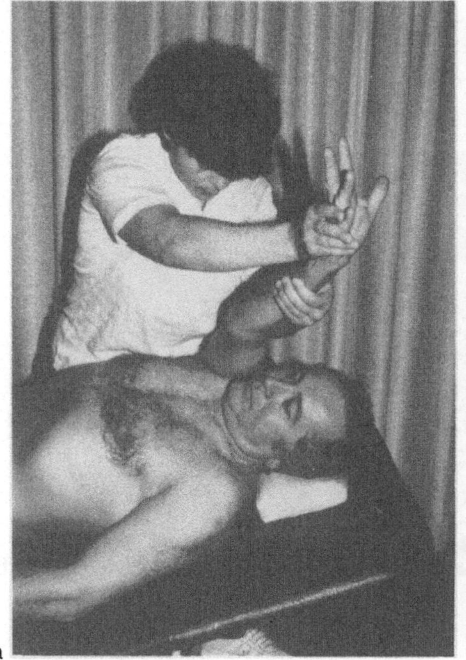
a

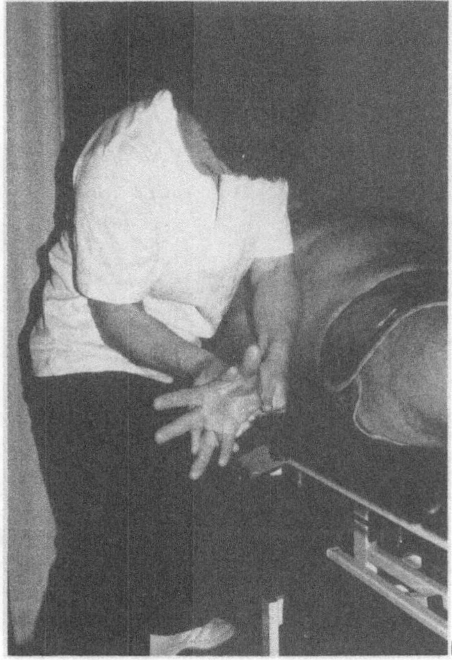
b

Abb. 11 a u. b

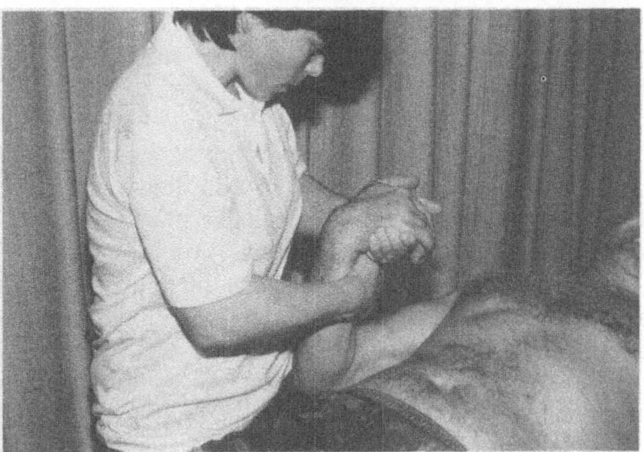

Abb. 12

Ellenbogen: Extension, Supination;
Hand: Flexion, radiale Abduktion;
Finger: MCP: Flexion, Adduktion;
PIP und DIP: Flexion.

Abb. 11 b zeigt die Endstellung.

Schulter: Extension, Abduktion, Innenrotation;
Ellenbogen: Extension, Pronation;

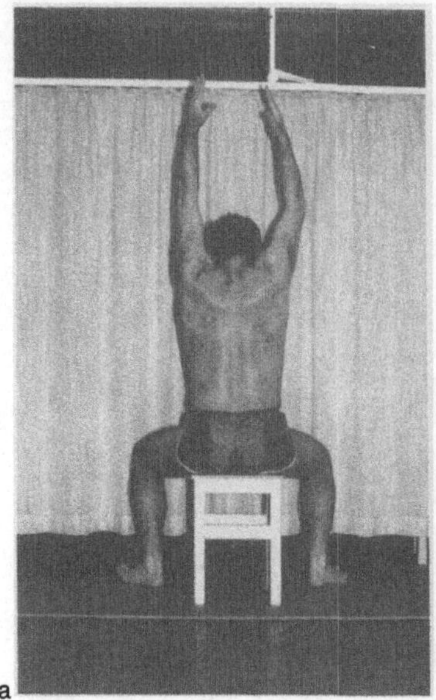

a

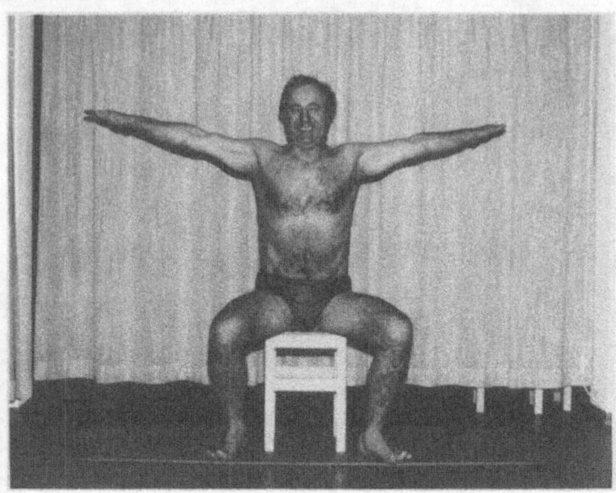

b

Abb. 13 a u. b

Hand: Extension, ulnare Abduktion;
Finger: MCP: Extension, Abduktion;
PIP und DIP: Extension.

Abb. 12 zeigt das gleiche Bewegungsmuster wie in Abb. 11, jedoch mit flektiertem Ellenbogen.

Durch die beschriebene propriozeptive neuromuskuläre Fazilitation wird eine *muskuläre Balance* hergestellt, d. h. Koordination, Kondition und Kräftigung der 4 Bewegungsmuster, des Schultergelenks und des Schultergürtels. Der Patient bekommt eine muskuläre Umschulung.

Als erweiternde Rehabilitationsmaßnahme nutzt man die Bewegungsmuster der anderen funktionellen Körperabschnitte, um die gesamte Körperstatik des Patienten in den verschiedenen Ausgangsstellungen zu verbessern.

Auf Abb. 13 a u. b sieht man, daß der Patient durch die beschriebenen Behandlungsmaßnahmen fast das volle Bewegungsausmaß in allen Bewegungsrichtungen des Schultergelenks wieder erreicht hat, so daß er die Armbewegungsmuster kräftig und koordiniert in den physiologischen individuellen Diagonalen durchführen kann.

R. FUNK, W. RÖSSLER

Schlingentischtherapie unter manualtherapeutischen Gesichtspunkten

Eine krankengymnastische Behandlungsform, die wir seit 20 Jahren in der Praxis durchführen, ist die Behandlung im Schlingentisch. Wir verwenden sie in letzter Zeit in Verbindung mit der manuellen Therapie.

Die Behandlung im Schlingentisch ist keine Erfindung unserer Zeit. Bereits vor 1945 haben besonders in England Gutherie und Smith in der Lähmungsnachbehandlung das Abnehmen der Körperschwere eingesetzt. Im Jahre 1949 hat James Mennell eine sehr abenteuerlich anmutende Traktionsaufhängung veröffentlicht (Abb. 1).

Die Aufhängung im Schlingentisch bietet einige Vorteile.

Abnahme der Eigenschwere der aufgehängten Extremität oder des Wirbelsäulenabschnitts: Für den *Patienten* nimmt damit der Druck im knöchernen Gelenk ab, und die Muskelarbeit wird unterstützt (Abb. 2). Für den *Therapeuten* ist die Arbeitshaltung erleichtert, und er hat beide Hände frei für die gezielte manuelle Behandlung.

Aufheben des Reibungswiderstands: Damit können die manuellen Mobilisationstechniken segmental gezielt, d. h. ohne Reibungswiderstand durchgeführt und mit den verschiedenen Muskeltechniken verbunden werden (Abb. 3). Die Traktion kann manuell oder durch Federzüge vorsichtiger dosiert und gezielter eingesetzt werden (Abb. 4).

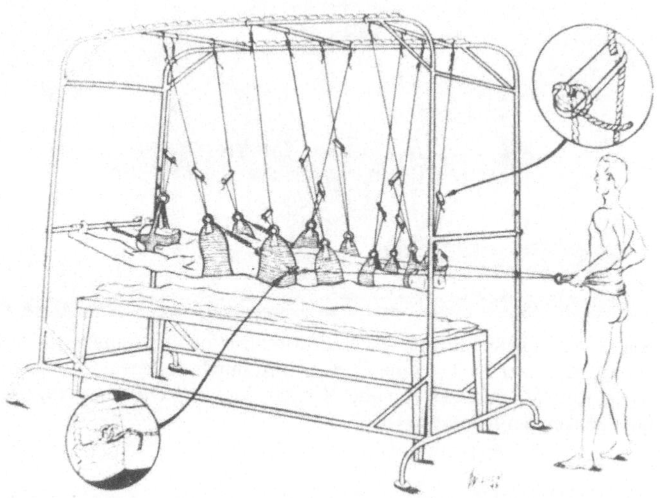

Abb. 1. Aufhängung im Schlingentisch nach Mennell. (Aus Mennell J (1949) The science an art of joint manipulation. Churchill, London)

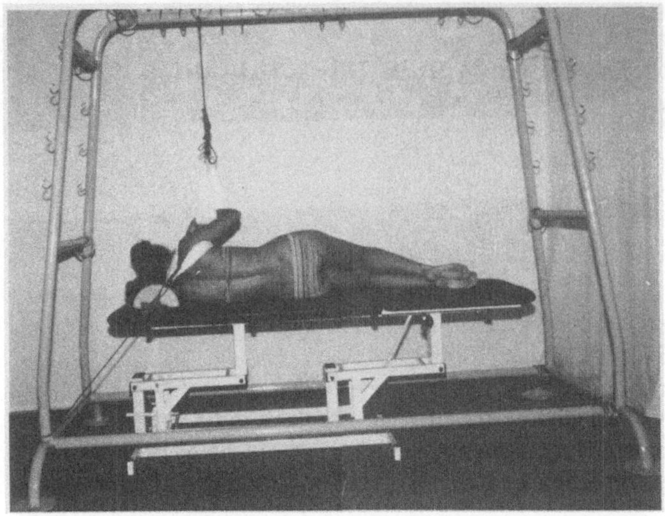

Abb. 2. Ausgangsstellung für Gelenkmobilisation (v.a. Kaudalgleiten) und Muskeltraining der Schulter. Seitlage, Lot über dem Humeroskapulargelenk. Einstellung in Flexion/Abduktion/Außenrotation. Fixation der Skapula

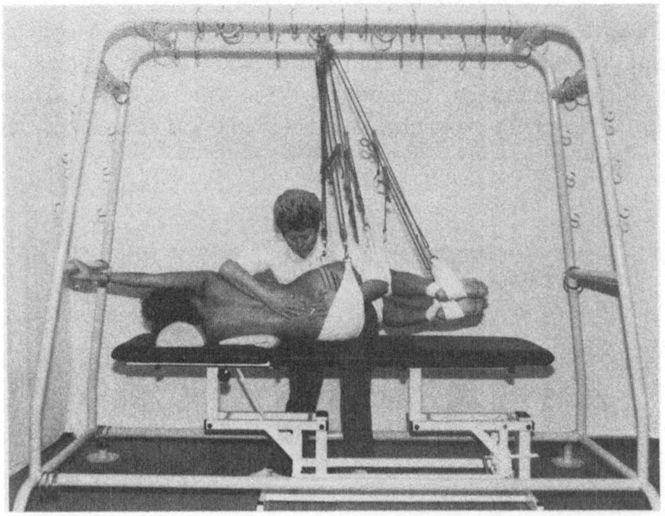

Abb. 3. Ausgangsstellung für manuelle Mobilisation und Impulse für Muskelarbeit der LWS in Seitenlage. Lot über L4/L5. Eine Flexion wird durch Verlegen des Aufhängepunkts nach ventral erreicht, Rotation durch Heben oder Senken eines Beckenflaschenzugs, Lateralflexion durch Heben oder Senken der Beine

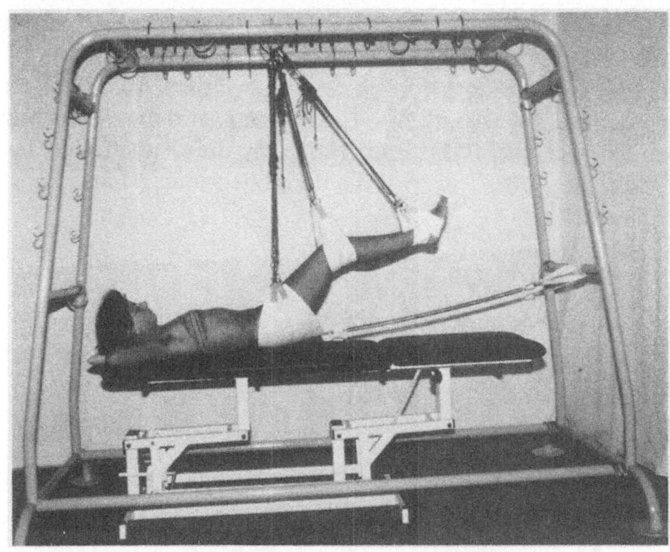

Abb. 4. Traktionslagerung und Ausgangsstellung für aktives Training der LWS in Rückenlage mit Federzug. Lot über der LWS. Eine Flexion wird durch steil aufgehängte Beine und Heben des Beckens erreicht, Rotation durch Absenken oder Heben des Beckenflaschenzugs, Lateralflexion durch Lateralverschieben des Lots über dem Aufhängepunkt. Der Federzug ist nach kaudal und lateral gerichtet

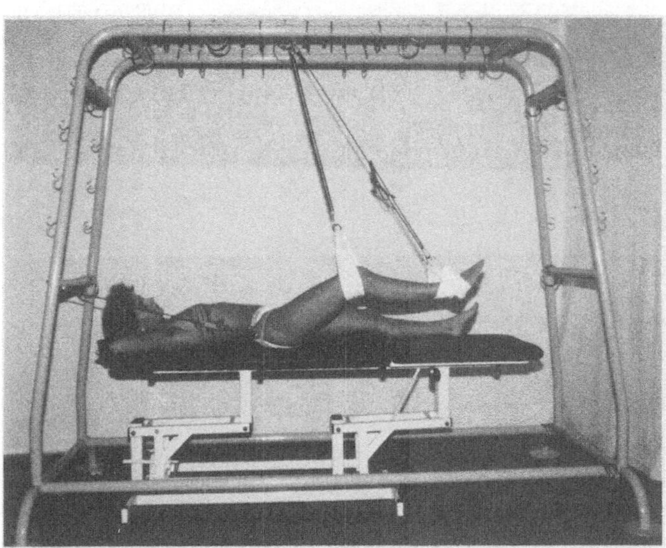

Abb. 5. Ausgangsstellung für Mobilisierung und Training des Hüftgelenks

Dreidimensionales Einstellen des zu behandelnden Extremitätengelenks (Abb. 5) *oder des Wirbelsäulenbewegungssegments:* Der Patient wird in *aktueller Ruhestellung* in Flexion der LWS schmerzfrei gelagert (Abb. 4). Rotation und Seitneigung werden nicht korrigiert. Der Traktionszug wird unter Beachtung der Lateralflexion kaudal angebracht. Das Endziel der Therapie ist natürlich die aufrechte Haltung in Belastung. Außerdem wird die dreidimensionale Einstellung als *Ausgangsstellung*

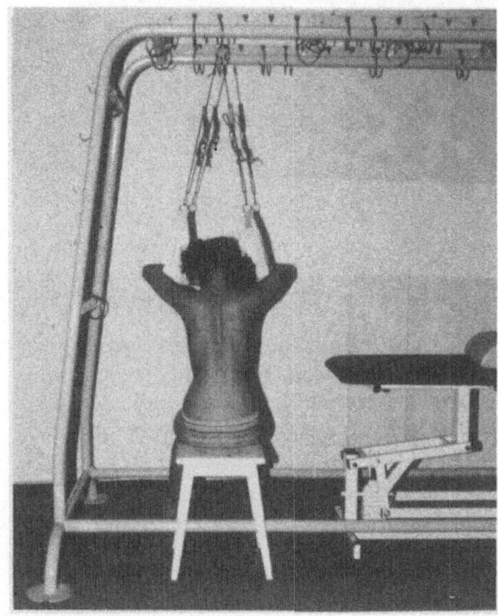

Abb. 6. Sitzaufhängung als Ausgangsstellung für passive und aktive Rotationsmobilisation und aktives Training. Lot über der BWS. Extension und Flexion werden durch dorsales oder ventrales Verschieben des Aufhängepunkts eingestellt

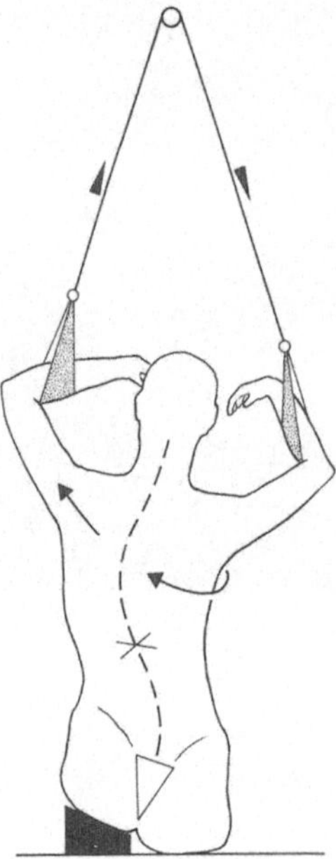

Abb. 7. Sitzaufhängung zur gezielten Einstellung des Behandlungssegments in Rechtsrotation und Rechtslateralflexion bei flektierter BWS. Lot über dem thorakolumbalen Überhang. Die Flexion wird erreicht durch Verlegen des Aufhängepunkts nach ventral, die Lateralflexion der BWS nach rechts durch Senken der rechten Armschlinge und die Lateralflexion der LWS nach links durch Unterlegen eines Sitzkeils

für die Mobilisation und das Training von physiologischen Bewegungsabläufen und auch als Ausgangsstellung für das Haltungstraining genutzt (Abb. 6). Das gezielte Einstellen der Wirbelsäule in Extension oder Flexion, Lateralflexion und Rotation (Abb. 7) läßt dem Therapeuten beide Hände frei, um Handgriffe wie Fixation, Mobilisation und Widerstände anzusetzen.

Selbstverständlich können die hier gezeigten Aufhängungen nur einige von vielen Möglichkeiten darstellen, wie man die Wiederherstellung physiologischer Gebrauchsbewegungen erreichen kann. Bei der Auswahl der richtigen Technik für die jeweilige Situation sollte sich die Krankengymnastin auf die Angaben des verordnenden Arztes, die eigene Befunderhebung und auf die Aussagen bzw. Reaktionen des Patienten stützen.

H. BAUMGARTNER

Begleitende physikalische Maßnahmen bei der Chirotherapie

Überlegungen, welche Methoden der physikalischen Heilmaßnahmen als Begleittherapie in der manuellen Medizin eingesetzt werden können, sind verständlich. Zum einen kann erwartet werden, daß dem Handgriff vorausgehende physikalische Applikationen die ärztliche Behandlung erleichtern können; zum anderen sollen parallel zur Chirotherapie durchgeführte Behandlungen den Erfolg stabilisieren und verstärken. Umgekehrt fordert jedoch die intellektuelle Disziplin, daß nicht gleichzeitig mehrere Wirkungsfaktoren eingesetzt werden, wenn die Wirkung einer Behandlungsform beurteilt werden soll. Der Einsatz mehrerer Maßnahmen ist zwar in einer perakuten schmerzhaften Situation gerechtfertigt, wogegen bei den üblichen Fällen analytisch vorgegangen werden sollte, damit die Effizienz der einzelnen therapeutischen Maßnahme beurteilt werden kann und im Falle eines Rezidivs nicht wieder das ganze Spektrum „gießkannenförmig" über den Patienten ausgegossen werden muß. Diese Forderung wird in zunehmendem Maße von seiten der Sozialversicherung unterstützt, welche verständlicherweise fundierte Erklärungen über die Wirksamkeit der einzelnen Maßnahme und insbesondere deren Notwendigkeit bei kombinierter Applikation verlangt. Jeder Arzt wird für diese Forderung verständnisvolle Einsicht aufbringen, wenn er verhindern will, daß bei weiter steigenden Kosten im Gesundheitswesen die empirisch bewährten, experimentell in bezug auf ihre Wirkung nicht immer gesicherten Methoden der physikalischen Therapie, die allerdings von ärztlichen Mitarbeitern häufig technisch ungenügend, also mit verminderter Wirksamkeit appliziert werden, von den Versicherungsträgern zunehmend unter Beschuß genommen werden.

Deshalb sollen nun punktuell einzelne Methoden der *Thermo-, Hydro und Elektrotherapie* in bezug auf ihre Eignung als Begleitmaßnahmen zur Chirotherapie gewürdigt und ein paar Applikationsgrundsätze in Erinnerung gerufen werden. Grundsätzlich ist festzuhalten: *Begleitende physikalische Maßnahmen sind nur ausnahmsweise notwendig, um den Erfolg der Chirotherapie zu ermöglichen oder zu bewahren.* Viel häufiger sind solche Behandlungsformen nur zusätzlich *möglich.*

An der rheumatologischen Abteilung der Klinik Wilhelm Schulthess, Zürich, wurden 1972–1982 18345 Patienten behandelt. Bei 41% (7521) wurde durch den Arzt Chirotherapie angewandt. In rund 2% der Fälle fand es der Arzt notwendig, die Durchführung der manuellen Behandlung durch eine vorausgehende physikalische Maßnahme zu erleichtern.

Kryotherapie

Die Kältebehandlung steht unbestritten an der Spitze jener physikalischen Maßnahmen, welche vor einer Chirotherapie indiziert sein können. Dazu gehören sämtliche Behandlungsformen, die in einer Temperatur unterhalb des Indifferenzpunkts, der Behaglichkeitszone, appliziert werden, so daß dem Körper Wärme entzogen wird. Um entsprechende Reaktionen zu erhalten, soll mit intensiven Reizen gearbeitet werden. Dabei eignet sich ein Kaltwasserwickel so gut wie eine Eisapplikation.

Voraussetzung ist eine genügende Wärmereserve des Patienten. Ein Frottéetuch, in eisgekühltes Wasser getaucht und gut naß, wird auf die zu behandelnde Region der Wirbelsäule oder der Extremitäten aufgelegt. Um einen maximalen Effekt zu erreichen, muß der die Körperwärme aufnehmende und sich dadurch erwärmende Wickel vom Körper entfernt werden, wenn er vom Patienten nicht mehr als kühlend empfunden wird. Die Phase der reaktiven Hyperämie („der Wickel ist warm geworden“) darf nicht erreicht werden, da es sich in dieser Phase bereits um eine Form der Wärmetherapie handeln würde. Eis kann in verschiedenen Formen appliziert werden: als Eisbad für eine Extremität, Packung mit zerkleinerten Eiswürfeln oder einem gefrorenen angefeuchteten Frottéetuch; sehr geeignet sind auch Eismassagen mit einem Eiswürfel. Tiefgekühltes Eis mit Temperaturen unter $-10\,°C$ soll wegen lokaler Unterkühlungsgefahr nicht direkt auf die Körperoberfläche gebracht werden. Es genügt eine Temperatur um den Schmelzpunkt, um eine optimale Abkühlung zu erreichen. Während sekundenweise intermittierende Applikation auf die Muskulatur stimulierend wirkt und eine minutenweise rhythmische Applikation den besten Wärmeentzug bewirkt, führt *eine 10- bis 20minütige Dauerapplikation zur optimalen Vorbereitung vor der Chirotherapie.* Dabei können die *3 Haupteffekte* der Kältetherapie beobachtet werden. Kälte wirkt *sympathikomimetisch* zur Vasokonstriktion und reduziert dadurch die vaskuläre Exsudation. Kälte bewirkt durch *Anästhesie des γ-Systems* bei erhaltener Aktivierungsmöglichkeit der α-Motorik eine sofortige und anhaltende *Tonusverminderung* der Muskulatur als erwünschte Voraussetzung zur Chirotherapie. *Kälte erhöht die Reizschwelle der Schmerzrezeptoren* und verlangsamt die Leitungsgeschwindigkeit (Trnavsky 1979).

Thermotherapie

Der schmerzlindernde und entspannende Effekt der Wärmebehandlung ist empirisch gesichert. Theoretisch sind die Vorstellungen über die Wirkungsmöglichkeit jedoch wesentlich schlechter fundiert als bei der Kältetherapie. Gesichert sind die *Beeinflussung des Stoffwechsels mit enzymatischen und immunologischen Effekten* sowie die Wirkung auf die lokale Durchblutung, Wärmeregulation und Kreislaufbelastung. Wie es im einzelnen zur Schmerzlinderung und zum subjektiven Entspannungsgefühl kommt, ist z.Z. wenig geklärt. Insbesondere muß berücksichtigt werden, daß durch Gymnastik eine wesentlich stärkere Durchblutungssteigerung der Muskulatur erreicht werden kann als durch passive Thermotherapie. Bei dieser besteht zusätzlich die Wahrscheinlichkeit, daß eine durch Wärme bedingte subkutane Vasodilatation die Durchflußmenge im darunterliegenden Muskel vermindern kann. Sicher bewirkt das subjektive Wohlbefinden des mit Wärme behandelten Patienten eine verbesserte *Entspannung der Muskulatur.* Dies kann Weichteilbehandlungen und Mobilisationen erleichtern. Ärztliche Manipulationen können bei korrekter Technik auch ohne Wärmevorbehandlung erfolgreich durchgeführt werden. Ein Patient, der sich trotz fazilitierenden Maßnahmen wie Atmungssteuerung und Blickrichtung nicht genügend in der Hand des Therapeuten entspannen kann, profitiert von einer Kältebehandlung wesentlich mehr als von einer Thermotherapie, wenn die Verspannung schmerzbedingt durch erhöhten Muskeltonus verursacht ist. Bei psychosomatischer Verspannung allerdings kann eine vorausgehende Wärmeapplikation eine muskuläre Detonisierung erreichen, wobei jedoch in einem solchen Fall grundsätzlich die Indikation zur Chirotherapie überdacht werden muß.

Aus den zahllosen Möglichkeiten der Wärmetherapie wirken die *feuchten Applikationen* wegen besserer Leitzahl *wesentlich intensiver* und sind häufig für den Patienten angenehmer als die trockene Wärme. Für die Auswahl des Wärmeträgers entscheidend sind die thermophysikalischen Eigenschaften wie Wärmekapazität, Wärmehaltung und Leitfähigkeit. Dabei eignen sich Verbindungen mit Paraffin besonders, da diese neben einer hohen Applikationstemperatur dank langdauernder Wärmehaltung beim Körper eine große Wärmemenge zuführen. Grundsätzlich eignen sich aber für die kleine Physiotherapie des praktizierenden Arztes auch die einfachen „steampacks" oder „hotpacks". Die *Strahlungswärme der Heißluft oder Lichtbehandlung ist eine oberflächliche,* häufig unangenehme und *kurz wirksame Behandlungsform,* wobei die am tiefsten eindringende Infrarotstrahlung eine Erwärmung der obersten Hautschichten bis in die Tiefe von 3 cm ermöglicht.

Die meisten Behandlungsmethoden aus der *Thermo-Hydrotherapie* werden nicht zur Erleichterung der Chirotherapie eingesetzt, sondern nach dieser entspannenden, mobilisierenden Maßnahme im Rahmen der Rehabilitation *zur Stabilisierung, Kräftigung und Rezidivprophylaxe.*

Elektrotherapie

Die *galvanische Behandlung* wird in Form des Teil- oder Vollbades (Zellen-, Stanger-Bad) mit dem thermischen Faktor kombiniert verwendet. Die Quergalvanisation nach Kowarschik unterstützt die Behandlung von *Parästhesien oder Tendomyosen im Extremitätenbereich.* 1‰ Histaminlösung während maximal 6 min bis maximal 6 Milliampère über 2–3 vertebrale Segmente zur Jontophorese appliziert, wobei die inaktive Kathode unter den Bauch gelegt wird, ergibt eine intensive lokale Hyperämie.

Von den *Reizstromverfahren* kann der diadynamische Strom bei akuten Fällen erfolgreich eingesetzt werden, wenn die Behandlung an 5 aufeinander folgenden Tagen durchgeführt wird. Die Stromintensität muß über das anfänglich subjektiv unangenehme Empfinden gesteigert werden. Der Erfolg hängt weitgehend von der richtigen Technik ab. Die Mittelfrequenz kann zur *Schmerzlinderung* eingesetzt werden, bewährt sich jedoch besonders *zur muskulären Kräftigung.* Allerdings stellen Patienten, die chirotherapeutisch behandelt werden, das Patientengut für aktive Gymnastik und nicht für elektrisch unterstützte Gymnastik.

Die *Hochfrequenz* kann dank ihrer Vielfalt der Applikationsmöglichkeit (elektrisches Feld, elektromagnetisches Feld) *zur Wärmetherapie* vielseitig eingesetzt werden. Dabei sollen Elektroden und Hautabstand so gewählt werden, daß das gewünschte Resultat optimal erreicht wird. Zur Fettentlastung und Muskeldurchwärmung hat sich das elektromagnetische Feld, mit der Diplode appliziert, bewährt. Als Begleitmaßnahme für die Chirotherapie gilt jedoch das bereits unter der Thermotherapie erwähnte.

Bei langdauernder segmentaler Dysfunktion, z. B. eines Kostotransversalgelenks, bringt der *Ultraschall,* evtl. kombiniert mit der analgetisch wirkenden Frequenz 100 des diadynamischen Stromes, *gute Erfolge vor der Chirotherapie.* Auch hier ist die technisch korrekte Durchführung mit genügender Intensität und wirklich langsam geführtem Schallkopf entscheidend für den Erfolg, wobei die neueste Literatur anstelle eines Wärmeeffekts einen Kühlungseffekt des Ultraschalles postuliert (Roben).

Zusammenfassung

Nur in seltenen Fällen trägt die physikalische Therapie Entscheidendes zum Erfolg der Chirotherapie bei. Akut verspannte schmerzhafte Muskulatur reagiert hervorragend auf Kälteapplikation, wobei sich eine Eismassage oder Eispackung über 10–20 min am besten bewährt. Bei hartnäckigen chronischen segmentalen Funktionsstörungen zeigt Ultraschall einen guten Effekt. Alle übrigen Maßnahmen der Thermo-, Hydro- und Elektrotherapie ergeben keine entscheidende Erleichterung der manuellen Therapie, sie sind auch nicht entscheidend für den Erfolg der Behandlung und können deshalb nur mit großer Zurückhaltung verantwortet werden. Ihre ausgezeichneten Effekte auf Durchblutung und Stoffwechsel sollen viel mehr im Rahmen der rehabilitativen Maßnahmen zur Erleichterung der Gymnastik indiziert sein.

Literatur

Robers W et al (1983) Thermographische Untersuchungen zur Wirkungsweise der Ultraschall-Therapie. Orthop Prax 19: 604–605

Trnavsky G (1979) Kryotherapie. Pflaum, München

H. Frisch

Programmierte Untersuchung des Bewegungsapparates

Chirodiagnostik
1983. 335 Abbildungen in 585 Einzeldarstellungen, 11 Tabellen.
X, 484 Seiten
Gebunden DM 148,-
Mengenpreis: Ab 20 Exemplaren 20% Nachlaß pro Exemplar
ISBN 3-540-11276-6

H.-D. Wolff

Neurophysiologische Aspekte der manuellen Medizin

2., überarbeitete und ergänzte Auflage. 1983. 23 Abbildungen.
XIII, 87 Seiten. (Manuelle Medizin)
Broschiert DM 29,80. ISBN 3-540-11267-7

H.-D. Neumann

Manuelle Medizin

Eine Einführung in Theorie, Diagnostik und Therapie
1983. 11 Abbildungen. X, 60 Seiten. (Manuelle Medizin)
Broschiert DM 19,80. ISBN 3-540-12806-9

H. Tilscher, M. Eder

Die Rehabilitation von Wirbelsäulengestörten

2., völlig neubearbeitete Auflage. 1983. 74 Abbildungen,
20 Tabellen. VIII, 143 Seiten. (Manuelle Medizin)
Broschiert DM 48,-. ISBN 3-540-12515-9

Manuelle Medizin 1984

Erfahrungen der Internationalen Seminararbeitswoche in Fischingen - Schweiz
Herausgeber: **J. Dvořák, V. Dvořák, W. Schneider**
Methodisch-didaktische Beratung: E. Schegg, T. Tritschler
Unter Mitarbeit zahlreicher Fachwissenschaftler
1984. 296 Abbildungen. X, 212 Seiten
Gebunden DM 98,-. ISBN 3-540-13229-5

Arteria vertebralis

Traumatologie und funktionelle Pathologie
Herausgeber: **G. Gutmann**
1984. 117 Abbildungen. XI, 330 Seiten
Gebunden DM 138,-. ISBN 3-540-12973-1

M. Hülse

Die zervikalen Gleichgewichtsstörungen

1983. 57 Abbildungen. XII, 149 Seiten
Broschiert DM 98,-. ISBN 3-540-12660-0

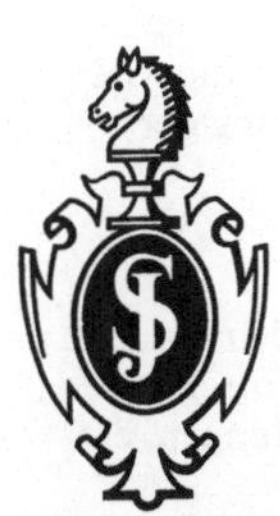

Springer-Verlag
Berlin
Heidelberg
New York
Tokyo

Manuelle Medizin

ISSN 0025-2514 Titel Nr. 337

Herausgeber:
Deutsche Gesellschaft für Manuelle Medizin e.V.

In Zusammenarbeit mit: Associazione Medica Italiana di Chiroterapia, Belgische Ärztegesellschaft für Manuelle Medizin, Dänische Vereinigung für Manuelle Medizin, Finnische Vereinigung für Manuelle Medizin, Kommission für manuelle und Reflextherapie innerhalb der Sektion für Rehabilitation der ärztlichen Gesellschaft J.E. Purkinje (Prag), Société Luxembourgeoise de Médecine Manuelle a.s.b.l., Nederlandse Vereniging van Artsen voor Manuele Geneeskunde, Norwegische Vereinigung für Manuelle Medizin, Österreichische Ärztegesellschaft für Manuelle Medizin e.V., Svensk Förening för Ortopedisk Medicin, Schweizerische Ärztegesellschaft für Manuelle Medizin

Hauptschriftleiter: H. Baumgartner, Zürich; H.-D. Wolff, Trier.

Schriftleiter: H. Biermann, Ibbenbüren; H. Brodin, Stockholm; M. Eder, Graz; H. Frisch, Duisburg; K. Lewit, Prag; U. Moritz, Lund; H.-D. Neumann, Bühl; N. Palgen, Luxemburg; J. Roex, Genk; E. Schwarz, Novaggio; B. J. Vortman, Eindhoven

Die **Manuelle Medizin** ist eine Zeitschrift für den niedergelassenen und klinisch-tätigen Kollegen mit dem Auftrag die wissenschaftliche, praktische und berufsständige Entwicklung der manuellen Medizin zu fördern.

In der **Manuellen Medizin** erscheinen:

- Beiträge aus dem Gebiet der praktischen manuellen Medizin
- Arbeiten aus der wissenschaftlichen Grundlagenforschung
- Gesellschaftsnachrichten, berufspolitische Mitteilungen, ein
- Kongreßkalender sowie ein Stellenmarkt

Interessenten: Orthopäden, Allgemeinmediziner, Chirotherapeuten, Osteopathen, Physiotherapeuten, Internisten, Gynäkologen, Traumatologen, sowie in der Rehabilitation tätige Krankengymnasten.

Fragen Sie nach einem Probeheft bei Ihrem Buchhändler oder beim Springer-Verlag, Wissenschaftliche Information Zeitschriften, Postfach 105280, D-6900 Heidelberg

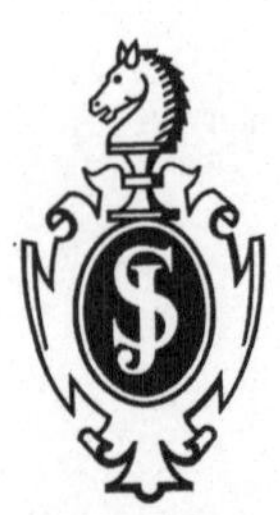

Springer-Verlag
Berlin
Heidelberg
New York
Tokyo